NEUES GROSSES
HOMÖOPATHIE
HANDBUCH

NEUES GROSSES

HOMÖOPATHIE HANDBUCH

Sonderausgabe

Trautwein Ratgeber Edition
© 1997 Genehmigte Sonderausgabe
Alle Rechte vorbehalten.
Redaktion: Heike Mensch, Sabine Seifert
Text: Dr. Dagmar Förster (Die Geschichte der Homöo-
pathie, Alternative Heilmethoden, Überarbeitung:
Heilmittel von A–Z, Lexikon der Fachausdrücke),
Norbert Herwegh (Arzneimittel- und Krankheitsbilder),
Theresia Klotz (Homöopathie bei Kindern), Dr. Joachim
Pongratz (Homöopathie und seelische Störungen),
Renate Schmid (Homöopathie, Allopathie und Aller-
gien), Hans-Walter Selbeck (Heilmittel von A–Z)
Umschlaggestaltung: Inga Koch
Printed in Germany
ISBN 3-8174-5025-7
5250251

INHALT

Vorwort

Homöopathie ist gerade heute aktueller denn je. Immer mehr Menschen sind offen für Alternativen zur bislang dominierenden Schulmedizin und finden aus diesem Grunde zur homöopathischen Behandlung. Das vorliegende Buch enthält einen ausführlichen Überblick über die Homöopathie und ihre Behandlungsweisen und zeigt vergleichend ihre Unterschiede bzw. ihre Gegensätzlichkeit zur Schulmedizin auf.

Neben der Darstellung des Wesens, der Tradition und Entwicklung der Homöopathie sowie der Grundsätze, nach denen sie arbeitet, listet das Buch ausführlich die von der Homöopathie genutzten Heilmittel auf. Die Angabe der Wirkungsweise, der jeweiligen Anwendungsbereiche und Eigenschaften dieser homöopathischen Mittel bietet dem Leser einen guten Überblick und eine schnelle Orientierungsmöglichkeit auf der Suche nach einem bestimmten Krankheitsbild.

Die Homöopathie betrachtet bei der Behandlung von physischen Leiden nicht nur den Körper allein, sondern bezieht auch die geistige Ebene des Patienten mit ein. Aus diesem Grunde wird in den folgenden Kapiteln neben der Darstellung der homöopathischen Mittel und der Krankheitsbilder gerade die Einheit von Körper und Geist des Patienten immer wieder unterstrichen. Ganz gleich, ob es sich um Allergien bei Kindern oder Erwachsenen oder um chronische Erkrankungen jeglicher Art handelt – bei der Suche nach den Ursachen für körperliche Störungen muß das geistige Befinden des Kranken immer mit einbezogen werden. Das Buch illustriert diese Zusammenhänge anhand von praktischen Fallbeispielen, die es vereinfachen, die Grundlagen und therapeutischen Vorgehensweisen der homöopathischen Behandlung zu verstehen.

Einführung

Die Homöopathie – ein vielgeliebtes, aber für viele auch immer noch ein heftig diskutiertes und umstrittenes Thema. Tatsache ist jedoch, daß die Zahl derer, die sich mit der Homöopathie und den alternativen Heilmethoden beschäftigen, stetig steigt. Zum einen handelt es sich dabei um Menschen, die diese Medizin aus ihrem Verständnis für den Menschen und die Natur heraus nachvollziehen können und dementsprechend auch im Krankheitsfall, so weit als möglich, danach leben. Zum anderen sind es Kranke, die sich von der Schulmedizin enttäuscht, manchmal auch resigniert, abgewandt haben.

Zu viele Nebenwirkungen, jahrelange, erfolglose Behandlungen und hohe Arztrechnungen sind häufig der endgültige Anstoß für den Wechsel zu einer alternativen Heilmethode. Viele Menschen erhoffen sich nach einem langen Leidensweg Hilfe und Heilung. Die Schulmedizin soll in diesem Buch keinesfalls verteufelt werden. Wie immer ist der goldene Mittelweg sicherlich die beste Herangehensweise.

Sie werden sehen, je länger Sie sich mit der Homöopathie, ihrer Philosophie und ihren medizinischen Möglichkeiten beschäftigen, um so mehr werden Sie davon fasziniert sein und auch mehr darüber wissen wollen.
Wenn Sie sich noch nie einer homöopathischen Therapie unterzogen haben, so werden Sie sich mit Hilfe dieses umfangreichen Nachschlagewerkes einen ersten, theoretischen Einblick in das verschaffen können, was Sie dort erwartet. Sie werden zum Beispiel erfahren, daß Sie bei Ihrem Arztbesuch genauso viel Zeit brauchen werden wie bisher, diesmal jedoch nicht um zu warten, sondern um sich mit Ihrem Arzt oder Heilpraktiker zu unterhalten. Sie dürfen sich auch nicht wundern, wenn er Sie nach Dingen fragt, über die Sie noch nie bei einem Arztbesuch Auskunft geben mußten. Es mag Sie zunächst befremden, wenn Sie zu Ihrer Vorliebe für bestimmte Farben oder Speisen

befragt werden und der Arzt Ihre Lebensgeschichte bis zu den Großeltern oder sogar noch weiter zurück verfolgt. Lassen Sie sich einfach mit Vertrauen durch die Behandlung führen und genießen Sie, daß sich jemand für Sie selbst und nicht nur für Ihre Krankheit interessiert. Ohne diese Fragen funktioniert die Homöopathie nämlich nicht. Für Menschen, die nicht bereit sind, ihr Innerstes nach außen zu kehren, ist diese Art der Heilung nicht geeignet. Die Befragung ist der notwendigste Bestandteil der homöopathischen Behandlung, denn sie fußt auf dem Prinzip der Individualität eines Menschen und der Behandlung seiner Erkrankung an den Wurzeln des Übels.

Der Mensch ist eine Einheit aus Körper, Geist und Seele. Folglich sind bei einer Krankheit auch gleichzeitig Körper, Geist und Seele in Mitleidenschaft gezogen. Eine seelische Erkrankung findet, wie wohl jeder schon aus eigener Erfahrung oder Beobachtung weiß, seinen Ausdruck in einer mehr oder weniger stark sichtbaren körperlichen Veränderung.

Grundlage einer seelischen Erkrankung können negative Erlebnisse, problematische Lebensumstände und vieles andere mehr sein. Nicht immer ist es möglich, diese Probleme in den Griff zu bekommen. Sehr häufig ist auch einfach eine falsche Lebensphilosophie die Ursache einer seelischen Streßsituation, die schließlich und endlich ihren Ausdruck in einer körperlich sichtbaren Erkrankung findet. Beginnen Sie den Tag mißmutig und blicken negativ in die Zukunft oder schauen neiderfüllt auf den Nachbarn, so schlägt sich diese Einstellung zwangsläufig auf Ihr körperliches und geistiges Wohlbefinden um. In der Behandlung solcher Probleme liegt eine große Stärke der Homöopathie. Sie kennt ein Menge von Arzneisubstanzen, die in bestimmten „Potenzen" in der Lage sind, in das seelische Gleichgewicht des Menschen einzugreifen. Dies geht sogar so weit, daß z.B. ein Mensch, in dem Aggressionen, egal welcher Ursache, schlummern, durch eine homöopathische Therapie wieder zum friedlichsten Menschen werden kann. Meist geht dieser „Umstimmung" jedoch eine sogenannte „Erstverschlimmerung" voraus.

Es kommt häufig vor, daß die betroffene Person zunächst noch aggressiver wird. Wohl bemerkt, es handelt sich nicht um die Möglichkeit, einen Menschen beliebig zu formen, sondern darum, daß vorhandene Eigenschaften, die durch seelische Streßsituationen irgendwann einmal unterdrückt wurden, bzw. eine seelisch und geistige Veränderung hervorgerufen haben, wiederhergestellt werden und zwar durch die Behandlung an den Wurzeln des Übels.

Auch die Schulmedizin bedient sich bei Störungen, die massiv in die körperliche Gesundheit eingreifen, der „Positivmotivierung" – denken wir an Krebs. Sie versucht es allerdings mit einer psychologischen Therapie. Das Ziel, seelische Probleme als Ursache einer körperlichen Erkrankung in den Griff zu bekommen, ist also das gleiche wie bei der Homöopathie, nur die Wege sind verschieden. Wenn wir erkannt haben, daß das Übel vieler Erkrankungen im seelisch, geistigen Bereich liegt, so sollte uns dies dazu motivieren, ein wenig mehr auf die Natur unseres Körpers zu achten, auf sein Verlangen nach Einheit von Körper, Geist und Seele. Wir vergessen immer mehr, auf natürliche Bedürfnisse Rücksicht zu nehmen. Wir überfordern uns häufig selbst und merken gar nicht, wie zunächst unser seelisches und geistiges und schließlich unser körperliches Wohlbefinden dabei auf der Strecke bleibt. Wir haben verlernt, uns als Einheit zu betrachten, ist es uns doch beigebracht worden, daß Kopfweh vorkommt und mit einem Kopfschmerzmittel zu behandeln ist. Auch Magenbeschwerden werden schnell mit einem chemischen Mittelchen angegangen. Jeder von uns aber weiß heutzutage, daß es gerade die seelischen Probleme sind, die sich „auf den Magen schlagen". Wir greifen viel zu schnell zu einem Pülverchen, um wieder fit zu werden, ohne nach der Ursache zu forschen. Sogar dann, wenn wir die Ursache kennen, glauben wir oft, sie mit einer Behandlung der Symptome beseitigen zu können.

Jeder Mensch hat irgendwo seine körperlichen Schwächepunkte. In einer Streßsituation wird meist genau dieser Punkt zuerst getroffen und zeigt Krankheitssymptome. Beim einen ist es Kopfweh, beim anderen vielleicht Magenschmerzen. Deshalb erkrankt der eine auch wesentlich schneller an Durchfall als der andere oder er bekommt keine Bronchitis, obwohl um ihn herum alles niest, sich räuspert und hustet.

Im ersten Moment hilft bei einer Erkältung sicherlich eine Schmerztablette oder ein codeinhaltiger Hustensaft. Bei der nächsten Streßsituation stellt sich das gleiche Problem jedoch wieder mit derselben Hartnäckigkeit ein. Nichts hat sich geändert. Nun gut auf ein Neues. Es sind ja genügend Schmerztabletten in einer Packung enthalten. Natürlich ist generell nichts gegen solche Medikamente zu sagen, allerdings muß herausgestellt werden, daß man dem Übel allein mit einer Tablette nicht zu Leibe rücken kann.

Der Homöopath versucht, die Ursachen für Krankheiten zu ergründen und dann zu behandeln. Es ist, und das muß leider auch gesagt werden, ein nicht ganz einfacher Weg, der nicht immer sofort zum Erfolg führt. Da ist es verständlich, daß z.B. ein Migräne-Geplagter lieber auf seine bewährten Mittel zurückgreift, von denen er weiß, daß sie ihn weitestgehend oder wenigstens für eine gewisse Zeit von Schmerzen befreien. Ziemlich sicher lohnt es sich gerade für solche Patienten, es einmal mit dem homöopathischen Weg zu versuchen. Beide Möglichkeiten können durchaus parallel laufen, sich auf diesem Wege entweder ergänzen, bzw. die homöopathische Alternative kann den allopathischen (schulmedizinischen) Kurs mit der Zeit ablösen. Das ist gerade für chronisch Erkrankte ein Hoffnungsschimmer und ein durchaus praktikabler Weg.

Wenn man für sich selbst vielleicht die homöopathische Medizin nicht nachvollziehen kann und will, sollte man wenigstens in Erwägung ziehen, sie bei seinen Kindern anzuwenden. Das schließt ja die Möglichkeit der schulmedizinischen Behandlung nicht aus. Je nach Fall liegt es in eigener Entscheidung, die Schulmedizin zu Rate zu ziehen. Ein verantwortungsbewußter Heilpraktiker wird den Patient immer an einen Mediziner überweisen, wenn er sich unsicher fühlt und eine Erkrankung offensichtlich einer schulmedizinischen Abklärung bedarf. Es ist eine bekannte Tatsache, daß gerade bei Kindern viel zu häufig und zu schnell Präparate wie Cortison und Antibiotika verordnet werden, die meist keinen lang anhaltenden Effekt zeigen.

Jedes chemische Medikament hat mehr oder weniger starke Nebenwirkungen, d.h. es wirkt im Zuge der Behandlung auch auf Organe oder Stoffwechselvorgänge sowohl im kindlichen als auch erwachsenen Organismus und kann dort Schäden hervorrufen – Schäden, die zunächst klein sind, bei häufiger Anwendung jedoch zu einem echten Defekt des betroffenen Organs führen können. Und noch eines darf nicht vergessen werden: Jeder Angriff auf ein Organ oder einen Vorgang im Körper schwächt das Abwehrsystem des Menschen und macht ihn dadurch bereit bzw. anfällig für neue Erkrankungen. Die Arztbesuche scheinen nicht enden zu wollen. Spätestens nach solchen Beobachtungen und Erfahrungen führt der Weg oft zu einer alternativen Heilmethode. Dies muß nicht die Homöopathie sein. Dieses Buch beschreibt auch einige weitere alternative Möglichkeiten. Wie eine Krankheit von diesen Methoden angegangen wird, mag ganz unterschiedlich sein, ihnen allen ist aber gemeinsam, daß sie den Menschen und nicht die Krankheit in den Mittelpunkt der Therapie stellen.

Bei all den Lobeshymnen über die Homöopathie und die alternativen Heilmethoden darf jedoch nicht vergessen werden, daß auch die Schulmedizin Ihre Berechtigung hat. Ein vereiterter Blinddarm muß eben operiert werden und zwar so schnell wie möglich. Die Homöopathie stellt auch hier, neben den vorher schon erwähnten Indikationen, eine sinnvolle Ergänzung zur Wiederherstellung der Gesundheit des Menschen nach solchen Eingriffen dar. Sie hilft, dem Patienten seinen geschwächten Zustand, sein durcheinandergeratenes Gleichgewicht wieder herzustellen und Schäden, die z.B. durch die Narkose oder durch die Vereiterung entstanden sind, an der Wurzel zu packen und zu behandeln bzw. aus dem Körper zu befördern.

Früher und teilweise auch noch heute steht die Homöopathie im Feuer der Kritik. Das Kapitel über die Geschichte der Homöopathie und der Werdegang S. Hahnemanns, dem Begründer unserer heutigen Homöopathie zeigt, wie mühsam der Weg war und wie problem – und kritikbeladen. Früher waren Hahnemanns Ideen revolutionär, heute liegt das Problem darin, daß es vielen Menschen unglaubwürdig erscheint, daß ein Medikament, das anscheinend gar keinen Wirkstoff enthält, überhaupt wirken kann. Sie vermuten einzig und allein die Wirkung in der Macht des Glaubens in diese Medizin, nicht in einer tatsächlichen Wirkung. Es ist jedoch nachgewiesen, daß die homöopathischen Mittel durchaus dort angreifen, wo sie wirken sollen, ohne auf einem Placebo-Effekt zu beruhen. Der Glaube an die Wirkung hat natürlich trotzdem, in allen Bereichen der Medizin, ob Schulmedizin oder Alternativen, immer einen zusätzlich positiven, heilungsfördernden Effekt. Tatsache ist, daß die Homöopathie erstaunliche Erfolge erzielt hat und so manche langjährige Krankheit erfolgreich besiegt hat, die die Schulmedizin nicht in den Griff bekommen konnte.

Die Geschichte der Homöopathie

Die Geschichte der Homöopathie

Wer sich ein wenig mit der Homöopathie beschäftigt, wird sicher bald auf Samuel Hahnemann stoßen, der als der Begründer der homöopathischen Medizin gilt. Betrachtet man nun einmal vor allem das Kernstück der Homöopathie, nämlich Heilen nach dem

„Gesetz der Ähnlichkeit"
„Similia similibus curentur"

(siehe Kapitel „Die Gesetzmäßigkeiten der Homöopathie"), so wird man beim Durchforsten der Literatur feststellen, daß die Anfänge der Homöopathie schon weit vor Hahnemann zu suchen sind.

Die Geschichte derjenigen, die die Ähnlichkeitsregel als Prinzip des Heilens erkannt haben, beginnt schon bei den primitivsten Kulturen menschlichen Lebens und reicht von Hippokrates und Paracelsus bis Samuel Hahnemann, um nur einige Namen zu nennen.

So wurde zum Beispiel die Adlerfeder eines Indianerjungen nicht nur als Kopfschmuck oder Trophäe betrachtet, sondern sie war Ausdruck des Glaubens, daß die Eigenschaften, die einem Adler zugeschrieben wurden, nämlich Schnelligkeit und Scharfsichtigkeit, auf den Träger der Feder übergehen. Ebenso ist überliefert, wie bei einem Eingeborenenstamm der Vater eines stummen Sohnes das Wasser, aus dem eine Nachtigall ihren Durst gelöscht hatte, gesammelt hat und es seinem Sohn zu trinken gab. Er erhoffte sich damit die Heilung seines Kindes. Ebenso existiert die Geschichte von Telephos, der vor Troja verwundet worden war. Telephos erlitt Qualen und seine Wunden wollten nicht heilen. Um Hilfe zu schaffen, wurde das Orakel befragt. Der Spruch des Orakels soll besagt haben, daß Telephos nur durch den Rost am Speer desjenigen geheilt werden könne, der ihm diese Wunden zugefügt habe.

Solche und ähnliche Geschichten sind beim Studium der Literatur der Geschichte der Homöopathie zu lesen. Sicherlich wurde hier keine Medizin verabreicht, sondern die Medizin war der Glaube an die Wirkung. Aber das Beispiel des Telephos läßt uns leicht das Prinzip Ähnliches mit Ähnlichem zu behandeln erkennen.

Im Laufe der Geschichte taucht dieses Prinzip immer wieder auf. Durch neue Erkenntnisse und Forschungen der verschiedensten Persönlichkeiten, wurde es schließlich unter den Gegebenheiten der jeweiligen Zeit erweitert, differenziert und präzisiert.

Beginnen wir mit Hippokrates. Er war ein griechischer Arzt, der in der Zeit um 460 v. Chr. lebte und sich mit aller Sorgfalt der Beobachtung und Erforschung von Krankheiten, ihren Ursachen und Symptomen widmete. Mit der Therapie beschäftigten sich er und seine Anhänger nicht so ausführlich. Sie sahen ihre Aufgabe mehr auf dem Gebiet der Diagnose einer Erkrankung und seiner Prognose. Bei der Therapie vertrauten sie sehr stark auf die Kräfte der Natur und sahen die Aufgabe des Arztes darin, diese Urkräfte zu unterstützen. Für die „Hypokratiker" war Gesundheit und Krankheit ein Gleichgewicht bzw. Ungleichgewicht der im Menschen innewohnenden Körpersäfte. Sie beschrieben diese Säfte als „Blut, Schleim, gelbe und schwarze Galle", wobei sie der Ernährung, der Lebensweise und dem Lebensraum, damals nannte man es noch nicht Umweltfaktoren, keine geringe Bedeutung zuschrieben. Betrachten wir die „Neuerungen der hippokratischen Medizin", so liegen sie darin, daß sie das ärztliche Handeln einem hohen ethischen Verantwortungsbewußtsein unterstellten und sich bei der Interpretation und der Therapie von Krankheiten von den bisherigen religiösen, magischen Vorstellungen zu lösen versuchten. Hier hat auch der sogenannte „Hippokratische Eid" seinen Ursprung. Es handelt sich bei diesem Eid um ethische Leitsätze, zu deren Einhaltung sich die Ärzte in der Ausübung ihres medizinischen Handelns verpflichten.

Hippokrates machte feine Unterschiede zwischen einer Behandlung mit etwas Gegensätzlichem oder mit etwas Gleichem. Hier taucht der Begriff „Ähnliches" also schon auf. Hippokrates schrieb dem Gegensätzlichen die Fähigkeit zu, die Beschwerden einer Krankheit zu beheben oder zu lindern, d.h. hier sah er das Heil in einem Mittel, wie wir es aus der Allopathie, unserer Schulmedizin kennen. Eine Heilung der Erkrankung sei jedoch nur dem Ähnlichen vorbehalten.

Dies ist in seiner Schrift „Von den Stellen im Menschen" nachzulesen. Dort heißt es, daß Menschen, die ihrem Wesen nach eher alles lieben, was warm ist, auch durch Wärme geheilt werden können bzw. daß die Schmerzen beseitigt werden können, wenn die Menschen durch Einwirkung von Kälte erkrankt sind. Umgekehrt gilt natürlich dasselbe für Menschen, die Kälte bevorzugen. Andererseits spricht er aber auch von dem anderen Weg, nämlich eine Krankheit, die durch Kälte entstanden ist, auch wieder mit Kälte zu behandeln. Das heißt also, die Krankheit muß mit Ähnlichem behandelt werden. Hier wird deutlich, Hippokrates hat zwar beide Wege erkannt, sich aber nicht für das eine oder das andere entschieden. In seiner täglichen Arbeit widmete er sich jedoch stärker dem Prinzip der Behandlung einer Krankheit durch das Gegensätzliche. Das Prinzip der Ähnlichkeit behandelte er eher etwas unsicher und ungenau.

Auch der Name **Theophrastus Bombastus von Hohenheim**, besser bekannt als **Paracelsus** (1493–1541), darf hier nicht fehlen. Ein bekannter Name, der sicher bekannt ist, wenn auch der Name Theophrastus Bombastus zunächst nicht geläufig ist. Auch in seiner Vorstellung von der Medizin tauchte schon deutlich das Prinzip der Ähnlichkeit als Grundsatz der medizinischen Heilkunst auf, wenn auch seine Erkenntnisse, wie es nach der medizinischen Literatur scheint, nicht auf exakten wissenschaftlichen Untersuchungen beruhten. Ganz im Gegensatz zu den medizinischen Ergebnissen Samuel Hahnemanns, waren sie wohl eher auf dem Gebiet der Magie zu suchen oder als rein spekulativ zu betrachten.

Paracelsus wurde im Jahre 1493 in Einsiedeln geboren und starb 1541 in Salzburg. Ebenso wie Hahnemann war auch er ein ruheloser Forschergeist, der sich nicht nur auf den verschiedensten Gebieten betätigte, sondern ebenfalls wie Hahnemann von einem Ort zum anderen zog. Als Arzt, Philosoph und Naturwissenschaftler schrieb er medizinische, aber auch theologische und sozialpolitische Schriften. Paracelsus sah den Menschen, den er als Mikrokosmos bezeichnete, als Abbild des Makrokosmos. Als Arzt beschäftigte ihn vor allem die Therapie der Syphilis, die Berufskrankheiten der Hütten- und Bergarbeiter und die Chirurgie. In seinen medizinischen Schriften versuchte er, einen Überblick über die Ursachen von Erkrankungen zu geben und wetterte gegen die übliche Form der Medizin, deren Reform er verlangte. Bevor wir uns nun von den Urvätern und Vorläufern des homöopathischen Gedankengutes abwenden und uns dem Leben und Wirken Samuel Hahnemanns zuwenden, sollten noch zwei Namen erwähnt werden, die für Hahnemanns Werdegang wohl ausschlaggebend oder wenigstens doch prägend waren.

Störck (1731–1803) war schon mit 29 Jahren am Wiener Hof Medicus und erforschte am gesunden Menschen eine Anzahl von Arzneipflanzen. Er erkannte deutlich das Auftreten von Verschlimmerungen nach Einnahme der Arzneien und deutete sie als Erstverschlimmerungen, wie wir es aus der heutigen Homöopathie auch kennen. Im Vergleich zu Hahnemann wirkten seine Experimente und Prüfungen jedoch bescheiden. In seinen Schriften erkannte Störck aber sehr wohl, daß viele Pflanzen, die als Giftpflanzen bekannt waren, nur durch das Wissen eines kompetenten Arztes in eine Heilpflanze verwandelt werden können. Darüber hinaus beschrieb er, daß der Arzt sowohl die Krankheiten als auch die Symptome, die ähnliche Heilmittel hervorrufen, auf jeden Fall kennen müsse, um heilen zu können.

Quarin, bei dem Hahnemann ein Dreivierteljahr seiner Studienzeit in Wien verbrachte, hatte sich an den Arbeiten von Störck beteiligt und so auch dieses Wissen prägend an Hahnemann weitergegeben.

Christian Friedrich Samuel Hahnemann

1755–1779

Samuel Hahnemann wurde im April 1755 in Meißen geboren. Er war das dritte Kind von Christian Gottfried Hahnemann und seiner Ehefrau Johanna Christiane, geb. Spiess. Obwohl die wirtschaftlichen Verhältnisse zu dieser Zeit in Meißen durch den Siebenjährigen Krieg (1756–1763) nicht gerade sehr gut waren, versuchten die Eltern ihrem Sohn eine höhere Bildung zu ermöglichen.

Ab 1767 besuchte er drei Jahre lang die lateinische Stadtschule und begann dann eine kaufmännische Lehre außerhalb der Stadt. Gegen den Willen des Vaters brach er sie jedoch schon nach kurzer Zeit wieder ab. Schließlich gelang es nach einigen Bemühungen, einen Platz an der berühmten Fürstenschule St. Afra in Meißen als Famulus des Magister Müller zu bekommen. Nach fünf Jahren verließ er die Schule mit einer lateinischen Abschiedsrede, die die menschliche Hand zum Thema hatte.

Im Alter von 20 Jahren nahm er in Leipzig das Studium der Medizin auf. Mit nur geringfügigen Geldmitteln, die ihm sein Vater mit auf den Weg gab, trat er dieses Studium an. Mit Nachhilfestunden und Übersetzungen hielt er sich finanziell über Wasser. Diese Tätigkeiten dienten ihm nicht nur als Geldquelle, sondern förderten seine Bildung und Sprache. Über die Zeit seines Studiums in Leipzig gibt es nur wenige Aufzeichnungen. Es ist nur soviel bekannt, daß es sich bei diesem Studium in Leipzig um reine Vorlesungen handelte; ein Krankenhaus, das die Umsetzung des Lehrstoffes in die Praxis ermöglichte, gab es nicht. Daher ging Hahnemann Anfang des Jahres 1777 nach Wien. Aber auch diese Stadt verließ er schon wieder nach kurzer Zeit, da ihm die Geldmittel fehlten. Der Abschied fiel ihm sehr schwer, da er das Vertrauen seines Lehrers Quarin erlangt hatte. Quarin nahm ihn als einzigen Schüler mit zu seinen Privatpatienten – eine besondere Gunst, die es Hahnemann ermöglichte, praktische Erfahrungen zu sammeln. Anschließend zog Hahnemann nach Siebenbürgen. Im Schloß des Gouverneurs von Hermannstadt fand Hahnemann eine neue Arbeit als Hausarzt und Bibliothekar. Jedoch übernahm er auch die medizinische Betreuung der dortigen Bevölkerung. Somit war für Hahnemann zunächst einmal das Problem der Geldbeschaffung gelöst. Der Abschluß seines Studiums stand ihm jedoch noch bevor.

Am 10. August 1779 beendete er schließlich in Erlangen mit Erfolg sein medizinisches Studium.

1779–1790

Nach dem Examen kehrte Hahnemann in seine Heimat zurück und ließ sich nach einem Jahr in Hettstedt nähe Eisleben nieder. Schon ein Jahr später zog er nach Dessau und betätigte sich hier vor allem auf dem Gebiet der Chemie.

Diese Arbeit führte ihn 1782 nach Gommern, wo er Henriette Küchler, die Stieftochter des Apothekers Häseler heiratete. In dieser Zeit entstand auch Hahnemanns erstes Werk, das seine Beobachtungen zum Thema Geschwüre wiedergab. Es lautete: „Anleitung alte Schäden und faule Geschwüre gründlich zu heilen …"

Nebenbei beschäftigte er sich weiterhin mit chemischen Studien und übersetzte Demachys Werk „Laborant im Großen", das dann etwas später, im Jahre 1785, erschien und von Hahnemann selbst kommentiert wurde.

1784 trieb es den ruhelosen Hahnemann nach Dresden, wo er bis 1789 blieb. In dieser Zeit schloß er Freundschaft mit dem sogenannten Stadtphysikus Wagner. Als dieser erkrankte, überließ man Hahnemann vorübergehend den Tätigkeitsbereich des Stadtphysikus. Somit hatte Hahnemann Zugang zu allen Krankenhäusern der Stadt. Es war ihm so möglich, seine noch mangelnde praktische Erfahrung mit dem Umgang der Medizin zu vervollständigen. Die gerichtliche Medizin war für ihn damals jedoch von besonderem Interesse. Als der Stadtphysikus starb, hoffte er, dessen Aufgaben ganz übernehmen zu können. Leider zerschlug sich dieses Ziel, und Hahnemann wandte sich enttäuscht wieder ganz und gar der Chemie zu. Hier war eines seiner Spezialgebiete die Toxikologie, welcher er sich mit Leib und Seele widmete. In dieser Zeit schrieb er an einigen bedeutenden Werken, die aber erst in den Jahren zwischen 1793 und 1799 erschienen. Bei einem dieser Werke handelt es sich um das „Apotheker Lexikon", das uns noch heute einen Gesamtüberblick über die damals verwendeten Arzneimittel bietet. Mit diesem Werk verschaffte sich Hahnemann einen Namen, der ihn als Kapazität auf dem Gebiet der Pharmazie bekannt machte.

1790–1810

1790 zog Hahnemann mit seiner Familie erneut um, diesmal in ein kleines Dorf bei Leipzig. Da seine Familie sehr groß war und er mit seiner Arbeit nicht genug Geld verdiente, lebte er in recht bescheidenen Verhältnissen. Mit Übersetzungen verdiente er sich zusätzlich Geld, so wie er es schon früher getan hatte. Bei einer solchen Übersetzung stieß er auf Widersprüche, die sein Interesse erregten und die Geburtsstunde der Homöopathie bedeuten sollten. Es handelte sich dabei um die „Materia medica" von Cullen, die er aus dem Englischen übersetzte. Cullen sprach hier von der heilenden Wirkung der Chinarinde gegen Malaria. Die heilende Wirkung vermutete er im magenstärkenden Einfluß der Rinde. Da Hahnemann schon häufiger vom „Prinzip der ähnlichen Wirkung" gesprochen hatte und durch seine Ausbildung entsprechend geprägt war, war er von einem Wirkmechanismus der Rinde überzeugt. Um seiner Behauptung Nachdruck zu verleihen, führte er mit dieser Chinarinde Selbstversuche durch. Dazu verabreichte er sich eine bestimmte Menge der zuvor pulverisierten Chinarinde und konnte an sich selbst Symptome beobachten, die normalerweise nur bei Malaria auftreten. Erinnert das nicht an die Adlerfeder des Indianerjungen oder das Wasser, das dem stummen Eingeborenensohn gegeben wurde? Die Chinarinde bewirkte also an einem gesunden Menschen Symptome, die der Malaria zumindest sehr ähnlich waren. Der erste Grundsatz der Homöopathie war geboren – das „Ähnlichkeitsgesetz".

Über diesen Selbstversuch Hahnemanns gibt es sorgfältige Aufzeichnungen. Die Erfahrungen mit der Chinarinde hatten seinen medizinischen Forschergeist erneut entfacht und ließen ihn zunächst nicht mehr los.

So kam es, daß Hahnemann sich in den Jahren von 1790 bis 1796 ausschließlich mit medizinischen Problemen beschäftigte. Er überprüfte seine Ergebnisse und erweitert sie in dieser Zeit, um sie dann in einem bedeutenden Werk im Jahre 1796 schriftlich niederzulegen. Diese Schrift hatte den Titel „Versuch über ein neues Prinzip zur Auffindung der Arzneisubstanzen nebst einigen Blicken auf die bisherigen".

Im Jahre 1805 zog Hahnemann erneut um. Seine neuer Wohnsitz war Torgau. Inzwischen war seine Familie neunköpfig. Während der Zeit in Torgau, von 1805 bis 1811, kamen noch zwei Kinder hinzu. Hier sollte er auch einige seiner heute bekanntesten Schriften verfassen. „Heilkunde der Erfahrung" nannte er das 1805 erschienene Werk, in dem er zum ersten Mal seine neue Lehre zusammenhängend formulierte und ihre Methode vorstellte. Im gleichen Jahr erschien die „Fragmenta de viribus medicamentorum positivis, sive in sano C.H. observatis". Es handelt sich dabei um zwei Bände. Der erste Band enthielt die Ergebnisse der Untersuchung über die Giftigkeit von 27 verschiedenen Arzneien, im zweiten Band stellte er die Symptome in alphabetisch geordneter Reihenfolge vor.

Neben dem Verfassen der Schriften widmete er sich der praktischen Umsetzung seiner neuen Lehre und arbeitet als Arzt in Torgau. 1810 entstand das Werk, das wohl als das bekannteste Schriftstück Hahnemanns zu bezeichnen ist. Damals hieß es zunächst noch „Organon der rationellen Heilkunde". In der späteren, zweiten Ausgabe sollte es den Namen „Organon" erhalten. Mit diesem Werk gab Hahnemann eine Anleitung zum Umgang mit der Homöopathie, der Behandlung Erkrankter auf der Grundlage des Ähnlichkeitsprinzips. Wie eingangs erwähnt, war Hahnemann nicht der erste, der das Ähnlichkeitsprinzip entdeckt oder in irgendeiner Form praktiziert hat. Er war aber der erste, der es in eine wissenschaftliche, nachvollziehbare Form brachte und formulierte.

1811–1821

Aus verschiedensten Gründen zog Hahnemann im Jahre 1811 mit seiner Familie nach Leipzig. Für diesen erneuten Umzug war aber diesmal nicht die Ruhelosigkeit Hahnemanns verantwortlich; die treibende Kraft war einerseits in politischen Gründen zu suchen, zum anderen erkannte er, daß die Universitätsstadt Leipzig für seine Arbeit wohl doch das geeignetere Pflaster sei.

1811 eröffnete er dort sein „Medizinisches Institut". Ziel dieser Einrichtung war es, seine Lehre an andere als Lehrer weiterzugeben. Er war zu der Überzeugung gekommen, daß dies die einzige Möglichkeit ist, seinen neuen Weg der Heilkunde unter den Ärzten bekannt und praktikabel zu machen. Auch Hahnemann kämpfte, wie auch heute noch die Anhänger der Homöopathie, gegen die althergebrachten Dogmen der Medizin – auf unsere heutige Zeit übertragen – die Schulmedizin. Er war sich darüber im klaren, daß seine Ansicht zur Heilung von Krankheiten ganz und gar diesen Vorstellungen widersprach.

Auch damals schon waren die anders praktizierenden, schulmedizinisch überzeugten Ärzte wenig bereit, sich mit dieser Medizin zu befassen. Somit scheiterte Hahnemanns Idee der „medizinischen Weiterbildung". Hahnemann gab aber nicht auf. 1812 wandte er sich an den Dekan der medizinischen Fakultät der Universität Leipzig und teilte ihm seine Absicht mit, sich zu habilitieren. Diese Habilitation sollte ihm nur wegbereitend sein, daher vermied er es, sich in dieser Arbeit in irgendeiner Form mit der üblichen medizinischen Lehre der Fakultät auseinanderzusetzen. Dies war von Hahnemann ein taktisch kluger Zug, mit dem es ihm gelang, zur Universität, der Lehrstätte neuer und alter Lehren, Zugang zu bekommen. Nur so schien es ihm jetzt noch möglich, seine medizinischen Vorstellungen weiterzugeben und überzeugte Anhänger zu finden.

Im September 1812 nahm er, als Dozent der medizinischen Fakultät, seine Vorlesungen auf. Aber auch dieser Weg sollte nicht der richtige sein. Es gelang ihm nicht, mit Hilfe der Studenten seinen Lehren an der Universität Leipzig Nachdruck und Gewicht zu verleihen. Die Ursachen hierfür sind nicht eindeutig geklärt. Hahnemann war allerdings dafür bekannt, daß er kompromißlos streng war, wenn es um seine Lehren ging. Vielleicht war es diese ungehaltene und ein wenig ungeschliffene Umgangsweise mit seinen Mitbürgern und Studenten, die viele verschreckte.

Hahnemann war inzwischen weit über die Grenzen seiner Heimat bekannt, in Leipzig jedoch schaffte er sich immer mehr Feinde. Dies lag vor allem daran, daß er seine Arzneimittel selber herstellte und auch an die Patienten abgab. Er hatte kein allzu großes Vertrauen in die Apotheker, so daß ihm nichts anderes übrig blieb, als sich und seine Patienten selbst mit Arzneien zu versorgen. Somit verscherzte er sich natürlich die Sympathien der Apothekerschaft. Sie sahen in ihm einen Konkurrenten, der ihnen die Kundschaft wegnahm. Die Apothekerschaft war ein mächtiger Kritiker und ein einflußreicher Feind. Das Ansehen Hahnemanns hatte durch diese Querelen in Leipzig schon mächtig gelitten. Nicht gerade förderlich kam noch hinzu, daß Hahnemann schon 1801 das Mittel Belladonna als Therapeutikum gegen Scharlach empfohlen hatte. Daran hätte wohl keiner Anstoß nehmen können, wenn Hahnemann vor der Verordnung nicht eine Bezahlung verlangt hätte. Dies gab seiner Seriosität als Arzt einen schlechten Beigeschmack. Unter den damaligen Verhältnissen, unter denen die finanzielle Sicherheit eines Arztes in keiner Weise gewährleistet war, kann sein Verhalten aus in Hinblick auf seine große Familie nicht gänzlich verurteilt werden.

Leider, und das war für Hahnemann beinahe der Todesstoß, zeigte sich, daß Belladonna nicht in jedem Fall einer Scharlacherkrankung Wirkung zeigte. Diese Tatsache ist nur zu verständlich, da wir wissen, daß Infektionskrankheiten und ihre Erreger einem Wandel unterliegen. Denken wir nur einmal an eine Grippeimpfung. Sie erhalten auch nicht jedes Jahr das gleiche Serum, um sich gegen die Grippe zu schützen. Es gibt die verschiedensten Grippeerreger, die sich im Laufe der Zeit an verschiedene Gegebenheiten anpassen. Würde Sie den gleichen Impfstoff wie im vergangenen Jahr erhalten, so würden Sie wahrscheinlich krank werden, wenn Ihr Körper allgemein geschwächt und für den Erreger anfällig ist.

In den letzten Jahren, die Hahnemann in Leipzig verbrachte, grassierte gerade zu dieser Zeit eine Scharlachepidemie. Letztenendes war gerade das doch Glück für Hahnemann. So hatte er Gelegenheit, seine therapeutische Empfehlung für den Scharlach zu verifizieren. Im Leipziger Tagblatt veröffentlichte er, daß es sich bei den Krankheitszeichen nicht um Scharlach, sondern „rote Friesel" handeln würde, die nicht mit Belladonna, sondern mit Aconit zu behandeln seien. Gleichzeitig deutete er an, daß er Leipzig verlassen wolle. Seine Empfehlung stellte sich als richtig heraus. Bestätigung fanden Hahnemanns Worte in einer Veröffentlichung in derselben Zeitung. Geschrieben hatte sie ein Privatdozent der Leipziger Universität, Dr. Moritz Müller (1784–1849). Sein Artikel erschien unter der Überschrift „Alles prüfen, das Gute behalten". Moritz Müller hatte sich selbst in kritischer Weise mit der Homöopathie auseinandergesetzt, gehörte aber nicht zu Hahnemanns Schülern.
In diese, für Hahnemann weniger erfreuliche Leipziger Zeit, fiel die Herausgabe seiner „Arzneimittellehre", die aus sechs Bänden bestand. Die erweiterte zweite Ausgabe des „Organon der rationellen Heilkunde" erschien ebenfalls in dieser Zeit unter dem Namen „Organon".
Ende des Jahres 1820 verließ Hahnemann Leipzig endgültig. Seine Anhänger und Schüler waren nun auf sich selbst gestellt. Sie arbeiteten allerdings weiter und riefen eine eigene Zeitschrift

ins Leben, in der sie über ihre neuesten Ergebnisse der Überprüfung verschiedener Arzneien berichteten und sich damit öffentlich auseinandersetzten. Im September des Jahres 1821 erschien das erste Heft. Es hatte den Namen „Archiv für die homöopathische Heilkunst" und wurde auch nach seinem Herausgeber „Stapfs Archiv" genannt. Im Jahre 1832 sollte es unter dem Namen „Allgemeine Homöopathische Zeitung" weitergeführt werden. Hahnemann stand der Herausgabe des Archivs nicht unbedingt positiv gegenüber. Er vertraute zwar seinem Freund Stapf, nicht aber dem späteren Mitherausgeber Hartmann. Er hatte Zweifel an dessen vollkommener Loyalität der homöopathischen Lehre gegenüber. Diese Vermutung sollte sich auch bestätigen. Es war auffällig, daß sich in den Artikeln des neuen Archivs immer mehr kritische Worte zur Lehre der Homöopathie fanden.

1821–1835

Am Hof des Herzog Ferdinand von Anhalt-Köthen fand Hahnemann 1821 eine neue Wirkungsstätte, die nächste Station seines Lebens. Er wurde dort Leibarzt, erhielt den Hofrattitel und bekam von Herzog Ferdinand das Recht, Arzneimittel selbst herzustellen und auch an seine Patienten abzugeben. Dieses Recht wurde ihm auf Lebenszeit zugesichert. 1822 erschien die zweite Auflage seiner „Arzneimittellehre" und 1824 die dritte Auflage des „Organon". Hier berichtete er über seine Entdeckung der Potenzierung der von ihm verwendeten Arzneien. Er schreibt, daß er lösliche Substanzen schrittweise im Verhältnis 1:100 verdünnte und anschließend die Flasche mit der Lösung mehrmals vorsichtig auf eine Unterlage aufstieß. Nicht lösliche oder nur schwer lösliche Substanzen wie zum Beispiel Metalle oder Mineralien wurden über längere Zeit mit Milchzucker verrieben und so ebenfalls im Verhältnis 1:100 oder noch höher verdünnt bzw. wie er es nannte „potenziert".

Genaueres zu diesem Vorgang der Potenzierung schrieb Hahnemann in seinem neuen Werk, das in den Jahren 1828–1830 erschien. Es hatte den Titel „Chronische Krankheiten" und bestand aus vier Bänden. In den Jahren 1835–1839 erschien die ergänzte, überarbeitete 2. Auflage, die nun aus fünf Bänden bestand. Er sprach hier vom Schütteln (Flüssigkeiten) bzw. dem Verreiben (Pulver) von „arzneilichen" und „unarzneilichen" Substanzen. Dabei meinte er die Arzneisubstanzen und ihre Lösungsmittel. Das Schütteln bzw. Verreiben bewirke eine Aufladung der Substanz mit Energie, durch das es dem Mittel erst möglich sei, seine volle Wirkung zu entfalten.

Während dieser Zeit als praktizierender Arzt beschäftigte Hahnemann vor allem die Therapie der chronischen Krankheiten. Damit hatte er am meisten zu kämpfen. Immer wieder mußte er auch Fehlschläge hinnehmen, obwohl er bei der Behandlung der verschiedensten, sogar als unheilbar geltenden Krankheiten, Heilerfolge erzielen konnte. Der Name Hahnemann war inzwischen in ganz Europa bekannt, wenn auch diese „Berühmtheit" nicht immer unter einem freundlichen Stern stand.

Im Jahre 1829 feierte Hahnemann sein 50jähriges Doktorjubiläum. Hunderte von Ärzten und Nicht-Ärzten gehörten zu den Gratulanten. Damals wurde der „Verein zur Förderung und Ausbildung der homöopathischen Heilkunst" gegründet. (Auch heute noch existiert eine solche Vereinigung. Sie trägt den Namen „Zentralverein der homöopathischen Ärzte" und hat ihren Sitz in Bonn). Mit den Spenden dieser Gratulanten war es 1833 schließlich möglich, in Leipzig ein Spital einzurichten, das auf den Grundlagen der homöopathischen Gesetzmäßigkeiten arbeitete. Leiter dieses Spitals war der bereits erwähnte Dr. Moritz Müller. Leider scheiterte auch dieses Projekt an Zwistigkeiten zwischen Hahnemann und Müller. Wieder einmal war ein großes Projekt Hahnemanns zerschlagen worden.

Im Jahre 1829 starb Hahnemanns Frau. Seine Töchter führten den Haushalt. Trotzdem begab sich Hahnemann noch nicht in den Ruhestand.

1825–1843

Es folgte 1835 ein erneuter Umzug. Diesmal nach Paris. Hahnemann war inzwischen achtzig Jahre alt. 1834 hatte er die 35jährige Malerin Melanie d'Hervilly kennengelernt. Im Januar 1835 heiratete Hahnemann die junge Malerin und zog mit ihr nach Paris. Hier setzte er noch einmal all seine Kraft für die Verbreitung der homöopathischen Lehre ein.

Der Weg Hahnemanns war bisher von Mißtrauen und Mißgunst begleitet gewesen. In Paris jedoch wurde er mit offenen Armen empfangen. In dieser Stadt gab es schon seit einiger Zeit eine homöopathische Ärztevereinigung. Sie ernannte Hahnemann zu ihrem Ehrenvorsitzenden und feierte ihn mit Respekt und Bewunderung. Darüberhinaus wurde Hahnemann zum Modearzt des Pariser Adels. Er führte eine Praxis, die ausgesprochen regen Zuspruch fand. Sein Heim war ein Palais, das von seiner jungen Frau mit allem Aufwand, der für das erlauchte Publikum angebracht schien, geführt wurde. Hahnemann machte sogar noch mit 87 Jahren regelmäßig Hausbesuche und führte seine Praxis mit Elan, Fleiß und großem Erfolg – ein Zeichen seiner großen Zähigkeit, seines eisernen Willens und seiner geistigen Regsamkeit.

Aus dieser, seiner Pariser Zeit, stammt die 6. Auflage des „Organon". Das einzig Neue in dieser Auflage waren seine Ergebnisse zur Bereitung von LM-Potenzen (siehe „Die Verdünnung und Potenzierung der Arzneimittel"). Die Herstellung des neuen Werkes nahm 18 Monate in Anspruch. Allerdings erschien sie erst im Jahre 1921.

Am 2. Juli 1843 starb Hahnemann an einer Bronchopneumonie. Normalerweise hätte Hahnemann diese Krankheit sicherlich besiegen können. Jedoch forderte der Vorgang des Alterns, das Ermüden der Lebenskräfte, seine eigenen Gesetze, denen sich auch der Kämpfer und ruhelose Forscher Hahnemann nach einem bewegten Leben beugen mußte.

Das Erbe Hahnemanns

Hahnemann hatte seinen Schülern und Anhängern die Prinzipien, die Vorgehensweise der homöopathischen Heilkunst hinterlassen. Auch waren sehr viele Arzneimittel von ihm erforscht worden und aufgezeichnet. Das Prinzip der Potenzierung hatte er leicht verständlich beschrieben, wenn es auch noch nicht klar war, warum sich dabei die chemische Eigenschaft eines Stoffes verändert, nicht aber seine Arzneiwirkung. Ein Beispiel dafür sei sein Bericht über den Phosphor. Normalerweise verbindet sich der gelbe, elementare Phosphor, wird er nicht in Wasser gelagert, mit dem Sauerstoff der Luft und wird zu Phosphorsäure – eine Substanz mit völlig veränderten chemischen Eigenschaften. Hahnemann hatte allerdings beobachtet, daß er nach den Vorgaben der homöopathischen Potenzierung den Phosphor, nur eingeschlagen in Papier, jahrelang an der Luft liegen lassen konnte, ohne daß sich an dem Stoff irgend etwas verändert hätte. Wurde dieser Phosphor nun als Therapeutikum eingesetzt, so zeigte sich, trotz der vergangenen Jahre, die erwünschte heilende Wirkung. Daraus ließ sich schließen, daß sich ein derart potenzierter Stoff scheinbar jeglichen chemischen Gesetzen entzieht, ohne dabei aber seine Arznei-Wirkung, nämlich die des Phosphors, einzubüßen. Heute gibt es sehr viele Mediziner, die sich nach dem Studium mit dieser Art der medizinischen Therapie auseinandersetzen und sie in der täglichen Praxis anwenden. Viele, die einmal die überzeugende Wirkung Hahnemanns „Ähnlichkeitsmedizin" am eigenen Leibe gespürt haben, wird dieses Gedankengut nie mehr loslassen.

Zum Abschluß der Geschichte der Homöopathie und seinem Begründer Hahnemann seien noch einige Namen erwähnt, die sich um die Weiterverbreitung Hahnemanns Lehre besonders verdient gemacht haben.
Zum einen ist es **Clemens Franz Maria von Bönninghausen**, der in den Jahren 1785–1864 lebte. Von Beruf war er Jurist, hatte aber während seines Studiums auch medizinische und naturwissenschaftliche Vorlesungen besucht. Hier war er wahr-

scheinlich mit den Lehren Hahnemanns in Berührung gekommen. Der eigentliche Anstoß, sich mit der Homöopathie weiter zu beschäftigen, war aber wohl seine eigene Heilung. Mit den Jahren arbeitete von Bönninghausen sich mit zähem Eifer in die Lehren Hahnemanns ein und schrieb das erste gedruckte Lexikon der Symptome, ein sogenanntes „Repertorium". Auf Grund seiner Studien, seiner Veröffentlichungen zur Symptomenlehre und seines Engagements für die Homöopathie, wurde ihm später sogar die medizinische Doktorwürde verliehen und die Erlaubnis zum Praktizieren als Arzt gegeben.

Den Namen **Constantin Hering** muß man hier ebenfalls erwähnen, da er sich selbst und Hahnemanns Lehre, vor allem durch die Gründung zweier Akademien unter anderem des Medical College in Philadelphia, einen Namen gemacht hat. Constantin Hering wurde 1800 geboren und starb im Jahre 1880. Zunächst hatte er in Dresden, später in Leipzig studiert. Dort ging er auch in die medizinischen Vorlesungen von Hahnemann. Wie es damals eben leider der Fall war, erfreute sich Hahnemann in Leipzig unter seinen Kollegen keiner großen Beliebtheit. So hatte so mancher Student Angst, daß ihm die Tatsache, daß er Hahnemanns Vorlesungen besucht hatte, beim Examen zum Verhängnis werden würde. Anders erging es auch Hering nicht. Kurz vor dem Examen wechselte er nach Würzburg und schloß dort die Prüfung mit Erfolg ab. Einige Zeit später wanderte er nach Amerika aus und gründete dort u.a. das besagte College. Hering war auch der erste, der die Schlangengifte und das Nitroglyzerin als homöopathische Therapeutika einführte. Damals wurde es unter dem Namen Glonoinum eingetragen. Von ihm stammt auch das sogenannte Heringsche Gesetz, in dem es heißt, daß sich die Schmerzen während einer homöopathischen Behandlung im Körper von oben nach unten und von innen nach außen bessern. Er bezeichnete die inneren Organe als die wichtigen und die Haut als weniger wichtiges Organ. Dementsprechend würde die homöopathische Behandlung die Beschwerden zunächst von den wichtigen, lebenserhaltenden Organen und erst dann von den äußeren nehmen.

Auch der Name **James Tyler Kent**, der in den Jahren 1849–1916 lebte, darf in der Aufzählung der Erben Hahnemanns nicht fehlen. Er war Anatomieprofessor am American College in St. Louis. Auch er kam durch eigene körperliche Erfahrungen zur Homöopathie. Seine Frau litt nach einer fieberhaften Infektion dauerhaft an Schlaflosigkeit und kam seit diesem Zeitpunkt sozusagen nicht mehr so recht auf die Beine. Nach vielen erfolglosen Behandlungen der Schulmedizin wandte sich ihr Mann an einen alten, erfahrenen Arzt, der sich der Homöopathie verschrieben hatte und sehr erfolgreich praktizierte. Ihm war es möglich, schon nach kürzester Zeit der Frau zumindest wieder zu einem erholsamen Schlaf zu verhelfen. Damit war die Heilung der Frau eingeleitet.

Kent war von dieser Therapie so überwältigt, daß sein ganzes Interesse von nun an dem Studium der homöopathischen Literatur galt. Er verließ sogar seinen Lehrstuhl in Anatomie und ließ sich schließlich als homöopathisch praktizierender Arzt nieder. Während dieser Zeit erweiterte er Hahnemanns Lehre. Er sprach von der Gewichtung der verschiedensten Symptome in Bezug auf die Auffindung des richtigen Heilmittels. Dies war eine Weiterentwicklung von Hahnemanns Gedanken zur Individualität des Menschen und der entsprechenden, dazu passenden Arznei. Denn auch Hahnemann hatte schon gewußt, daß ein und dasselbe Mittel nicht unbedingt bei jedem Menschen die gleiche Wirkung haben muß.

Zuletzt sei nun noch der Name **Pierre Schmidt** erwähnt, der bis vor rund 20 Jahren in Genf praktizierte und als einer der bedeutensten homöopathischen Ärzte galt. Gegen Ende des 1. Weltkrieges entschloß sich Pierre Schmidt, nach Amerika zu reisen, um mit Kent in Verbindung zu treten. Durch den Krieg erreichte ihn die Nachricht von Kents Tod aber erst, als er schon auf der Reise war. Von seiner Fahrt und dem Besuch des College brachte er jedoch das Gedankengut der praktizierten Homöopathie in Amerika mit nach Europa, wo sie nach dem 2. Weltkrieg auch in Deutschland wieder mehr in den Mittelpunkt des Interesses rückte.

Die homöopathische Behandlung

Die homöopathische Behandlung

Die Gesetzmäßigkeit der Homöopathie

DAS ÄHNLICHKEITSGESETZ

Similia similibus curentur

Auf diesem Gesetz beruht die ganze Homöopathie. Hahnemann formulierte es als *Simile-Gesetz:* „Similia similibus curentur" (Ähnliches werde durch Ähnliches geheilt) und gab dieser Heilweise den Namen Homöopathie (griechisch „homoios" = ähnlich und „pathos" = Leiden). Gleichzeitig bezeichnete er die bisher gültige Medizin als „Allopathie" (griechisch „allon" = anders und „pathos" = Leiden), um eine Therapie zu benennen, die nach anderen Regeln arbeitete als seine.

Das Ähnlichkeitsgesetz „Ähnliches werde durch Ähnliches geheilt" bedeutet nun nichts anderes, als daß in der Homöopathie eine Krankheit mit dem Heilmittel behandelt wird, das, wird es einem gesunden Menschen gegeben, ähnliche Symptome hervorruft, wie die zu behandelnde Krankheit sie am Kranken produziert. Mit anderen Worten: Eine Krankheit ruft am Kranken bestimmte Symptome hervor. Ich muß nun ein Heilmittel suchen oder kennen, das, würde es einem gesunden Menschen verabreicht, dieselben Symptome der Krankheit hervorruft. Mit diesem Mittel kann ich den Kranken heilen.

DAS GESETZ DER INDIVIDUALITÄT

Das heißt, das ausgewählte Mittel muß der Individualität des Patienten entsprechen. In der Homoöpathie gibt es keine Allerweltsmittel. Daher kommt es auch häufig vor, daß ein Mittel, das dem Nachbarn oder der Freundin geholfen hat, noch lange nicht mir, dem Kranken nützt, auch wenn scheinbar dieselben Symptome vorhanden sind. Woran liegt das nun?

Der Mensch als Individuum

Jeder Mensch ist ein Individuum. Er reagiert auf Ereignisse in ganz eigener Art und Weise. Nehmen wir als Beispiel einmal den chronischen Rheumatismus. Rheumatismus ist eine Tatsache, die sich labormedizinisch nachweisen läßt. Wie sich diese Erkrankung nun aber äußert, das ist eine Frage der Individualität. Der eine hat bei der kleinsten Bewegung Schmerzen, der andere muß zur Vermeidung der Schmerzen ständig unterwegs sein. Auch die Folgen der Erkrankung auf den menschlichen Körper einschließlich seiner seelischen Stabilität hängen individuell von der jeweiligen Konstitution oder auch seinem Temperament ab.

Sie sehen, schon hier drängt sich der Gedanke von der „Gesamtheit, der Harmonie von Körper, Geist und Seele" auf. Die Diagnose Rheumatismus kann nicht losgelöst vom Wesen, der Natur des jeweiligen untersuchten Individuums, betrachtet werden. Aus diesem Grunde wird dem Erkrankten sozusagen ein Heilmittel „auf den Leib maßgeschneidert". Dies setzt jedoch eine sorgfältige Befragung und Untersuchung des Patienten voraus.

Jedem Medikament ist ein sogenanntes Arzneimittelbild zuzuschreiben, d. h. jede Arznei ruft bestimmte Reaktionen hervor, die an einen gesunden Menschen, der diese Arznei zu sich nimmt, zu beobachten sind.

DIE VERDÜNNUNG UND POTENZIERUNG DER ARZNEIMITTEL

Verdünnung und Potenzierung

Die Potenzierung der Arzneimittel ist der dritte Grundsatz der Homöopathie. „Dosis sola facit venenum" (Nur die Dosierung macht das Gift), sagte schon der mittelalterliche Arzt Theophrastus Bombastus von Hohenheim, besser bekannt als Paracelsus, und meinte damit, daß kein Stoff an sich giftig sei, sondern vielmehr erst durch die verabreichte Menge zum Gift werde. Ein und dieselbe Substanz kann also als Gift wirken (in massiver Dosis) oder als Arznei eine Heilwirkung haben (in der entsprechenden Verdünnung). Homöopathische Arzneimittel jedoch sind nicht nur verdünnt, sondern zusätzlich „energetisiert" bzw. „potenziert".

Hahnemann verwendete für seine Heilungen ganz geringe Dosen; er suchte nach der kleinsten noch wirksamen Dosis und kam so dazu, die Arzneimittel zu „potenzieren". Es kommt nicht auf die Menge des Arzneistoffes an (also nicht: „Viel macht viel"), sondern auf die Qualität eines gezielten Reizes an den Organismus, den dieser dann mit einer Heilreaktion beantwortet. Hilfe zur Selbsthilfe also.

Wie geht nun der Vorgang des Potenzierens vonstatten? Es soll beispielsweise die giftige Tollkirsche, Atropa Belladonna, wie sie mit lateinischem Namen heißt, als Heilmittel verwendet und dazu in die Potenz D 4 gebracht werden. Der Buchstabe „D" kommt von lateinisch decem (zehn) und bedeutet, daß das Arzneimittel in Schritten 1:10 verdünnt werden soll. Der Vorgang ist immer derselbe. Es wird ein alkoholischer Auszug der Pflanze hergestellt. Man erhält die sogenannte Urtinktur. Zu einem Teil davon gibt man neun Teile eines Verdünnungsmittels, meist Ethanol. Die Belladonna-Tinktur wurde also 1:10 (die gesamte Menge sind nur 10 Teile) verdünnt. Durch rhythmische Verschüttlung („Potenzierung") nach ganz bestimmten, im Homöopathischen Arzneibuch angegebenen Vorschriften, entsteht nun die „energetisierte" Arznei Belladonna D 1. Wird ein Teil davon mit weiteren neun Teilen Verdünnungsmittel in der oben beschriebenen Weise verschüttelt, ergibt dies Belladonna D 2 und so fort.

Potenzierungsvorgang

Hahnemann selbst hat seine Arzneien noch im Verhältnis 1:99 verdünnt und damit die sogenannten C-Potenzen (lat. centum = hundert) erhalten. In späteren Jahren hat er sogar in noch größeren Schritten verdünnt, nämlich 1:50.000, und auf diese Weise die sogenannten LM- oder Q-Potenzen erhalten, die eine besonders gründliche, aber sanfte Wirkung entfalten, d. h. keine starken „Erstverschlimmerungen" produzieren.

Tiefe Potenzen

Mittlere Potenzen

Hohe Potenzen

Die Potenzen werden nun eingeteilt in tiefe (D 1 bis etwa D 6), mittlere (D 12 bis D 20), hohe Potenzen sowie Höchstpotenzen. Diese Einteilung ist umstritten. Manche Behandler bezeichnen z. B. sogar eine Potenz D 30 noch als Tiefpotenz. Auch gibt es unter den Therapeuten, die mit homöopatischen Mitteln arbeiten, je nach vorwiegend verwendeten Potenzhöhen, sogenannte Tief-, Hoch- und Höchstpotenzler, wobei jeder für seine Anschauung gewichtige Gründe vorzuweisen hat.

Man kann jedoch auch die Potenzhöhe entsprechend den Erfordernissen des Krankheitsgeschehens wählen. Dabei verwendet man bei akuten Erkrankungen sowie bei „lokalisierten Geschehen" eher tiefe Potenzen; bei chronischen Erkrankungen, psychischen Symptomen oder ganz allgemein einer Behandlung eines veränderten körperlichen und seelischen Allgemeinzustandes, hohe und höchste Potenzen. Diese zuletzt erwähnte Ganzheitsbehandlung von chronisch Kranken ist ohnehin die Domäne der Homöopathie und mit keiner anderen Heilmethode (ausgenommen mit der aus China stammenden Akupunktur) so systematisch und umfassend und dabei doch so schonend zu schaffen.

Man unterscheidet in der Homöopathie die Medikamente aber auch ganz allgemein nach ihrer Anwendung im akuten oder eher chronischen Bereich. Man bezeichnet sie als „chronische Mittel" und typische „Akutmittel". Bei den chonischen Mitteln handelt es sich um solche, die vorwiegend bei chronischen Erkrankungen eingesetzt werden, bei denen der Patient also als Ganzes therapiert werden soll. Der Einsatzbereich der „Akutmittel" liegt bei plötzlich auftretenden Erkrankungen ohne momentan erkennbaren chronischen Hintergrund.

Chronische Mittel

Außerdem existieren breit wirkende, häufig gebrauchte Arzneimittel, die bei einem großen Patientenkreis und vielerlei Erkrankungen ihre Wirkung tun. Diese Mittel nennt man *Polychreste*. Fast alle Patienten benötigen im Verlauf ihrer homöopathischen Behandlung einige davon.

Polychreste

Auf der anderen Seite gibt es sogenannte „Kleine Arzneimittel" mit eng begrenztem Wirkungskreis, in welchem sie aber meist um so zuverlässiger wirken. Darauf wird im Hauptteil dieses Buches hingewiesen, wo mehr als hundert der bekanntesten Mittel beschrieben werden.

Kleine Arzneimittel

Zu diesem Kapitel über die Verdünnung und Potenzierung der homöopathischen Mittel sei hier noch kurz angemerkt, daß gerade hier lange Zeit das Problem der Glaubwürdigkeit in die Wirksamkeit der homöopathischen Mittel lag. Wie lange haben und halten sich noch heute Aussagen wie: „Na ja, dann muß man halt an die Wirkung glauben, denn wie kann ein Mittel wirken, in dem eigentlich nichts mehr enthalten ist". Den homöopathischen Mitteln wurde und wird auch heute noch eine eher suggestive Wirkung nachgesagt, obwohl wissenschaftliche Forschungen hier sehr weit vorangeschritten sind und für die tatsächliche Wirkung der Mittel Beweise liefern konnten. Aber davon ganz abgesehen, ob tatsächliche Wirkung oder nicht, es wäre im Prinzip gleichgültig, wodurch eine Heilung erzielt werden kann. Wie bekannt ist, kann der Glaube Berge versetzen, und nicht umsonst arbeitet auch die Schulmedizin mit einer psychologischen Positivmotivierung, um den Heilungsprozeß zu beschleunigen.

Der Besuch beim Arzt

DIE HOMÖOPATHISCHE VERORDNUNG

Homöopathische Anamnese

Wie geht nun die homöopathische Verordnung vor sich? Am Anfang steht eine Aufnahme des gesamten Falles, eine „homöopathische Anamnese". Dabei werden nicht nur die akuten Symptome erfragt, sondern vielmehr wird versucht, die gesamte Lebens- und Krankengeschichte des Patienten zu erfassen. Nach und nach (solch eine homöopathische Fallaufnahme dauert oft zwei Stunden und länger) werden die Umstände von Schwangerschaft und Geburt, Impfungen, Kinder- sowie andere Krankheiten, Operationen, Unfälle, seelische Traumata, wie z. B. Todesfälle, Heimaufenthalte, Trennung der Eltern, Geburt von Geschwistern, Schulzeit, Berufsleben,

Partnerschaften und deren Zustand bzw. deren Ende erfragt und mögliche (z. B. auch zeitliche) Zusammenhänge mit dem Krankheitsgeschehen erarbeitet. Eventuell ist hier schon eine Ursache („Causa") zu sehen, die mit dem Kranksein des Patienten zu tun hat (z. B. ein nervöses Leiden seit einem Unfall, oder Kopfschmerzen, die genau seit der Trennung von einem Partner bestehen). Mit der Befragung wird aber noch weiter ausgeholt: So interessieren den Behandler Krankheiten der Vorfahren oder die Ursachen von deren Tod. Auch Vorlieben für bestimmte Speisen, Farben und Wetterlagen bleiben nicht unberücksichtigt.

Sicherlich läßt sich die erfragte Vergangenheit nicht mehr exakt rekonstruieren, aber fast immer findet man in dieser Rückschau den Einstieg in die homöopathische Behandlung. Dann kommt der Therapeut im Laufe der Anamnese langsam zum gegenwärtigen Zustand, und der Patient wird, wenn er es nicht schon zu Anfang getan hat, sein momentanes Problem schildern und einen sogenannten „Spontanbericht" **Spontanbericht** geben. Der Homöopath wird in dieser Phase des Spontanberichts den Patienten sprechen lassen, ohne ihn zu unterbrechen. Dabei schreibt er laufend mit (kein Behandler muß so viel notieren, wie der homöopathisch arbeitende), und zwar möglichst in den Worten des Patienten. Unklarheiten werden später geklärt.

Die nächste Phase ist ein „Abchecken" des Körpers von oben nach unten (im soge-

Modalitäten

nannten „Kopf-Fuß-Schema") wobei auch frühere Beschwerden eine Rolle spielen und die sog. „Modalitäten" erfragt werden. Dies sind Begleitumstände, welche in Verbindung mit den Beschwerden auftreten bzw. sie lindern oder verschlechtern. So gibt der Patient z. B. an, daß er viel schwitzt. Kann nun der Behandler durch geduldiges Nachhaken erfragen, daß der Schweiß nur auftritt, sobald der Patient die Augen schließt (das gibt es tatsächlich!), so hat er eine wertvolle „Modalität" erfahren und einen großen Schritt in Richtung auf das zu verschreibende Mittel getan.

An dieser Stelle sei erwähnt, daß es über 2.000 homöopathische Mittel gibt und man sehr detaillierte Angaben braucht, um das richtige herauszufinden.

Weitere Modalitäten sind z. B. Besserung bzw. Verschlechterung der Beschwerden durch Kälte oder Wärme, durch Essen, Trinken, Auftreten der Beschwerden nur bei Tag oder bei Nacht, jahreszeitliche Veränderungen (z. B. Hämorrhoiden treten nur im Frühjahr auf).

Durch die bisherige Befragung stellt der Arzt/Heilpraktiker einen möglichst engen Kontakt zum Patienten her. Dies ermöglicht ihm, die Gemütssymptome zu erfragen, Ängste, Stimmungen, Träume, charakterliche Eigenheiten, Sexualverhalten usw. nach und nach durchzugehen und damit die erste (und die wichtigste) Fallaufnahme abzuschließen.

Zusammenfassung der Befragungsinhalte

Fragen nach Ereignissen in der Vergangenheit
- Krankheiten/Operationen
- Erlebnisse in der Kindheit
- Impfungen
- Schwangerschaft/Geburt
- Unfälle
- Berufsleben (Enttäuschungen)
- Ehe (Scheidung)
- Kinder oder Verwandte, das Verhältnis zu ihnen

Fragen zur körperlichen Situation des Patienten
- ob man sich zur Zeit fit fühlt oder eher müde
- Probleme beim Einschlafen/Aufstehen
- momentane Medikamenteneinnahme (Pille/Schilddrüsenhormone/Cortison/Antibiotika)
- Sexualverhalten
- Verdauungsvorgänge/Stuhlgang
- Harnabsatzverhalten

Fragen über Vorlieben oder Abneigungen
- für Farben
- Wärme/Kälte
- Speisen/Getränke
- Gerüche

- Wetterlagen: Wind/Nebel/Regen etc.
- Ruhe/Bewegung
- Dunkelheit/Helligkeit
- Wasser/Berge/Meer

Fragen zum Gemütszustand des Patienten
- Träume
- Ängste
- Erregbarkeit
- Streßanfälligkeit

Fragen nach den momentanen Beschwerden

Leitsymptome

Nun erst folgt die Auswahl der Arznei durch den Behandler, indem er die Sympotome „hierarchisiert" (siehe unten), d. h. sie ihrer Wichtigkeit entsprechend ordnet. Anschließend werden die fünf bis zehn wichtigsten „Leitsymptome" herausgearbeitet, anhand derer das Arzneimittel bestimmt wird.

Organon der Heilkunst

Zur „Hierarchisierung": Nicht alle der in den ein bis zwei Stunden erarbeiteten Symptome sind gleich wichtig. Hahnemann bestimmte in seinem „Organon der Heilkunst", seinem Lehrbuch der Homöopathie, daß das wichtigste Symptom für die Mittelwahl die *Causa,* also die auslösende Ursache der Krankheit sei. Ursachen im homöopathischen Sinne können z. B. „Unterdrückungen" von Hautausschlägen durch Cortisonsalben sein, die Unterdrückung der Menstruation z. B. durch die Antibabypille. Aber auch Impfungen, der Gebrauch von Psychopharmaka, Unfälle (Schock oder Verletzung), Feuchtigkeit, Zugluft, Vergiftungen, Kummer usw. können auslösende Ursache sein.

Ein Beispiel soll dies verdeutlichen:
Ein Patient leidet an Übelkeit vom Magen her. Nach sorgfältiger Befragung stellt sich heraus, daß er seit einer Impfung darunter leidet. Somit kommt die Impfung als auslösende Ursache und als Heilmittel z. B. Silicea oder Thuja in Betracht.

Wenn nun keine Ursache zu finden ist, so kommen die anderen Symptome, jetzt abgestuft nach ihr Wichtigkeit, zum Zuge:

Symptome

- die Geistes- und Gemütssymptome stehen ganz oben (Beispiel: Depression morgens, evtuell mit der Modalität, daß diese sofort nach dem Aufstehen verschwindet);
- auffällige, paradoxe Symptome (Beispiele: Ohnmacht vor jeder Periode, Besserung des Befindens bei Verstopfung, Nicht-weinen-Können trotz Trauer, Empfinden des weichsten Bettes als bretthart);
- allgemeine Symptome wie Fieber, Schweiß, Frost, Abneigungen und Verlangen;
- Begleitsymptome; also Symptome, die keinen offensichtlichen Zusammenhang mit der Krankheit haben, d. h. sie treten zeitlich gemeinsam, aber örtlich getrennt

auf, wie z. B. Kopfschmerzen bei Verstopfung oder Fußschweiß bei Durchfall;
- Lokalsymptome; Symptome, die am Ort der Beschwerde auftreten. Wichtig ist hier z. B. die Art des Schmerzes (schießend, ziehend, drückend usw.); dies sind oft die Beschwerden, wegen denen der Patient überhaupt zum Behandler geht;
- die Konstitution;
- klinische Symptome (z. B. Laborwerte usw.); diese kommen letztlich nur in Betracht, wenn man die Mittelwahl auf keine der in dieser Reihenfolge weiter oben genannten, hochwertigeren Symptome stützen kann.

Nach dieser „Hierarchisierung" der Symptome sucht der Behandler die von ihm als hochwertig eingestuften im „Repertorium" und schreibt sich die dort unter diesen Symptomen aufgeführten Mittel heraus. Diese in Frage kommenden Arzneimittel vergleicht er mit der Gesamtsymptomatik des Patienten, stellt eventuell noch einige „arzneimittelspezifische" Fragen (d. h. Fragen, die auf ein spezielles Mittel hinweisen könnten), liest eventuell noch einmal das Mittelbild kurz in einer „Arzneimittellehre" nach und entscheidet sich dann für ein Mittel und verschreibt es.

Erstverschlimmerung

Auf die Einnahme der Arznei tritt nun beim Patienten bald eine Besserung oder, was auch passieren kann, eine sogenannte Erstverschlimmerung ein. Dies bedeutet, daß sich ein oder mehrere Symptome erst einmal verschlimmern. Dies ist eine positive – fast möchte ich sagen – erwünschte Reaktion. Eine solche Erstverschlimmerung, aber auch eine sofortige allgemeine oder partielle Besserung zeigt dem Behandler, daß er das richtige Mittel getroffen hat; er kann dem Patienten eine baldige Besserung vorhersagen. Nur wenn sich am Krankheitsbild überhaupt nichts verändert, so ist höchstwahrscheinlich bei der Anamnese oder bei der Mittelwahl nicht an alles gedacht worden. Irgendetwas fehlt auf jedem Fall noch.

Auch sollte ihr Arzt/Heilpraktiker daran denken, ihnen eine Liste mitzugeben, auf der sie Hinweise zur Einnahme und zum Umgang mit homöopathischen Medikamenten finden.

Umgang mit homöopathischen Medikamenten

HINWEISE ZU EINNAHME UND UMGANG MIT HOMÖOPATHISCHEN MEDIKAMENTEN

Bei der Einnahme homöopathischer Medikamente sollten Sie die folgenden Hinweise beachten, da so keine Beeinträchtigung ihrer Wirkung zu erwarten ist.

1. Kurz vor und nach der Einnahme nichts essen und trinken.
2. Kaffe und Cola können die Wirkung des homöopathischen Mittels aufheben oder zumindest beeinträchtigen.

3. Alle Salben und Produkte, die Kampfer, Pfefferminz oder stark riechende ätherische Öle enthalten, können ebenfalls die Wirkung beeinträchtigen oder sogar aufheben. Dazu gehören auch Zahnpasta, Kaugummi, Salben zur Behandlung von Husten, Hustenbonbons sowie japanisches Heilpflanzenöl.

4. Bevor Sie während einer homöopathischen Behandlung andere Salben oder Medikamente einnehmen, sprechen Sie bitte mit Ihrem behandelnden Arzt oder Heilpraktiker. Manche Medikamente können sich in ihrer Wirkung aufheben oder verstärken.

5. Vermeiden Sie größere Zahnbehandlungen währen einer homöopathischen Behandlung, denn auch sie können das homöopathische Mittel in seiner Wirkung beeinträchtigen.

6. Globuli und Tabletten nicht zerkauen, sondern zergehen lassen.

7. Sollen Tabletten oder Globuli, laut der Verordnung des Arztes oder Heilpraktikers, in Wasser aufgelöst werden, so verwenden Sie bitte Leitungswasser und rühren niemals mit einem Löffel aus Metall um. Verwenden Sie Holz oder Plastik.

8. Nach Einnahme eines homöopathischen Medikamentes kann es zunächst zu einer Erstverschlimmerung der Beschwerden kommen. Meist ist dies als gutes Zeichen für

die Wirksamkeit und richtige Wahl des Medikamentes zu deuten. Sollten sich jedoch neue Beschwerden hinzugesellen, sprechen Sie mit Ihrem Arzt oder Heilpraktiker.

9. Lassen Sie homöopathische Medikamente nicht in der Sonne stehen oder stellen Tabletten oder Globuli nicht in den Kühlschrank.

10. Stellen Sie Ihre homöopathischen Arzneimittel nicht in die Nähe von einem Mikrowellengerät, dem Fernseher oder dem Computer.

DIE ZWÖLF GEWEBEMITTEL VON DR. W. SCHÜSSLER

Biochemie

Zum Schluß noch eine Bemerkung zur Biochemie, den zwölf Gewebemitteln von Dr. W. Schüßler (1821–1898). Mit dem einen oder anderen Mittel werden sie u. U. nach Ihrem Arzt-/Heilpraktikerbesuch konfrontiert sein und vergeblich den Namen einer Pflanze, die hinter der Bezeichnung des Mittels steckt, suchen. Es handelt sich dabei um die Mittel Calcium fluoratum, Calcium phosphoricum, Ferrum phosphoricum, Kalium chloratum, Kalium phosphoricum, Kalium sulfuricum, Magnesium phosphoricum, Natrium muriaticum, Natrium phosphoricum, Natrium sulfuricum, Silicea und Calcium sulfuricum. In der Beschreibung dieser Mittel wird jeweils auf die Biochemie Bezug genommen. Diese zwölf Mittel reichen nach der Theorie von Dr. Schüßler aus, um so gut wie alle Krankheiten zu heilen. Homöopathen nennen die Biochemie die „Kleine Homöopathie". Da es sich ja um homöopathisch potenzierte Arzneimittel handelt (also keineswegs um chemische Präparate, wie der Name suggerieren könnte), muß man die Patienten auf diese unglückliche Namensgebung hinweisen.

Im anschließenden Lexikon finden Sie ausgewählte homöopathische Heilmittel. Sie sind nach ihrer lateinischen, botanischen Bezeichnung alphabetisch geordnet. Der entsprechende deutsche Name, die Pflanzenfamilie, die Herkunft der Pflanze, die verwendeten Teile und Potenzen sind ebenfalls angegeben.

Bevor wir uns nun diesen einzelnen homöopathisch verwendeten Mitteln zuwenden, sollten Sie sich mit den folgenden Kapiteln noch einen kurzen Überblick über die gängigsten Arzneimittel verschaffen und auf diese Weise erfahren, worum es sich bei den sogenannten Repertorien handelt.

Die Arzneimittelformen

Die homöopathischen Präparate werden in den verschiedensten Formen hergestellt und in den Apotheken angeboten. In welcher Form die Arznei zu sich genommen wird, ist ganz und gar vom Patienten abhängig. Ältere Menschen zum Beispiel werden sich sicher mit den sogenannten **Globuli** in der Handhabung etwas schwer tun. Es handelt sich dabei um stecknadelkopfgroße Kügelchen, die abgezählt und dann eingenommen werden müssen. Sehr leicht rollt dabei das eine oder andere Globuli davon. Für Kinder sind sie dagegen hervorragend geeignet. Erstens schmecken sie süßlich, und selbst kleinste Kinder können sie leicht einnehmen, indem man sie ihnen unter die Zunge legt. Sehr schnell lösen sie sich dort auf, ohne daß das Kind sich daran verschluckt oder überhaupt das Gefühl hat, eine Medizin eingenommen zu haben. Es gibt sogar Kinder, die diese Art der Medizin geradezu lieben.

An dieser Stelle sei aber nochmals ausdrücklich darauf hingewiesen, daß es sich nicht um Medikamente handelt, die nebenbei gegeben werden und bei denen es nicht darauf ankommt, wieviel davon eingenommen wird. Im Großen und Ganzen passiert nichts, wenn das Kind einmal eine etwas größere Menge solcher Kügelchen, auch Streukügelchen genannt, erwischt. Dies gilt in besonderem Maße für die niedrigen Potenzen, jedoch Vorsicht, es gibt einige Ausnahmen, die nicht ganz unbedenklich in der Anwendung sind – z. B. Phosphor oder Lachesis. Bitte fragen Sie vor einer Einnahme, egal von welcher Potenz, möglichst immer Ihren Arzt/Heilpraktiker. Bei den höheren Potenzen sollte jedoch eine Überdosierung unbedingt vermieden werden. Dringend abgeraten wer-

Globuli

den muß vom selbständigen Experimentieren mit höheren Potenzen. Sie können bis in den „seelischen" Bereich eines Menschen vordringen und Wirkungen erzielen, die in das Gleichgewicht des Menschen eingreifen. Ein geübter Heilpraktiker oder Arzt hat solche Situationen im Griff und weiß sie entsprechend anzugehen. Lassen Sie also die homöopathischen Medikamente nicht herumliegen. Bringen Sie Ihren Kindern von Anfang an bei, daß es sich um Medizin handelt und nicht um eine süße Nachspeise!

Tabletten

Des weiteren gehört die **Tablettenform** zu der häufigsten Darreichungsform. Eine Tablette entspricht in etwa der Menge von fünf Kügelchen. Sie ist handlich und läßt sich leicht einnehmen. Sie werden ebenso wie die Globuli eingenommen, d. h. man läßt sie langsam im Mund zergehen. Dadurch hat der Wirkstoff Zeit über die Mundschleimhaut aufgenommen zu werden.

Tropfen

Ansonsten werden die Arzneimittel statt in der Tabletten- oder Globuli-Form, auch in flüssiger Form als **Tropfen** verordnet. Sie werden genauso wie die Tabletten oder Globuli eingenommen, sollen also auch möglichst lange im Mund verbleiben. Auch sie sollen, wie die beiden ersten Arzneimittelformen, nicht zusammen mit Flüssigkeit verabreicht werden, es sei denn, sie sollen laut Anweisung des behandelnden Arztes/Heilpraktikers vom Patienten verdünnt werden. Hier kommt jedoch nur Leitungswasser in Frage. Für Kinder sind die Tropfen nicht so gut geeignet, da sie unangenehm schmecken und Alkohol enthalten.

Es gibt auch **Ampullen** zur Injektion, die jedoch dem Arzt und Heilpraktiker vorbehalten sind. Sie werden durch Verdünnung der Urtinktur bzw. deren Potenzen mit physiologischer Kochsalzlösung hergestellt.

Ampullen

Es existieren auch sogenannte **Trinkampullen**, die, wie der Name schon sagt, vom Patienten getrunken werden. Für die äußerliche Behandlung stehen **Salben** und **Urtinkturen** sowie deren Potenzen zur Verfügung. Letztere werden meistens in Form von Umschlägen verwendet.

Trinkampullen

Salben
Urtinkturen

Die gängigsten Arzneimittelformen

Tabletten	Kleine Tabletten aus Milchzucker oder Saccharose, die das Heilmittel in den verschiedensten Potenzen enthalten.
Globuli	Stecknadelkopfgroße Kügelchen, auch Streukügelchen genannt, die je nach Potenz in verschiedener Dosis und Häufigkeit zur Einnahme verordnet werden.
Urtinktur	Alkoholischer Auszug einer Pflanze oder einer anderen Substanz (Mineralien, Tiere etc.), die in der Homöopathie verwendet werden.

Lösung, Tropfen	Eine homöopathische Lösung; eine Verdünnung der Urtinktur. Sie enthält Alkohol und schmeckt schärfer. Sie ist daher nicht für Kinder geeignet. Die Einnahme erfolgt genauso wie bei den Tabletten oder den Globuli.
Salben	Homöopathische Salben dienen zur äußerlichen Behandlung. Sie werden aufgetragen, einmassiert oder für Umschläge verwendet.

Die Repertorien

Arznei-mittellehren

Hahnemann prüfte auf diese Weise an sich selbst und an anderen gesunden Menschen zahlreiche Arzneimittel. Nach seinen Angaben werden auch heute noch Arzneimittelprüfungen vorgenommen. Diese Arzneimittelbilder werden in einer sogenannten „Arzneimittellehre" zusammengefaßt, einem Buch, in dem diese zahlreichen Arzeimittel beschrieben werden. Es gibt mittlerweile (die Homöopathie ist ja auch schon etwa 200 Jahre alt) weit über 100 Arzneimittellehren, die in den Grundzügen und Leitsymptomen übereinstimmen, sich aber in der individuellen Sichtweise ihrer Autoren unterscheiden.

Die in den Mittelprüfungen gefundenen und in den Arzneimittellehren verstreut aufgeführten Symptome sind in sogenannten Repertorien aufgelistet. Es gibt etwa 100 verschiedene Repertorien von verschiedenen Autoren, d. h. erfahrenen Homöopathen, die sich je nach individueller Erfahrung des Autors etwas unterscheiden, jedoch im wesentlichen übereinstimmen. Am bekanntesten ist das Repertorium von J. T. Kent, einem Schüler Hahnemanns. Die Repertorien enthalten mehrere tausend Symptome und sind für den Homöopathen ein unerläßliches Hilfsmittel in der täglichen Praxis.

Alternative Heilmethoden

Alternative Heilmethoden

Der Vollständigkeit halber erfolgt an dieser Stelle ein Überblick über einige verschiedene Heilmethoden, die sich als Begleittherapie, vorbeugende Maßnahme oder auch alleinige Behandlungstherapie anbieten. Ihre Einsatzmöglichkeiten richten sich nach der Schwere und Art der Erkrankung. Es gibt eine Vielzahl solcher Methoden, es sollen in diesem Buch aber zunächst einmal nur die am häufigsten eingesetzten Therapien aufgezeigt werden. Die eine oder andere ist sicher auch schon bekannt.

Ursachen der Körperschwächung

Bei vielen dieser Methoden werden Sie in erster Linie nicht an eine Heilmethode, sondern einfach nur an Entspannung oder Abschalten denken. Aber dahinter steckt mehr. Gerade heutzutage können viele Menschen nicht mehr entspannen. Sie sind den ganzen Tag unterwegs – Erfolgszwang, Sorgen um die Karriere, den Lebensunterhalt und die Familie „fressen" so manchen auf – und das Tag für Tag. Eines Tages beginnt der Körper, sich zu wehren. Eine Zeit lang können wir die ersten Anzeichen einer Schwächung von uns schieben, bis der Körper irgendwann die "Nase voll hat" und uns mit deutlichen, massiveren Symptomen seinen Unmut kundtut. Zunächst können relativ harmlose Kreislaufbeschwerden oder ständige Kopfschmerzen auftreten, das ganze kann bis hin zu einem Herzinfarkt oder einem Schlaganfall führen. Durch ständig anhaltenden Streß gerät allmählich das von der Natur harmonisch aufeinander abgestimmte Gleichgewicht der körperlichen, geistigen und seelischen Kräfte ins Wanken. Der Entstehung von Krankheiten sind Tür und Tor geöffnet.

An dieser Stelle noch ein Wort zum Thema **Streß** Streß. Was ist damit eigentlich gemeint? Streß taucht in den verschiedensten Lebenssituationen auf. Wir erleben ihn sowohl im Privatleben, in der Familie, mit Freunden, im Berufsleben – zusammenfassend gesagt, im täglichen Alltag.

Schon unsere Kinder sprechen von Streß. Sie sind überladen mit Terminen oder Eindrücken. Das heißt, unser Körper wird durch Dinge ermüdet und erschöpft. Wenn wir diese Erschöpfung empfinden, dann erleben wir Streß. Ein Beispiel soll das verdeutlichen: Kinder gehen häufig gerne ins Ballett oder zum Fußball, basteln, töpfern, treiben Sport oder hören Musik. Wird vieles davon ohne irgendeine Erholungsphase, die dem kindlichen Gemüt entspricht, in den täglichen Stundenplan eines Kindes hineingepackt, so reagiert der Körper und setzt Alarmzeichen. Das Kind ist häufig müde und lustlos, klagt über Kopfweh und vor allem Bauchschmerzen. Werden diese natürlichen, ersten Abwehrreaktionen nicht registriert, so stellt sich schon bald nach der körperlichen Schwächung eine geistige und seelische Ermüdung ein. Sehr häufig ist zu beobachten, daß die Kinder immer häufiger kränkeln und medizinisch einfach nicht so recht in den Griff zu bekommen sind. Kinder sind nicht so kompliziert wie die Erwachsenen, sie reagieren, wie es ihnen ihr Körper vorschreibt. An und für sich wäre es einfach, diese Anzeichen für körperliche Schwäche zu erkennen und darauf zu reagieren.

Ernährung und Bewegung

Den Erwachsenen ergeht es nicht anders, nur gestatten wir uns selbst keine Erkrankung oder Schwäche. Hinzu kommt häufig eine völlig ungesunde Ernährung bei viel zu geringer Bewegung. Sehr viele der alternativen Heilmethoden legen gerade auf diese beiden Aspekte der vernünftigen Lebensweise großen Wert und setzen sie an erster Stelle einer Gesundung. Die Gründe die uns veranlassen, diesen Schindluder mit unserem Körper zu treiben, mögen dahingestellt sein. Tatsache ist, daß immer mehr jüngere Menschen heute an Krankheiten leiden, die früher eher den älteren Menschen „vorbehalten" waren – ein Zeichen der Zeit, das Beachtung finden sollte.
Ein vollkommen streßfreies Leben gibt es nicht. Darüber müssen wir uns im klaren sein. Manche Menschen brauchen ihn sogar. Er belebt und fordert sie. Müßiggang und Nichtstun, ohne gewisse Anforderungen, wirken sich auf Dauer genauso negativ auf den Gemütszustand des Menschen aus wie Streß ohne Pause. Die Schwierigkeit bei der Sache ist nur, ein ausgewogenes Verhältnis zwischen Streß und der Fähigkeit, sich zwischendurch zu entspannen, zu erreichen, d.h. auch einmal vollkommen abschalten zu können. Wer das nicht kann, für den ist Streß krankma-

chend. Hier empfiehlt es sich dringend, Methoden zur schnellen Entspannung zu erlernen, die der Entstehung von Krankheiten entweder vorbeugen oder schon eingetretene Erkrankungen therapeutisch begleiten und eindämmen. Beginnen wir unsere Betrachtung der alternativen Heilmethoden daher zunächst auch mit den Methoden, die gezielt Entspannungstechniken des Körpers als Grundvoraussetzung der Gesundheit praktizieren.

HEILMETHODEN DER FERNÖSTLICHEN MEDIZIN

Hier müssen in erster Linie die Heilmethoden der fernöstlichen Medizin erwähnt werden. Nach der Vorstellung der chinesischen Medizin gehört jedes Körperorgan zu einer bestimmten Organfunktionseinheit, d.h. daß zum Beispiel Leber und Nieren für den Stoffwechsel zuständig sind, Herz und Blutgefäße für den Kreislauf, Magen und Darm für die Verdauung. Zwischen den Organsystemen bestehen Wechselwirkungen. Sie können sich über den Weg des Blutes und der Energieströme, den sogenannten Meridianen, positiv oder negativ **Meridiane** beeinflussen. Dies wiederum bedeutet, daß im gesunden Zustand ein Gleichgewicht von gegenseitiger Förderung und Einschränkung der einzelnen Körperfunktionen untereinander herrscht. Im Krankheitszustand ist dieses Gleichgewicht gestört. Daraus folgt, daß im Falle einer Erkrankung meist nicht nur ein Organ betroffen ist, sondern gleichzeitig auch andere Organe in

Mitleidenschaft gezogen werden können. Es wird also deutlich, daß die chinesische Medizin eine Krankheit niemals nur nach den vorhandenen Symptomen behandelt, sondern den gesamten Menschen in seine Diagnostik mit einbezieht. Auch sieht sie den menschlichen Organismus als ein verkleinertes Abbild des Kosmos, was soviel bedeutet wie eine Unlösbarkeit des Menschen von der Natur.

Chinesische Heilkunde

In der chinesischen Vorstellung existieren zwei Energieformen, Yin und Yang, die die Quelle des Lebens darstellen. Es heißt, daß Yin und Yang zuerst die fünf chinesischen Elemente Holz, Feuer, Metall, Wasser und die Erde hervorbrachten. Erst dann schufen sie die Pflanzen und die Tiere und zuletzt den Menschen. Yang verkörpert das Bewußtsein des Menschen, Yin seine Gestalt, welcher durch Yang das Leben eingehaucht wird. Wird dieser harmonische Zustand gestört, so kommt es zu Krankheit oder zum Tod. Yin selbst jedoch kann Energie hervorbringen und zwar durch Verdauungsvorgänge, den Stoffwechsel und die Atmung. Hier finden wir eine Parallele zu unserer westlichen Medizin.
Diese Energie fließt nun, wie gesagt, in Meridianen durch den Körper. Von diesen Bahnen gibt es zwölf sogenannte „reguläre Meridiane" und acht weitere Energiebahnen, die für besondere Aufgaben zuständig sind. Die meisten der regulären Meridiane stehen mit der Funktion von inneren Organen in Verbindung und können daher von außen beeinflußt werden. Normalerweise

strömt die Energie ungehindert und gleichmäßig durch den Organismus. Störungen dieser Harmonie bedeuten Krankheit.

Auf diesem Gedankengut beruhen verschiedene Heilungsmethoden der östlichen Medizin wie zum Beispiel die **Akupunktur** oder die **Akupressur** und die japanische Heilmethode, bekannt unter dem Namen **Shiatsu.**

Akupunktur und Akupressur

Durch das Setzen von feinen Nadeln oder durch das Ausüben von Druck mit Hilfe der Finger oder der Handfläche auf bestimmte Punkte am Körper, wie bei der Akupunktur bzw. Akupressur, soll ein veränderter Energiefluß wieder ins Gleichgewicht gebracht werden bzw. störende Energieströme aus dem Körper geleitet werden.

Shiatsu

Das japanische Shiatsu hat sich aus der chinesischen Akupunktur und Akupressur entwickelt. „Shi" bedeutet „Finger" und „atsu" heißt „Druck". Beim Shiatsu erfolgt im Gegensatz zur Akupunktur bzw. Akupressur nicht nur ein punktueller Reiz, sondern es wird versucht, den Energiefluß vor allem durch eine Massage der entsprechenden Körperzonen zu harmonisieren, d.h. ihn zu tonisieren oder zu sedieren. Tonisieren heißt in diesem Falle: Dort, wo zu wenig Energie fließt, wird der Fluß angeregt. Sedieren bedeutet: Störende Energien werden aus dem Körper massiert oder zu rasch strömende Energie wird beruhigt.

Reiki

Wenn wir von den fernöstlichen Heilmethoden sprechen, so darf auch das **Reiki** nicht fehlen. Das Wort Reiki stammt aus dem Japanischen, wird „ree ki" ausgesprochen und setzt sich aus den Worten „Rei" und „ki" zusammen. „Rei" steht für die Summe aller Energien im Kosmos, „ki" für die Lebensenergie, die durch alles fließt, was lebt und damit jede Kreatur erhält. Also liegt auch dieser Form der Heilbehandlung das Prinzip des Energieflusses im Körper und dessen Gleichgewicht zu Grunde. Mit Reiki wird versucht, die Schwingungsfrequenz des Körpers zu erhöhen und vorhandene Energieblockaden zu lösen. Dies führt zu einem ausgeglichenen, entspannten und damit gesunden Leben und Lebensgefühl. Das Vorgehen von Reiki ist ganz einfach zu verstehen, wenn man sich vor Augen hält, daß jeder Mensch bei seiner Geburt ein bestimmtes Potential an Lebensenergie zu Verfügung hat. Im Laufe der Zeit verbraucht sich diese Energie natürlich nach und nach. Kann dieses Potential nicht wieder aufgefüllt werden, so wird der Mensch, sein Körper, sein Geist und seine Seele krank.

Auch Reiki zielt auf die Gesunderhaltung bzw. Therapie einer Erkrankung des Menschen durch eine ganzheitliche Behandlung ab und betrachtet eine Krankheit als Ausdruck seines gesamten Daseins. Reiki sieht sich nicht als Ersatztherapie für eine schulmedizinische oder sonstige Behandlungsform, sondern eher als vorbeugende Maßnahme bzw. unterstützende heilende Kraft, soll doch der Körper mit neuer Lebensenergie aufgetankt werden, was eine Stärkung des Körpers bedeutet. Im Reiki gibt es fünf Lebensregeln, die jedoch nicht als Ge- oder Verbote gemeint, sondern als Orientierungshilfe gedacht sind, um seinen eigenen Stand im Leben festzustellen und damit zu ergründen, wo jeder einzelne diese Energie finden und sich zu Nutze machen kann. Die Regeln sind nicht in jedem Fall wörtlich zu verstehen, sondern teilweise im übertragenen Sinne zu deuten. Diese Regeln lauten folgendermaßen:

- Gerade heute sei nicht ärgerlich.
- Gerade heute sorge dich nicht.
- Ehre deine Lehrer, Eltern und die Älteren.
- Verdiene dein Brot ehrlich.
- Sei dankbar gegenüber allem, was lebt.

Die fünf Lebensregeln des Reiki

Lehrer sind hier zum Beispiel nicht gleichzusetzen mit den Lehrern in der Schule, sondern sind gleichbedeutend mit jedem anderen Menschen, der etwas Neues, Wissenswertes weiterzugeben hat. Man soll jeden gewähren lassen und sich nicht als das Maß aller Dinge begreifen, sondern auch andere akzeptieren. Wer Reiki praktizieren möchte, dem wird empfohlen, diese Regeln zu verinnerlichen und nach ihnen zu leben. Reiki ist jedoch eine Heilmethode, die sehr stark auf die innere Bereitschaft eines Menschen angewiesen ist. Es heißt, daß ein Abblocken oder Mißtrauen den freien Fluß der Energie verhindert. Daher sollte niemals versucht werden, jemanden von Reiki zu überzeugen, der nicht selbst den Wunsch und die Überzeugung verspürt, nach Reiki zu leben oder damit behandelt zu werden.

Yoga

Kommen wir nun zu **Yoga**. Yoga ist eine ca. 5000 Jahre alte Heilmethode, die die Harmonisierung, Entspannung und Beherrschung des Körpers in Einheit mit seinem Geist und der Seele anstrebt. Auch Yoga zieht also wieder den gesamten Organismus in das Geschehen mit ein. Erkrankungen sollen durch tägliches Yoga-Training erst gar nicht entstehen, es beugt einer Überbeanspruchung der menschlichen Lebensenergie vor.

Yoga stammt aus Indien. Die Philosophie, die hier zu Grunde liegt, ähnelt, wie schon angedeutet, der der vorher besprochenen Heilmethoden. Wir finden auch hier das Prinzip der strömenden Energie im Körper. Die Yoga-Lehre spricht von acht wichtigen Energiezentren (sogenannten Chakren), von denen hunderte von Energiekanälchen ausgehen, in denen „Prana", unsere Energie, strömt. Jedes Energiezentrum steuert mit Hilfe von bestimmten Körperhaltungen (Asanas) und einer gezielten Atmung (Pranayama) die zugehörigen Körperfunktionen und Bewußtseinsebenen.

Wer Yoga praktizieren möchte, muß sich also zunächst mit den speziellen Körperhaltungen und der gezielten Atemtechnik vertraut machen, um körperliche Entspannung zu erfahren und den Geist frei von irdischen Problemen zu machen. Jede Körperhaltung spiegelt einen inneren, seelischen Zustand wieder. Yoga regt jegliche Funktion im Körper an, unterstützt die Atmung und damit die Sauerstoffversorgung, den Stoffwechsel, den Kreislauf und stärkt auf dem

Wege des Körpertrainings die Muskulatur. Auf die Atmung wird bei Yoga besonderer Wert gelegt, ist doch ein Leben ohne Sie nicht möglich. Wir können eine Zeit lang nicht essen und auch für kurze Zeit auf Flüssigkeit verzichten, aber ohne die Atmung, die Versorgung unserer Organe mit allem, was ihnen Leben und Funktion gibt, ist das Leben zu Ende. Sie ist der Motor des Lebens. Streß, freudige oder negative Erlebnisse drücken sich in unserer Atmung aus. Sie kann flach, stockend, unregelmäßig, hektisch sein. Im Zustand der Ruhe und Ausgeglichenheit ist sie regelmäßig, langsam und tief.

Es gibt verschiedene Arten des Yoga. In unserer westlichen Kultur wird meist das „Hatha-Yoga" gelehrt, das sich im wesentlichen mit dem harmonisierten Körper als Voraussetzung einer zufriedenen Seele darstellt. Man könnte fast sagen, es handelt nach dem bekannten Prinzip: Ein gesunder Geist herrscht in einem gesunden Körper – „Mens sana in corpore sano".

Yoga ist nicht ganz leicht zu erlernen und sollte anfangs immer unter fachlicher Anleitung erfolgen.

Ayurveda

Ayurveda gehört auch in die Reihe der alternativen Heilmethoden. Es hat seinen Ursprung in der Zeit der indischen Hochkultur, ist also etwa fünftausend Jahre alt. Auch heute noch läßt sich ein großer Teil der indischen Bevölkerung mit Ayurveda behandeln. In der ayurvedischen Philosophie spricht man von drei Prinzipien: „Vata", „Pitta" und „Kapha".

Vata „Vata" repräsentiert das Bewegungsprinzip. Mit ihm sind Eigenschaften, wie „schnell", „beweglich", „kalt", „trocken", „rauh", „leicht" und „subtil" verbunden. Es ist für alle Bewegungsabläufe des Menschen zuständig und damit auch für die Funktion unserer Nerven und Sinne.

Pitta „Pitta" verkörpert das Stoffwechselprinzip und Adjektive wie „heiß", „durchdringend", „leicht ölig", „scharf" und „sauer". Dieses Prinzip ist für die Verdauung, den Wärmehaushalt und Stoffwechsel sowie für den Intellekt und das Gefühl des Menschen verantwortlich.

Kapha „Kapha", das Bewegungsprinzip, ist mit Eigenschaften wie „träge", „langsam", „schwer", „kalt", „glatt", „stabil", „fest" und „ölig" verbunden. Es ist zuständig für die Stabilität des Körpers, der Seele und des Geistes, stärkt die Abwehrkräfte und regelt den Flüssigkeitshaushalt. Diese drei Kräfte spielen zusammen und sollten in einem Gleichgewicht zueinander stehen. Je nach Tageszeit, Wetterwechsel und Jahreszeiten schwankt das Zusammenspiel dieser Kräfte jedoch und befindet sich ständig im Fluß. Auch ist beim einem Menschen von Natur aus das eine Prinzip stärker oder schwächer ausgeprägt, so daß man den einen Menschen eher als „Vata"-, den anderen als „Pitta"- oder auch als „Kapha-Typ" bezeichnet.

Der Patient, der sich einer Ayurveda-Behandlung unterzieht, wird vom behandelnden Arzt oder Heilpraktiker zunächst auf seine Konstitution untersucht. Dazu riecht er z.B. an der Haut, berührt sie oder legt sein Ohr auf den Bauch oder das Herz. Er betrachtet die Augen, die Zunge usw. und fühlt den Puls mit drei Fingern. Das Pulsfühlen hat hier eine besondere Bedeutung. Beim „Vata-Typ" z.B. ist er stark, unregelmäßig und wellenartig, beim „Pitta-Typ" sehr lebhaft, hüpfend. Beim „Kapha-Typ" schließlich ist er ruhig gleitend.

Die Therapie, die sich um den Ausgleich dieser drei Prinzipien bemüht, bedient sich verschiedener Methoden. Da es sehr viele davon gibt, sollen nur einige genannt werden.

Die Ernährung spielt eine entscheidende Rolle. Jedes Gewürz und Nahrungsmittel wird einem dieser Grundprinzipien zugeordnet und man unterscheidet, ob es diesem Prinzip förderlich ist oder es unterdrückt. „Vata" z.B. wird durch Trockenfrüchte, Melonen, Kartoffeln, Eis, Erbsen, grünen Salat, usw. gestört, während sich Avocados, Rotkohl, Trauben, Kirschen und andere Speisen günstig auswirken.

Eine weitere Form der Therapie ist die Befreiung des Körpers von Stoffwechselschlacken. Die Mobilisierung des Stoffwechsels erfolgt dabei zunächst durch die morgendliche Einnahme von flüssigem Butterschmalz, durch Ölmassagen oder Dampfbäder mit Kräutern. Erst dann erfolgt die Beförderung der belastenden Stoffe aus dem Körper durch Einläufe, Abführmittel (nicht durch chemische Substanzen), Erbrechen, Niesen usw.

Auch Ganzkörpermassagen, vor allem vierhändige Massagen, mit warmen Ölen sind beim Ayurveda eine gängige Methode.

Ebenso wie die Akupressur oder die Akupunktur gibt es auch beim Ayurveda sogenannte Reflexpunkte, die zur Herstellung des Gleichgewichtes manipuliert werden. Ayurveda hat sich vor allem bei Allergien, Asthma, Arteriosklerose, Bluthochdruck, erhöhten Cholesterinwerten, Herzrhythmusbeschwerden, Depressionen, Lähmungen, Erkrankungen des Magen-Darm-Traktes, Entzündungen der Nasennebenhöhlen, rheumathischen Beschwerden und Schlafstörungen bewährt.

Abgeraten wird von dem Einsatz einer Ayurveda-Therapie bei akuten Erkrankungen, stark ausgezehrten Patienten, individuellen Allergien auf bestimmte Speisen und Öle sowie während der Schwangerschaft.

Phytotherapie

Nach den bekanntesten Heilmethoden der östlichen Medizin und Philosophie soll nun zu einer häufig praktizierten Methode der Heilung – der Therapie mit Pflanzen übergegangen werden – der Phytotherapie.

Die meisten Menschen sind sicher mit dem einen oder anderen Kräutlein schon in Berührung gekommen, wenn nicht als Erwachsener, so doch meistens im Kindesalter. Die Phytotherapie ist keine komplizierte Heilmethode und erfordert keine speziellen Kenntnisse einer fremden Kultur. Bevor man jedoch mit Heilkräutern therapiert, sollte man sich jedoch vorher genauestens informieren, da es auch einige giftige Substanzen gibt und solche, die bei Kindern nicht zur Anwendung kommen sollten. Am besten erkundigt man sich bei einem Arzt oder Heilpraktiker bzw. in einer Apotheke.

Heilmittel von A–Z

Heilmittel von A–Z

Abrotanum, Artemisia abrotanum
Eberraute

Abrotanum
- *Appetitlosigkeit*
- *allgemeine Schwäche*
- *Abmagerung*
- *kleine Blutungen*

Sie ist ein Korbblütler aus Südeuropa, Vorderasien, Nordamerika. Verwendet werden frische Blätter und Triebe, meist in der Potenz D 2.

Indikation/Anwendungsbereich:
Mehr symptomatisch gebrauchtes Mittel bei Appetitlosigkeit und Schwäche; Abmagerung bis hin zum Marasmus (Kräfteverfall) trotz reichlicher Nahrungsaufnahme, speziell auch bei Kindern.

Beschwerden/Begleitsymptome:
Es beeinflußt die Lymphdrüsen des Bauchfells und hat heilenden Einfluß auf den gesamten Magen-Darm-Trakt. Ebenso zeigt es Wirkung auf die Kapillaren.

Acidum benzoicum e resina
Benzoesäure

Acidum benzoicum e resina
- *Gelenk- und Muskelrheumatismus*
- *Herzbeschwerden*
- *Nierenreizungen bei lokalen Infekten*

Sie wird aus dem Harz von Styrax, einer siamesischen Pflanze gewonnen und meist in den Potenzen D 2 bis D 6 eingesetzt.

Indikation/Anwendungsbereich:
Ein wichtiges Mittel bei Gelenk- und Muskelrheumatismus, aber auch ganz allgemein bei rheumatischen Beschwerden, die durch die Streuung eines Herdgeschehens hervorgerufen werden. Diese herdbedingten Beschwerden können Herz und Nieren ergreifen; auch da hilft Acidum benzoicum.

Beschwerden/Begleitsymptome:
Die Schmerzen haben stechenden Charakter, sowohl an den Gelenken als auch am Herzen. Die Gelenke sind heiß und rot. Der Urin ist spärlich, dunkelbraun und riecht nach Pferdeharn.

Acidum nitricum
Salpetersäure

Am meisten werden die Potenzen D 4 bis D 6 verwendet, als Konstitutionsmittel auch C 30, C 200 sowie LM-Potenzen.

Indikation/Anwendungsbereich:
Acidum nitricum ist ein Mittel für die Schleimhäute des gesamten Verdauungstraktes, vom Mund (Zahnfleischentzündungen) über Magen-Darm (Magen-, Zwölffingerdarmgeschwür) bis zum After (Hämorrhoiden, Afterrisse) mit Neigung zur Geschwürsbildung.

Beschwerden/Begleitsymptome:
Es hat einen besonderen Bezug zu Übergangszonen von Haut zu Schleimhaut (rissige Mundwinkel, Afterfissuren) und eine kennzeichnende Schmerzart, nämlich den sogenannten „Splitterschmerz". Der Schmerz ist so, als würde ein Splitter in dem betreffenden Körperteil stecken.

Der Urin riecht sehr intensiv, wie auch alle anderen Absonderungen, die zudem wund machen können wie z. B. der Schweiß.

Da Acidum nitricum ein tiefgreifendes Konstitutionsmittel ist, finden wir auch psychische Kennzeichen, so etwa eine ständige Unzufriedenheit, die sogar in eigentlich po-

Acidum nitricum
– *Gingivitis*
– *Stomatitis*
– *Ulcus ventriculi und Ulcus duodeni*
– *chronischer Darmkatarrh*
– *Hämorrhoiden*

sitiven Situationen vorhanden ist. Der Patient, der Acidum nitricum braucht, ist nachtragend bis rachsüchtig, äußerst reizbar und empfindlich gegen jede Störung, jeden Lärm. Er erwacht schon übelgelaunt und möchte morgens nichts und mit niemandem sprechen. So kann er sich durch sein Verhalten möglicherweise schnell isolieren und auf diese Weise noch unglücklicher und unzufriedener werden, um sich letztlich in panikartige Furcht um seine Gesundheit sowie Angst vor dem Tod hineinzusteigern.

Acidum phosphoricum
Phosphorsäure

Acidum phosphoricum
- *Glieder-schwäche*
- *Knochen-schmerzen*
- *nervöse Er-schöpfung*
- *Rekonvaleszens*

Sie wird meist in der D 4 bis D 6 Potenz verwendet, aber auch höher (C 30, C 200).
Indikation/Anwendungsbereich:
Indikationen für die Phosphorsäure sind Gliederschwäche und Knochenschmerzen schnell wachsender Jugendlicher, nervöse Erschöpfung, große körperliche und geistige Schwäche, auch in der Rekonvaleszenz oder nach schwerem Kummer.
Beschwerden/Begleitsymptome:
Der Patient, der dieses Mittel braucht, hat seine Gefühle „auf Eis gelegt", um sie nicht mehr spüren zu müssen, und daraus ein Desinteresse an allem aufgebaut, was um ihn herum geschieht. Kennzeichnend sind Müdigkeit tagsüber und Schlaflosigkeit nachts sowie starker, erschöpfender Schweiß.

Aconitum, Aconitum napellus
Blauer Sturmhut, Eisenhut

Ein Hahnenfußgewächs aus den Alpen, von dem die gesamte frische Pflanze, meist in den Potenzen D 4 bis D 6, verwendet wird.

Aconitum
– *akute, plötzliche Fieberzustände*
– *Trigeminus-neuralgie*
– *Ischias*

Indikation/Anwendungsbereich:
Dieses, bei akuten, plötzlich auftretenden, meist fiebrigen Erkrankungen äußerst wichtige Mittel hat eine geringere Bedeutung bei der Heilung chronischer Krankheiten. Bei plötzlich auftretenden, eventuell durch trockene, kalte Luft hervorgerufenen Krankheiten mit hohem Fieber (z. B. grippalen Infekten, Erkältungen) aber auch bei plötzlichen Nervenschmerzen wie Trigeminusneuralgie oder Ischias wird Aconitum oft gebraucht.

Beschwerden/Begleitsymptome:
Der Patient schwitzt noch nicht, es herrscht also bei ihm trockene Hitze mit großem Durst vor, dazu kommt eine große körperliche und geistige Unruhe, auch Angst bis hin zu Todesangst. Dabei kann es vorkommen, daß der Patient die Stunden seines (vemeintlichen) Todes vorhersagt.
Die Zeit für eine Behandlung mit Aconitum ist dann vorbei, wenn Schweiß auftritt, an dieser Stelle sollte das Mittel abgesetzt werden.
Aconitum ist ein wichtiges Schmerzmittel, wobei die Schmerzen gegen Abend hin heftiger werden und meist von der schon erwähnten Unruhe und Angst begleitet werden.

Adonis vernalis
Adonisröschen

Adonis vernalis
*– nervöse Herzbe-
schwerden*

Es ist Hahnenfußgewächs aus Mitteleuropa. Verwendet wird die frische Pflanze mit Blüten, meist in den Potenzen D 2 bis D 6. Adonis ist ein Herzmittel für das nervöse Herz, das eventuell durch eine Schilddrüsenüberfunktion unterhalten wird. Es wird besonders bei zu schnell schlagenden Herzen (Tachykardie) und bei beginnender Herzmuskelschwäche eingesetzt, so lange Digitalis noch nicht nötig ist. Bei fieberhaften Krankheiten kann man Adonis als sogenannte „Herzstütze" zusätzlich für die Dauer der Krankheit geben.

Aesculus, Aesculus hippocastanum
Roßkastanie

Aesculus
– Krampfadern
– Hämorrhoiden
*– Venenentzün-
dungen*
– Pfortaderstau
*– rheumatische
Schmerzen in
der Becken-
und unteren
Rückengegend*

Es handelt sich um ein Roßkastaniengewächs aus Asien, Europa, Nordamerika. Verwendet werden die frischen, geschälten Samen, meist als D 2 bis D 6.
Indikation/Anwendungsbereich:
Aesculus ist weniger als Konstitutionsmittel mit weitem Wirkungskreis bekannt als vielmehr wegen seiner zuverlässigen Wirkung innerhalb des venösen Bereiches. Es wirkt bei Krampfadern, Hämorrhoiden, Venenentzündungen, Pfortaderstau (die Pfortader führt das gesamte venöse Blut aus dem Bauchraum der Leber zu) und Schmerzen der unteren Rücken- und Beckengegend, meist hervorgerufen durch einen venösen Stau in diesem Gebiet.

Beschwerden/Begleitsymptome:
Kennzeichnend sind die Verschlimmerung
der Beschwerden beim Aufstehen aus dem
Sitzen, der „Splitterschmerz" der Hämorrhoiden, und die Tatsache, daß diese meist
nicht bluten, aber stark schmerzen.

Aethusa, Aethusa cynapium
Hundspetersilie

Ein Doldenblütler, der aus dem Mittelmeerraum stammt. Verwendet wird meist die
Potenz D 2 bis D 3.

Indikation/Anwendungsbereich:
Es ist ein Mittel mit eher begrenztem, sym-
potomatischen Wirkungskreis, ein Kinder-
mittel. Bei Milcherbrechen von Kleinkin-
dern gilt es als Hauptmittel, ebenso werden
Brechdurchfälle kleinerer Kinder (auch
Sommerdurchfälle) sowie Krämpfe des
Magenausganges (Pylorusspasmus) von
Säuglingen zu den Indikationen von Aethu-
sa gezählt.

Beschwerden/Begleitsymptome:
Völlige Durstlosigkeit ist ein weiterer Hinweis auf Aethusa.

Aethusa
– *Pylorusspasmus
der Säuglinge*
– *Brechdurchfall*
– *Sommer-
diarrhoe*

Agaricus, muscarius, Amanita muscaria
Fliegenpilz

Ein Pilz, der in Europa und Nordamerika
heimisch ist. Verwendet wird der frische
oberirdische Fruchtkörper. Er wird meist in
der Potenz D 4 bis D 6 eingesetzt.

**Agaricus
muscarius**
– *epileptiforme
Zustände*

– *Lidkrämpfe*

Indikation/Anwendungsbereich:
Die homöopathische Wirkung dieser Arznei zielt auf das zentrale und vegetative Nervensystem. Kein Wunder, wenn man bedenkt, daß die Giftwirkung des Pilzes bei versehentlichem Verzehr auch über das Nervensystem einsetzt.

Durch die homöopathische Potenzierung der Inhaltsstoffe werden dann „ähnliche" Krankheitszustände geheilt, wie es dem Prinzip der Homöopathie entspricht. So hilft es bei Zuckungen des Gesichts (besonders der Augenlider) und der Extremitäten.

Beschwerden/Begleitsymptome:
Kennzeichnend ist eine rote, juckende Haut, so, als sei sie erfroren. Frostbeulen werden geheilt.

Der Patient ist geschwätzig und launenhaft, auch Lachzwang wird beobachtet.

Allium cepa
Küchenzwiebel

Allium cepa
– *Schnupfen mit Tränenfluß*

Ein Liliengewächs, das aus Europa und Asien stammt. Die frische Zwiebel wird verarbeitet und meist in den Potenzen D 2 bis D 4 eingesetzt.

Indikation/Anwendungsbereich:
Es handelt sich wiederum um ein „kleines" Mittel der Homöopathie mit eher begrenztem Wirkungskreis auf die Schleimhäute der Nase und der Augen. Es wird eingesetzt bei wäßrig laufendem Schnupfen mit starkem Tränenfluß. Wieder kann man die umgekehrte Wirkung eines Stoffes als

Pflanze in der Urform (Nasen- und Augenlaufen beim Zwiebelschneiden) und als homöopathisches Heilmittel (wo es Schnupfen heilt, der genau dieses Nasen- und Augenlaufen in hervorragender Weise aufzeigt), also das Ähnlichkeitsgesetz Hahnemanns erkennen.

Beschwerden/Begleitsymptome:
Die Schärfe des Schnupfens macht die Nase und die Oberlippe wund, er wird abends und in geschlossenen Räumen schlimmer, bessert sich jedoch an der frischen Luft. Die Augen beißen und brennen dabei.

Allium sativum
Knoblauch

Der Knoblauch ist ein orientalisches Liliengewächs. Verwendet wird die Zwiebelknolle, häufigste Potenz D 1 bis D 3.
Homöopathisch und phytotherapeutisch ist Allium sativum als „Gefäßmittel" bekannt. Es hat einen begrenzten Wirkungsbereich auf die Gefäßinnenwände und -nerven und wird eingesetzt bei Arteriosklerose und Bluthochdruck.
Allium sativum hat auch eine reinigende Wirkung auf den Magen-Darm-Trakt.

Allium sativum
– *Arteriosklerose*
– *Hypertonie*
– *Sodbrennen*
– *Meteorismus*
– *Obstipation*

Aloe, Aloe socotrina, Aloe ferox, Aloe africana
Aloe

Ein Liliengewächs aus den Mittelmeerländern und Afrika. Verwendet wird der Saft,

Aloe
– *akute Gastro-*
   enteritis mit
   Blähungen und
   Durchfällen
– *Hämorrhoiden*

und zwar hauptsächlich in den Potenzen D 2 bis D 4.

Indikation/Anwendungsbereich:
Die hauptsächlichste Wirkung dieses „kleinen" Mittels mit beschränkten Wirkungskreis ist der Magen-Darm-Trakt. Es wird bei Magen- oder Darmschleimhautentzündung mit Blähungen und besonders morgens auftretenden Durchfällen eingesetzt.
Aloe wirkt auch bei blauen, stark juckenden Hämorrhoiden.

Beschwerden/Begleitsymptome:
Kennzeichnend ist ein Schwere- und Hitzegefühl im Bauch und After.

Alumina, Aluminiumoxyd
Tonerde

Alumina
– *atonische*
   Obstipation
– *Afterjucken*

Sie wird meist in den Potenzen D 3 bis D 12 verwendet, als Konstitutionsmittel auch in C 30, C 200 und LM-Potenzen.

Indikation/Anwendungsbereich:
Es ist ein Konstitutionsmittel, d. h. es ist wirksam bei chronischen Krankheiten. Indikationen für dieses Mittel sind chronische Verstopfung durch einen untätigen Mastdarm sowie Verstopfung bei kleinen Kindern und in der Schwangerschaft.
Wichtig ist es auch bei Afterjucken.
Auch zeigt es gute Wirkung bei starkem Ausfluß. Dabei herrscht Trockenheit der Schleimhäute im Mund-Rachenraum, im After und im Auge vor.

Beschwerden/Begleitsymptome:
Kennzeichnend für Alumina-Patienten ist eine absonderliche Vorliebe für unverdauli-

che „Nahrungsmittel", wie z. B. Stärke, Kreide, Kohle, harte Getreidekörner und ähnliches. Dafür besteht Abneigung gegenüber Kartoffeln oder deren Unbekömmlichkeit. Alle Beschwerden werden durch Kälte verstärkt.

Ambra, Ambra grisea
Grauer Amber

Ambra wird aus einer im Meer schwimmenden talgartigen Ausscheidung des Pottwals hergestellt. Man verwendet häufig die Potenzen D 3 bis D 6.
Indikation/Anwendungsbereich:
Es ist ein Mittel für psychisch-vegetative Beschwerden wie z. B. Depressionen, vegetative Dystonie bis hin zur Hysterie.
Beschwerden/Begleitsymptome:
Es handelt sich bei Ambra-grisea-Patienten um schüchterne Menschen mit auffälliger Menschenscheu und Platzangst.
Es eignet sich gut für nervöse Leiden alter Menschen.
Kennzeichnend ist, daß sich die Beschwerden verschlimmern, wenn man daran denkt.

Ambra
– *Depressionen*
– *vegetative Distonie*
– *Hysterie*

Anacardium, Semecarpus anacardium
Ostindische Elefantenlaus

Es handelt sich um ein südasiatisches Sumachgewächs, von dem man die reifen Früchte verwendet. Hauptsächlich werden die Potenzen D 4 bis D 12 eingesetzt.

Anacardium
– *Ulcus duodeni*
– *nervöse Obstipation*

Indikation/Anwendungsbereich:
Anacardium ist ein Magen-Darm-Mittel, das seine Hauptwirkung bei Zwölffingerdarmgeschwüren ausübt; ebenso hilft es bei erfolglosem Stuhldrang.

Beschwerden/Begleitsymptome:
Für die Hauptwirkung bei Zwölffingerdarmgeschwüren ist kennzeichnend, daß die Schmerzen im nüchternen Zustand oder 2–3 Stunden nach dem Essen, dann also, wenn der Verdauungsprozeß vorüber ist, auftreten. Es handelt sich also um einen sog. „Nüchternschmerz", der sich durch Essen bessert.

Außerdem wirkt das Mittel auf das Rektum (After) bei erfolglosem Stuhldrang. Dies scheint durch eine ungenügende Tätigkeit des Enddarmes zu entstehen und äußert sich außerdem durch das Gefühl eines Knollens oder Pflockes („Pflockgefühl") im After. Zudem hat der Patient nach dem Stuhlgang das Gefühl, „nicht fertig zu sein".

Antimonium crudum, Stibium sulfuratum nigrum laevigatum
Schwarzer Spießglanz

Antimonium crudum
- *akute Gastritis*
- *Sommerdiarrhoe*
- *chronische Ekzeme*
- *Hyperkeratosen*

Es handelt sich hierbei um ein Mineraliengemisch aus Antimon und Schwefel, das gerne in den Potenzen D 4 bis D 8 verwendet wird.

Indikation/Anwendungsbereich:
Es wirkt auf den Magen-Darm-Trakt, und zwar bei Beschwerden, die durch zu große Nahrungsaufnahme entstanden sind und wenn dadurch Durchfall entsteht. Gut wirkt

es vor allem bei Sommerdurchfällen und bei Durchfällen alter Menschen, bei denen die Durchfälle im Wechsel mit Verstopfung auftreten.

Ein zweites Indikationsgebiet für dieses Mittel ist die Haut mit ihren Anhangsgebilden, wie z. B. den Fingernägeln. Diese wachsen gespalten und bilden hornartige Auswüchse. Die Haut an den Fußsohlen verhärtet sich, bildet Hühneraugen und Schwielen, welche unter Umständen einreißen können.

Beschwerden/Begleitsymptome:

Bei all diesen Störungen ist für Antimonium crudum eine dick weißbelegte Zunge kennzeichnend. Typisch ist auch, daß der Patient übellaunig, verdrießlich und ungeduldig ist. Kinder, die diese Arznei benötigen, wollen nicht angesehen oder berührt werden.

Als Gemütssymptom zeigt sich eine auffallend sentimentale Stimmung bei Mondschein.

Hervorgerufen oder verschlimmert werden die Beschwerden durch (Sonnen-)Hitze und/oder durch kaltes Baden.

Apis, Apis mellifera, Apis mellifica
Honigbiene

Die in Europa, Asien und Amerika vorkommende Biene wird als Ganzes verarbeitet und meist in den Potenzen D 4 bis D 12 eingesetzt.

Indikation/Anwendungsbereich:

So wie der Stich einer Biene schwillt und brennt, so hilft Apis, homöopathisch ange-

Apis
– *entzündliche Ödeme*
– *Urtikaria*
– *Furunkel*
– *Hämorrhoiden*

wendet, gegen brennende, stechende Schmerzen mit ödematösen Anschwellungen. Dies kann an jeder Stelle des Körpers auftreten, so z. B. im Hals bei einer Angina, wo das Zäpfchen eventuell so anschwillt, daß es wie ein gefüllter Wassersack herunterhängt. Auch an anderen Stellen wie z. B. an den Augen, Lidern, Ohren, Lippen, im Gesicht, am Rippenfell, am After (Hämorrhoiden), an Hoden oder Eierstöcken können solche Schwellungen unter Umständen auftreten.

Beschwerden/Begleitsymptome:
Wenn sich diese Schmerzen durch Wärme verschlimmern, aber durch kalte Umschläge verbessern und der Patient so gut wie keinen Durst hat, jedoch starke Unruhe vorherrscht, kann man sicher sein, daß Apis helfen wird.

Apocynum, Apocynum cannabinum
Hundswürger, Kanadischer Hanf

Apocynum
– cardiale und renale Ödeme

Apocynum ist ein Hundsgiftgewächs, das aus dem Norden Amerikas stammt. Verwendet wird in diesem Fall der Wurzelstock der Pflanze und zwar meist in den Potenzen D 2 bis D 6.
Der Hundswürger wirkt bei Ödemen, die durch Herzinsuffizienz hervorgerufen wurden.
Auch bei nierenbedingten Ödemen lohnt sich seine Anwendung.
Dieses Arzneimittel gehört zu den „kleinen" Mitteln mit begrenztem Wirkungskreis.

Aranea diadema,
Araneus diadematus
Kreuzspinne

Dies ist eine giftige europäische Spinnen-art. Die ganze Spinne wird verarbeitet und meist in den Potenzen D 4 bis D 12 ange-wendet.
Indikation/Anwendungsbereich:
Sie wirkt primär bei Durchblutungsstörun-gen und Nervenschmerzen der Peripherie, d. h. an den Fingern und Zehen.
Beschwerden/Begleitsymptome:
Kennzeichnend ist dabei die Eiseskälte der Glieder, wobei die Hände morgens auch dick geschwollen und wie eingeschlafen sein können. Alles wird schlimmer durch Kälte und feuchtes Wetter.

Aranea diadema
– *Neuralgien*
– *periphäre Durchblutungs-störungen*

Argentum nitricum
Silbernitrat, Höllenstein

Die chemische Bezeichnung ist Silber-nitrat; diese Arznei wird hauptsächlich in Potenzen von D 4 bis D 12, aber auch in wesentlich höheren Potenzen (C 30, C 200, LM 12, LM 18 und höher) verwendet, da es sich bei diesem Mittel um ein wichtiges Konstitutionsmittel der Homöopathie han-delt.
Indikation/Anwendungsbereich:
Der Hauptwirkansatz dieses Mittels ist an den Schleimhäuten zu suchen und da wie-derum zuallererst an denen des Magen-Darm-Traktes, wo das Mittel Magenkatarrh und Magengeschwüre mit brennenden

Argentum nitricum
– *Gastritis*
– *Ulcus ventriculi und Ulcus duo-deni*
– *chronische Schleimhaut-katarrhe*

(Splitter-)Schmerzen heilt. Diese Magenschmerzen werden durch Essen verschlimmert.

Beschwerden/Begleitsymptome:
Da es ein tiefgreifendes Mittel ist, sind bei der Verordnung auch psychische Symtpome zu bachten wie Hypochondrie und Entscheidungsschwäche aus Angst vor Mißerfolgen. Ein Argentum-nitricum-Patient wird oft hastig, „in Eile" sein und zu schnellem Gehen neigen.

Obwohl er Süßigkeiten und Zucker nicht verträgt, hat er ein unwiderstehliches Verlangen danach.

Vor aufregenden Vorhaben, wie z. B. einem Theaterbesuch oder einer Essenseinladung, kann er mit Durchfall reagieren.

Es besteht auch Neigung zu Zittern und Schwindel.

Oft bemerkt man ein auffällig gealtertes, abgezehrtes Aussehen, das nicht zum tatsächlichen Alter des Patienten paßt.

Aristolochia, Aristolochia clematitis
Osterluzei

Aristolochia
– *Menstruations-*
  beschwerden
– *Klimakterium*
– *Cystitis*
– *Reizblase*

Zur Herstellung dieses Heilmittels wird ein südeuropäisches Aristolochiaceengewächs verwendet, von dem das frische Kraut aufbereitet wird, meist in Potenzen ab D 12.

Seine hauptsächliche Wirkung entfaltet es im Urogenitaltrakt, wo Menstruations- und klimakterische Beschwerden, aber auch Blasen- und Harnröhrenreizungen gebessert werden.

Arnica, Arnica montana
Bergwohlverleih, Wolferlei

Es ist ein Korbblütler aus dem europäischen Hoch- und Mittelgebirge. Es werden Wurzelstock und Wurzeln verwendet, meist in den Potenzen D 2 bis D 12, aber auch in Hochpotenzen C 30, C 200.

Indikation/Anwendungsbereich:
In der Homöopathie wird Arnika im physischen Bereich als Hauptmittel für Verletzungen, also traumatische Eingriffe auf den Körper, gesehen. Muskel- und neuralgische Schmerzen stehen im Beschwerdebild an erster Stelle, obwohl das Hauptmittel für Nervenverletzungen „Hypericum" ist.

Zum Indikationsgebiet von Arnika gehören Quetschungen, Muskelverletzungen (auch nach Operationen, wo Muskeln verletzt wurden), Verrenkungen, Muskelkater, Muskelschmerzen, Blütergüsse, Ischiasschmerzen.

Arnika heilt auch viele Beschwerden, die als Folge von Verletzungen oder Verwundungen auftreten, so. z. B. Kopfschmerzen, Taubheit, Nasenbluten, Netzhautblutungen, Übelkeit, Bauchbeschwerden. Ein ursächlicher Zusammenhang mit einer Verletzung sollte jedoch gefunden werden, d. h. daß diese Beschwerden „seit diesem Unfall" (wie es der Patient beispielsweise ausdrücken würde) bestehen.

Auch bei Betäubungszuständen mit unwillkürlichem Abgang von Stuhl und Harn kann Arnika *das* Heilmittel sein, obwohl es sich bei einem derartigen Beschwerdebild um einen meist lebensbedrohlichen Zu-

Arnica
- *Quetschungen*
- *Kontusionen*
- *Hämatome*
- *Neuralgien*
- *Myalgien*
- *Muskelkater*
- *Ischias*
- *Apoplexia cerebri*
- *Schwindel*
- *Hypertonie*
- *Überanstrengung*

stand handelt, bei dem man eventuell auf eine homöopathische Behandlung verzichten sollte. Hier steht die schnelle Rettung des bloßen Lebens im Vordergrund.

Arnika ist ein gutes Altersmittel, so z. B. bei Schwindel alter Leute und bei hohem Blutdruck. Es kann auch bei Zuständen nach einem Herzinfarkt oder Hirnschlag (wo ja auch Körpergewebe verletzt wird) mit guter Wirkung eingesetzt werden.

Auch Folgen von Überanstrengung machen Arnika erforderlich.

Beschwerden/Begleitsymptome:
Hinweise für die Anwendung des Mittels sind große Müdigkeit, Schwäche und ein Gefühl der völligen Zerschlagenheit.

Der Patient empfindet das weichste Bett als „bretthart" und ist empfindlich gegen die geringste Berührung.

Der Kopf ist im Gegensatz zum kalten Körper heiß. Gut vertragen werden heiße Anwendungen (Wickel, Kompressen) und heißes Essen. Sie bringen sogar eine Besserung des Zustandes.

Der Patient will keinen Arzt sehen, er meint eigenartigerweise, er sei gesund, ihm „fehle nichts", obwohl er objektiv krank ist. Er gibt keine Antwort auf Fragen und weigert sich, seine Medizin einzunehmen.

Arsenicum album, Arsentrioxid = Acidum arsenicosum anhydricum
Weißes Arsenik

Arsenicum album

Es handelt sich um eine Arsenverbindung, die meist in Potenzen D 4 bis D 12, aber auch in höheren (C 30, C 200 und LM-)Potenzen verwendet wird.

Indikation/Anwendungsbereich:

Dieses Mineral, das in der ganzen Welt als tödliches Gift bekannt ist, stellt in der Homöopathie eines der wichtigsten Polychreste (siehe Kapitel „Die Potenzierung der Arzneimittel") mit breitem und tiefem Wirkumfang dar, d. h. es können Krankheiten an jedem Körperteil mit Arsen geheilt werden, wenn die Modalitäten das Mittel bestätigen. Es wird besonders bei chronischen Krankheiten eingesetzt.

Sein Hauptwirksansatz sind die Nerven, sowohl das zentrale und periphere als auch das vegetative Nervensystem, und auf diesem Wege dann die Drüsen, der Verdauungskanal, die Haut, das Herz und die Nieren, wo sich die meisten Symptome zeigen.

Arsen wirkt gut bei Brechdurchfall, besonders nach einer Fleischvergiftung, und bei Sommerdurchfällen.

Auch Angina-pectoris-Anfälle, die besonders nachts, verbunden mit großer Angst und Unruhe auftreten, sowie nächtliches Asthma gehören zu seinen Indikationen.

Außerdem heilt es trockene, brennende Hautleiden.

Bei Arsenkrankheiten ist starke allgemeine Schwäche und Erschöpfung, oft auch Abmagerung festzustellen.

Beschwerden/Begleitsymptome:

Arsenicum-Menschen sind meist von pedantischer Ordnungsliebe; in der Wohnung oder am Arbeitsplatz muß alles auf seinem Platz stehen, die geringste Unordnung

– *Neuralgien*
– *Kachexie*
– *Brechdurchfall*
– *Angina pectoris*
– *Dermatitiden*
– *Nephritis*
– *Endo-, Myo- und Pericarditis*

stört. Kennzeichnend für das Mittel ist seine nächtliche Verschlimmerung, d. h. alle Beschwerden, auch die Angst, nehmen nachts zu. Außerdem plagt den Kranken eine große Unruhe, er möchte sich von Ort zu Ort bewegen, dauernd das Bett wechseln, geht unruhig hin und her. Am schlimmsten wird es um Mitternacht.

Arsenicum-Patienten haben fast immer großen Durst, trinken also sehr viel, aber auffälligerweise nur in kleinen Schlucken.

Die brennenden Schmerzen, die für das Mittel kennzeichnend sind, werden eigenartigerweise durch Wärme, warme Auflagen und warme Anwendungen gebessert. Arsen kann bis hin zu Krebskrankheiten ein ausgezeichnetes Heilmittel sein.

Aurum, Aurum metall
Metallisches Goldpulver

Aurum
– *Arteriosklerose*
– *Hypertonie*
– *Depressionen*
– *Melancholie*
– *Myome*

Meist wird es in den Potenzen D 6 bis D 12 verordnet; als Konstitutionsmittel auch in höheren Potenzen (C 30, C 200, LM 12, LM 18 usw.) eingesetzt.

Indikation/Anwendungsbereich:
Auch Aurum ist ein tiefwirkendes Heilmittel für chronische Krankheiten. Vom Typ her handelt es sich meist um gedrungene, korpulente, kurzhalsige Menschen, die zu hohem Blutdruck, Arteriosklerose und Herzbeschwerden neigen.

Beschwerden/Begleitsymptome:
Typisch für dieses Mittel ist, daß der Patient, der Aurum benötigt, die Angst „am Herzen spürt". Eine Disposition zu Schlag-

anfall und Herzinfarkt ist möglich. Diese Menschen haben oft ein rotes Gesicht, das – besonders an den Wangen – schon ins bläuliche (Cyanose) übergeht. Frauen dieses Typs leiden unter verhärteter Gebärmutter, die Eierstöcke sind anormal groß. Häufig „spürt" die Patientin ihre Gebärmutter und befürchtet einen Gebärmuttervorfall (Prolaps), wenn sie ihn durch ihre Veranlagung dazu nicht schon erlitten hat. Bemerkenswert sind nächtliche Knochenschmerzen der langen Röhrenknochen (meist des Schienbeins).

Psychisch treten noch Depressionen in Erscheinung, die oft bis hin zu Selbstmordabsichten führen können, bedingt durch große Angst, die sich besonders nachts verstärken kann.

Avena sativa
Hafer

Der Hafer ist ein bekanntes Getreide, das in allen Getreideanbauländern vorkommt. Die frische, blühende Pflanze wird verarbeitet und als Urtinktur bis hin zur D 2 verwendet.

Seine Wirkung ist eng begrenzt, aber zuverlässig. Er wird in diesen tiefen Potenzen bei nervöser Erschöpfung und auch bei Schlaflosigkeit verwendet. Man kann dieses Medikament gut bei der Entwöhnung von einer Schlafmittelsucht als Übergangslösung einsetzen, in diesem Fall jedoch hochdosiert.

Avena sativa
– *Erschöpfungs-
   zustände*
– *Schlaflosigkeit*

Barium carbonicum,
Bariumcarbonat
Schwererde

**Barium
carbonicum**
- *Arteriosklerose*
- *Altersherz*
- *Drüsen-
  affektionen*
- *Tonsillen-
  hypertrophie*

Dieses Mineralgemisch wird homöopathisch meist in den Potenzen D 3 bis D 12, in der Behandlung chronischer Fälle auch in höheren Potenzen (C 30, C 200 oder LM) eingesetzt.

Indikation/Anwendungsbereich:
Auch dies ist ein tiefgreifendes Konstitutionsmittel, das aber bezüglich der Häufigkeit der Anwendung und Wichtigkeit hinter die vielgebrauchten sogenannten Polychreste zurückfällt.

Beschwerden/Begleitsymptome:
Barium carbonicum ist ein MIttel „für den Anfang und das Ende des Lebens", das heißt, es wird meist bei Kindern und alten Menschen eingesetzt. Die Kinder, die darauf ansprechen, sind in der Entwicklung zurückgeblieben (physisch und psychisch), sie sind schwach, wachsen langsam, haben geschwollene Drüsen und Mandeln (Tonsillen). Dabei wirkt der Kopf auf dem schwächlichen Körper übergroß, der Bauch steht hervor.

Auch bei alten Menschen wirkt das Mittel, besonders bei kleineren Menschen mit Neigung zu Schwindel, Zittern, Arteriosklerose und Augenschwäche. Das Alter hat diese Menschen „wieder schwach und wackelig" gemacht, auch im Wechsel werden sie wieder kindlich-kindisch. Der Patient empfindet, daß sich alle Beschwerden bei feuchtem Wetter und bei Kälte verschlimmern.

Belladonna, Atropa bella-donna
Tollkirsche

Es handelt sich um ein in Europa und Asien beheimatetes Nachtschattengewächs; verwendet wird die frische Pflanze mit Wurzelstock, meist in Potenzen D 4 bis D 6.

Belladonna
– *akute Fieber-*
  zustände
– *Scharlach*
– *Angina*
– *Gehirn-*
  Hyperaemie

Indikation/Anwendungsbereich:
Belladonna und Aconitum sind wohl *die* beiden homöopathischen Mittel, die der Laie, sobald er mit der Homöopathie in Berührung kommt, als erstes kennenlernt. Belladonna ist ein Hauptmittel für plötzlich auftretende, akute, meist hochfieberhafte Erkrankungen. Dabei sind aus homöopathischer Sicht der schulmedizinische Name und der Ort der Erkrankung bzw. das befallene Organ unwichtig.

Beschwerden/Begleitsymptome:
Sobald die Symptome des Kranken mit denen des Arzneimittels, hier also mit der Belladonna-Sympotomatik, übereinstimmen, ist Belladonna das richtige Heilmittel. Dabei überwiegen bei diesem Mittel die Kopfsymptome.

Der Kopf ist meist heiß bei kalten Extremitäten. Hochrotes Gesicht mit sichtbar klopfenden Hals- und Kopfarterien sind ein sicherer Bellandonna-Hinweis. Der Patient hat starkes Herzklopfen, spürt den Puls eventuell im ganzen Körper, verbunden mit Schweiß und Schüttelfrost

Aconitum: trockene Hitze

Belladonna: Schweiß

Im Gegensatz zu Aconitum, wo der Kranke ängstlich erscheint, zeigt sich der Kranke, der Belladonna benötigt, eher unwillig, wütend, ruhelos, knirscht gar mit den Zähnen oder lacht und redet wie im Delirium.

Die Mundschleimhäute sind dabei trocken, Schlund und Hals hochrot wie beim Scharlach.

Belladonna ist daher auch das Hauptmittel bei Scharlach und überhaupt ein wichtiges Mittel für Kinderkrankheiten.

Berberis, Berberis vulgasis
Berberitze, Sauerdorn

Berberis
- *erhöhter Harn-
  säuregehalt im
  Blut*
- *Nephropathien*
- *Neigung zu Gal-
  len- und Nieren-
  steinen*
- *Muskel- oder
  Gelenkrheuma-
  tismus*

Hier handelt es sich um ein Berberitzengewächs aus Europa und Nordamerika. Die getrocknete Rinde der Wurzeln wird verarbeitet und meist in den Potenzen D 3 bis D 12 eingesetzt.

Indikation/Anwendungsbereich:
Dieses Mittel ist nicht so wichtig wie die großen Polychreste, hat aber im Nieren-Blasenbereich sowie im Leber-Gallenbereich große Bedeutung, ebenso bei einer Neigung zu überhöhtem Harnsäuregehalt im Blut.

Es wirkt bei vorhandenen Gallen- oder Nierensteinen, aber auch bei Menschen, die nur die Neigung dazu haben, solche Steine zu bilden. Dies äußert sich in Form von Rückenschmerzen in der betreffenden Organzone am Rücken. (Jedes Ogan hat am Rücken eine ihm zugeordnete „Reflexzone", d. h. eine Hautzone, die bei einer Störung des Organs auffällig wird, also schmerzt, aufquillt oder sich einzieht).

Der Harnsäureüberschuß im Blut, meist hervorgerufen durch eine Ausscheidungsschwäche der Nieren, verursacht häufig Muskel- oder Gelenkrheumatismus. Ein Taubheits- oder Steifheitsgefühl und Schmerzen „wie zerschlagen" im Rücken bleiben nicht aus.

Beschwerden/Begleitsymptome:
Der für Berberis typische Schmerz wird durch Bewegung oder Erschütterung (wodurch sich eventuell vorhandene Steine bemerkbar machen können) verschlimmert. Berberis wird auch gerne als Drainagemittel zur Ableitung über das Leber-Gallensystem bzw. das Nieren-Blasensystem zusätzlich zu einem anderen homöopathischen Mittel gegeben. Hier kommen jedoch Hochpotenzen zur Anwendung.

Bryonia, Bryonia dioica
Rotbeerige Zaunrübe, Teufelsrübe

Es ist ein Kürbisgewächs aus Europa und Amerika, von dem die frische Wurzel verarbeitet wird; meist werden die Potenzen D 3 bis D 12 verwendet.

Indikation/Anwendungsbereich:
Die Zaunrübe ist ein großes „Schleimhautmittel".

Beschwerden/Begleitsymptome:
Ausschlaggebend für die Anwendung von Bryonia ist, daß die geringste Bewegung die Schmerzen verschlimmert (im Gegensatz dazu werden z. B. die Schmerzen bei Rhus toxicodendron durch langsame, sanfte Bewegung besser). Die Schleimhäute von Mund, Rachen, Bronchien und Darm sind trocken, was zu Beschwerden führt.

Bryonia
- *Pharyngo-Laryngitis*
- *trockene Bronchitis*
- *Pleuritis*
- *Pneumonie*
- *Muskel- und Gelenkrheumatismus*
- *Gastritis*

Eine trockene Hals-Nasen-Rachenentzündung, eine trockene Bronchitis mit bellendem, hartem Husten, der ein Gefühl des Wundseins in der Brust hervorruft oder trockener Stuhl sind die häufigsten Beschwerden.

Bryonia ist wiederum ein gutes Beispiel für die Wirkungsweise der Homöopathie, für die es egal ist, an welcher Stelle des Körpers die Schmerzen oder andere Probleme auftreten. Hauptsache die Modalitäten wie z. B. eben der typische Schmerzcharakter stimmen mit dem des Mittels überein. Der hier für dieses Mittel typisch stechende Schmerz bei der geringsten Bewegung kann auch an serösen Häuten, z. B. dem Rippenfell auftreten. Bryonia ist also auch ein gutes Heilmittel bei einer Rippenfellentzündung, die mit stechendem Schmerz in der Brust beim Husten einhergeht.

Die Bryonia-Schmerzen bessern sich durch Druck auf die schmerzende Stelle oder auch durch Liegen auf der schmerzenden Seite. Wenn der Patient bei der Anamnese den starken Wunsch nach Ruhe äußert und das Gefühl hat, seine Beschwerden verringern sich, wenn das Wetter regnerisch, feucht ist, so ist dies für den Arzt/Heilpraktiker ein typischer Hinweis auf Bryonia. Wärme und, wie schon gesagt, die geringste Bewegung führen zu einer Verschlechterung des Krankheitszustandes.

Als Krankheitsursache kommt vor allem Ärger in Frage.

Bei „Bryonia-Krankheiten" hat der Patient großen Durst („Kuhdurst") auf kaltes Wasser. Dies ist ganz typisch.

Cactus, Cactus grandiflorus
Königin der Nacht

Hier sprechen wir von einem Kaktusgewächs aus den Gebieten Mittelamerikas. Es werden die frischen Stengel verarbeitet und meist die Potenzen D 2 bis D 6 verwendet.

Indikation/Anwendungsbereich:
Cactus ist ein Herz- und Gefäßmittel, welches bei Herzstichen und Angina pectoris sowie bei Herzentzündungen zum Einsatz kommt.
Es hat aber auch eine Wirkung auf die Kopfgefäße und kann hier bei Blutandrang im Kopf helfen.

Beschwerden/Begleitsymptome:
Charakteristisch für Cactus ist ein Gefühl des Zusammenziehens, also ein Spannungs- oder Engegefühl an den obengenannten Organen, besonders aber am Herzen. Als Modalität gilt eine allgemeine Verschlimmerung der Herzbeschwerden nachts und durch Liegen auf der linken (Herz-)Seite.

Cactus
- *Angina pectoris*
- *Endo-, Myocarditis*
- *Blutandrang im Kopf*

Calcium carbonicum Hahnemanni
Austernschalenkalk

Dieses Arzneimittel wird aus der weißen, inneren Schicht der Austernschale hergestellt. Hier handelt es sich um eines der wichtigsten Konstitutionsmittel und Polychreste des homöopathischen Arzneimittelschatzes. Es wird in Potenzen ab D 4 bis zu höchsten Potenzen wie C 1.000 und

Calcium carbonicum Hahnemanni
- *Rachitis*
- *Lymphatismus*

höher, oder auch als LM 6 bis LM 60 Potenz eingesetzt wird.

Indikation/Anwendungsbereich:

Calcium carbonicum ist dabei in erster Linie ein „Kindermittel", hier im besonderen für Kinder, die unter einem gestörten Kalkstoffwechsel (Rachitis), Milchschorf, langsamer Zahnung sowie Hals- und Rachenmandelvergrößerung und Drüsenschwellung leiden.

Beschwerden/Begleitsymptome:

Kennzeichnend für Kinder, die Calcium carbonicum brauchen, ist ein Verlangen nach Eiern sowie Unverträglichkeit von Milch.

Die Kinder sind eher dicklich, schwerfällig, träge, haben dabei bleiche Haut, die kalt und schlaff ist. Sie neigen auch zu kalten, schweißigen Füßen sowie zu Kopfschweiß, oft so stark, daß das ganze Kopfkissen naß davon ist. Sie schwitzen überhaupt bei der kleinsten Anstrengung.

Alle Beschwerden verschlechtern sich in der Regel nach dem Essen, bei Kälte, durch Anstrengung und bei Vollmond. Besser geht es diesen Menschen im Freien. Sie machen insgesamt einen müden, depressiven, schlaffen Eindruck mit geistiger Schwerfälligkeit, und alles an ihnen riecht sauer (Schweiß, Aufstoßen, Durchfall).

Häufig ist der Leib wie ein „Froschbauch" aufgetrieben.

Manchmal herrschen Hautkrankheiten vor, die durch Wasser verschlimmert werden, was eine Abneigung dieser Kinder gegen Waschen erklärt.

Calcium fluoratum, Calcium fluorid
Flußspat

Es handelt sich um eine Calcium-Fluorverbindung, die meist in den Potenzen D 3 bis D 12 eingesetzt wird.

Indikation/Anwendungsbereich:
Es gehört zu den zwölf Biochemischen Mittel von Dr. Schüßler (siehe am Ende des Kapitels „Der Besuch beim Arzt"). In erster Linie ist es ein Bindegewebsmittel. So wird es bei Bindegewebsschwäche, der „Orangenhaut", bei „Schwangerschaftsstreifen" und anderen Narben eingesetzt (eventuell in Salbenform).

Auch bei Krampfadern, Bänderschwäche an den Gelenken oder der Gebärmutter sowie bei Paradentose hilft es gut.

Auch rezidivierende (immer wiederkehrende) Gerstenkörner sind einen Heilungsversuch mit Calcium fluoratum wert.

Schließlich wird es gerne bei Drüsenverhärtungen eingesetzt. Als Schlagwort kann man sich merken: Die Arznei „macht Weiches hart und Hartes weich", was bedeutet daß Calcium carbonicum eben einfach den ursprünglichen Zustand wieder herstellt. Ist z. B. die normalerweise weiche Haut durch eine Narbe verhärtet, so kann diese durch Calcium fluoratum(-Salbe) wieder geschmeidig werden.

Beschwerden/Begleitsymptome:
Auffällig für den „Calcium fluoratum"-Typ ist sowohl seine Wetterfühligkeit, als auch seine erhöhte Beeinflußbarkeit durch veränderte Luftelektrizität. Durch feucht-nebliges Wetter verschlechtert sich sein Ge-

Calcium fluoratum
– *Krampfadern*
– *Bänderschwäche der Gebärmutter und der Gelenke*
– *Bindegewebsschwäche*
– *Gerstenkörner*
– *Drüsenverhärtungen*

sundheitszustand erheblich.
Überstreckbare Gelenke (der Ellbogen z. B.
kann über die Gerade hinaus gestreckt
werden) sind weitere Kennzeichen für die
Bindegewebsschwäche des „Calcium fluo-
ratum-Patienten".

Calcium phosphoricum
Calciumhydrogenphosphat

**Calcium
phosphoricum**
*– Wachstums-
störungen*
*– Knochen-
schmerzen bei
Kindern*
*– Schulkopf-
schmerz*

Auch hier handelt es sich wiederum um eines von Dr. Schüßlers Gewebemitteln, das
meist in den Potenzen D 3 bis D 12 gebraucht wird.
Indikation/Anwendungsbereich:
Calcium phosphoricum ist ebenfalls ein
„Kindermittel", jedoch eher für die schon
etwas älteren, schnell wachsenden Schulkinder, die zartgliedrig, lebhaft und unruhig
sind. Im Wachstumsschub neigen sie zu
Abmagerungen und rascher geistiger und
körperlicher Erschöpfung. Auch die Wirbelsäule ist schwach. Es zeigt sich gerne
Schulkopfschmerz, weil diese Kinder für
ihren Ehrgeiz nicht genügend Kraft haben
und sich selbst daher leicht überfordern.
Für lymphatische Wucherungen im Nasenraum ist dieses Mittel spezifisch. Wachstumsstörungen und -schmerzen der Knochen treten auf.
Das Nervenkostüm ist eher zart besaitet.
Beschwerden/Begleitsymptome:
Auffällig ist für den „Calcium phosphorium-
Typ" seine Vorliebe für salzhaltige, geräu-
cherte Speisen (Schinkenspeck). Auch
empfindet dieser Typ eine Linderung aller

Beschwerden durch Essen. Wetterwechsel sowie Kälte, Zugwind und auch Nässe fördern das Auftreten von Symptomen oder sie verschlechtern vorhandene Beschwerden.

Calcium sulfuricum
Gefälltes Calciumsulfat

Es ist eine Calciumverbindung und gehört ebenfalls zu den Gewebemitteln von Dr. Schüßler. Meist kommt das Mittel in den Potenzen D 3 bis D 12 zum Einsatz. Eiterungen, wie Furunkel und Abszesse, sind sein Hauptwirkgebiet, besonders bei bereits eröffneten Abszessen zeigt es eine gute Heilwirkung. Bei Eiterungen in geschlossenen Körperhöhlen (z. B. Mittelohr, Gallenblase) sollte unbedingt „Silicea" dazugegeben werden, um die Eiterresorption durch den Körper zu fördern und auf diese Weise ein Durchbrechen des Eiters zu verhindern.

Calcium sulfuricum
– *Furunkel, Abszesse*
– *Eiterungen*

Calendula, Calendula officinalis
Ringelblume

Calendula ist eine europäische Korbblütlerpflanze. Von ihr wird das ganze blühende Kraut zur Arznei verarbeitet und meist in tiefen Potenzen, Urtinktur bis D 4, eingesetzt.
Das Anwendungsgebiet von Calendula ist meist begrenzt auf Verletzungen von Haut und Schleimhaut (Wunden, Geschwüre, of-

Calendula
– *frische und alte Verletzungen*
– *Wundliegen*

fenes Bein oder Wundliegen von Bettlägrigen). Auflagen mit der Tinktur oder Salbeneinreibungen lindern den Schmerz und führen zum Abheilen von Schürfwunden. Calendula wird also fast ausschließlich äußerlich angewendet.

Cantharis
Spanische Fliege

Cantharis
– *Nephritis*
– *Cystitis*
– *Urethritis*
– *Prostatitis*
– *Dermatitis*

Hier handelt es sich um ein Heilmittelquell aus dem Reich der Tiere. Es handelt sich um einen Käfer aus Südeuropa, der in getrockneter, gepulverter Form zu homöopathischer Arznei verarbeitet und in den Potenzen D 3 bis D 6 oder höher eingesetzt wird.

Indikation/Anwendungsbereich:
Es ist in erster Linie ein Mittel, das seine Wirkung vor allem im Urogenitaltrakt entfaltet: Harnröhren-, Blasen-, Prostata- und Nierenentzündungen sowie Hautausschläge mit großen Blasen sind sein Einsatzgebiet. Dabei sind bei den o. g. Entzündungen die Schleimnäute des Urogenitaltraktes katarrhalisch gereizt.

Beschwerden/Begleitsymptome:
Hinweise auf den notwendigen Einsatz von Cantharis sind dabei ein schneidender, brennender Schmerz beim Wasserlassen sowie häufiger Harndrang, wobei typisch ist, daß jeweils nur wenig Harn abgesetzt wird. Manchmal ist der Urin sogar blutig. Der Patient ist ängstlich und unruhig, und sein Geschlechtstrieb ist gesteigert.

Capsicum, Capsicum annuum
Spanischer Pfeffer = Paprika

Capsicum ist ein Nachtschattengewächs das in Südamerika und -europa beheimatet ist. Es werden die reifen, getrockneten Früchte verarbeitet. Die Medizin wird meist in den Potenzen D 3 bis D 6 eingesetzt.

Capsicum
- *Gastritis*
- *Hämorrhoiden*
- *Otitis media*
- *Tuben- und Rachenkatarrh*

Indikation/Anwendungsbereich:
Dieses Arzneimittel wirkt besonders auf die Haut und Schleimhaut. Vor allem aber auf die Schleimhaut des Magen-Darm-Traktes sowie des Nasen-Rachen-Ohrenraums. Dabei sind Haut und Schleimhaut entzündet, der gesamte Verdauungstrakt zeigt von oben bis unten Veränderungen. Die Zunge ist rot und trocken, der Patient klagt über ein brennendes Gefühl in der Magengegend und saures Aufstoßen, der After ist wund, häufig sind Hämorrhoiden zu finden. Durchfall plagt den Patienten meist auch noch. Eine Nasennebenhöhlen- und/oder eine Mittelohrentzündung mit schmerzendem Warzenfortsatz (das ist der Knochenwulst hinter dem Ohr) können eventuell noch hinzu kommen.

Beschwerden/Begleitsymptome:
Charakteristisch ist allgemein ein frostiges Befinden sowie Brennen der Haut und der Schleimhaut.

Carbo vegetabilis
Holzkohle

Das Arzneimittel wird aus ausgeglühter Kohle von Buchen- oder Birkenholz herge-

Carbo vegetabilis

- *Gastritis*
- *Blähungen*
- *Kollapsneigung*
- *Schwäche bei zehrenden Erkrankungen, z. B. Krebs*

stellt und in den Potenzen D 3 bis D 12 eingesetzt; als tiefgreifendes Konstitutionsmittel und Polychrest kommt es auch in höhen Potenzen, z. B. als C 30 bis C 1.000 oder in LM-Potenzen zur Anwendung.

Indikation/Anwendungsbereich:
Das Mittel hat sich bei Magen-Darmstörungen bewährt. Eine Gastritis, übelriechende Blähungen, das Roemheld-Syndrom (Herzbeschwerden durch Blähungen, die das Zwerchfell nach oben drücken) sind sein Haupteinsatzgebiet. Mit China und Lycopodium ist es eines der drei wichtigsten „Blähungsmittel".

Außerdem gilt es als „Mittel vor dem Tode" bei Schwäche, Kollaps, fast erschöpfter Lebenskraft mit kaltem Atem, kaltem Schweiß und kalter Haut, besonders an den Beinen. Dabei bestehen brennende Schmerzen im Leib. Bei Schmerzen, die durch ein Krebsleiden hervorgerufen werden, spricht man Carbo vegetabilis eine lindernde Wirkung zu.

Auch bei Krampfadern, schlechtheilender Haut sowie septischen Zuständen ist es hilfreich.

Beschwerden/Begleitsymptome:
Der Patient sieht blaß, fast bläulich aus und will, aus seinem Lufthunger heraus, alle Fenster geöffnet haben. Alle Symptome verschlimmern sich bei feuchter, warmer Luft, durch Essen (auch schon des kleinsten Bissens), besonders aber durch fette Speisen sowie Alkohol und Milch. Alle diese Symptome verstärken sich jeweils am Abend.

Causticum Hahnemanni

Hierbei handelt es sich um eine von Hahnemann entwickelte Arznei aus frischgebranntem Kalk und schwefelsaurem Kalium, die auf eine ganz bestimmte, im homöopathischen Arzneimittelbuch genau festgehaltene Weise hergestellt wird. Causticum ist ein wichtiges Konstitutionsmittel und wird meist in D 3 bis D 6 Potenzen, aber auch als C 30, C 200, C 1.000 sowie LM-Potenzen eingesetzt.

Causticum Hahnemanni
- *Reizhusten*
- *Laryngo-Paryngitis*
- *Incontinentia vesicae*
- *Lähmungserscheinungen*

Indikation/Anwendungsbereich:
Die Hauptindikationen sind Krankheiten der Schleimhaut des Rachen- und Kehlkopfraumes und des Urogenitaltraktes sowie Lähmungen.

So wirkt es bei Stimmverlust, Reizhusten mit „rauhem Gefühl" im Kehlkopfbereich und Heiserkeit, die sich morgens verschlimmert.

Außerdem hilft es gut bei unwillkürlichem Urinabgang durch Husten, Lachen oder Gehen, speziell bei älteren Frauen, deren Blasenschließmuskel den Urin nicht mehr hält.

Lähmungen, auch nach einem Schlaganfall, einhergehend mit großer allgemeiner Schwäche, sprechen auf die Behandlung mit Causticum Hahnemanni gut an.

Beschwerden/Begleitsymptome:
Als Modalität gilt, daß eine Verschlimmerung der Beschwerden vor allem morgens zwischen 3 und 5 Uhr eintritt und durch trockene Kälte noch verstärkt wird. Besserung ist vor allem durch (Bett-)Wärme zu erfahren.

Der Husten bessert sich eigenartigerweise durch kalte Getränke. Wichtige psychische Merkmale sind Angst im Dunkeln und eine ständige Unruhe aus Angst vor drohendem Unglück.

Chamomilla, Matricaria chamomilla
Echte Kamille

Chamomilla
- *Zahnungsbeschwerden bei Säuglingen*
- *nervöse Schlaflosigkeit*
- *Bauchweh*
- *Durchfall*
- *Ohrenschmerzen*

Die Kamille ist ein Korbblütler, der in Europa und Asien beheimatet ist. Zur Herstellung des Arzneimittels wird die ganze blühende Pflanze verarbeitet und in den Potenzen D 2 bis D 6, aber auch in C 30 und höher eingesetzt.

Indikation/Anwendungsbereich:
Chamomilla ist vor allem ein „Kinder- und Frauenmittel". Es wird speziell bei Beschwerden von Säuglingen wie z. B. Zahnungsbeschwerden oder nervöser (Schmerz-) Überempfindlichkeit eingesetzt. Das Kind ist also auffällig unruhig, ungeduldig, launisch und reizbar und will meist nur herumgetragen werden. Auch bei Ohrenschmerzen sowie Bauchweh mit Krämpfen und grünem, schleimigen Durchfall ist Chamomilla ein hervorragendes Therapeutikum.

Beschwerden/Begleitsymptome:
Hinweisend auf dieses Mittel ist, daß sich durch das Herumtragen des Kindes eine Besserung des Zustandes erreichen läßt sowie die Tatsache, daß eine Wange rot, die andere dagegen blaß ist. Das Kind will ständig irgendetwas haben, wirft das Gewünschte aber immer wieder weg, sobald

es dies erhalten hat. Wärme, vor allem warme Auflagen, werden vom Patienten abgelehnt, der Zustand verschlimmert sich dadurch eher. Ebenso verstärken sich hauptsächlich abends und nachts sowie durch Ärger alle Symptome. Aber auch Kälte bringt eigenartigerweise keine Besserung.

Verstopfung und ein sanftes, ruhiges Wesen, bei sonst gleichen Symptomen, sprechen gegen den Einsatz von Chamomilla. Bei Zahnungsproblemen des Nachwuchses muß man die Medizin in der Potenz D 6 wegen der nur kurz anhaltenden Wirkung immer wieder geben oder mit dem Arzt/Heilpraktiker über den Einsatz einer höheren Potenz sprechen.

Chelidonium, Chelidonium majus
Schöllkraut

Dieses Kraut ist ein in Europa, Asien und Amerika beheimatetes Mohngewächs. Verarbeitet wird der im Herbst gesammelte Wurzelstock; die gebräuchlichsten Potenzen sind D 2 bis D 6.

Chelidonium
– *Gastritis*
– *Hepatopathien*
– *Ikterus*

Indikation/Anwendungsbereich:
Chelidonium ist in erster Linie ein Gastritis- sowie Leber- und Gallenmittel. So wird es eingesetzt bei Leberbeschwerden, Gallensteinen und -blasenentzündungen sowie bei Gelbsucht, die durch einen Arztbesuch selbstverständlich genauer abgeklärt werden muß.

Auch Brustbeklemmung und Atembeschwerden sprechen gut auf Chelidonium an, wenn eine Leberbeteiligung anzunehmen ist.

Beschwerden/Begleitsymptome:
Hinweise für den Einsatz von Chelidonium sind ein punktförmiger Schmerz an der unteren Ecke des rechten Schulterblattes oder über dem rechten Auge, besonders, wenn dies mit Übelkeit, bitterem, pappigen Mundgeschmack, blaßgelbem Gesicht, gelbbelegter Zunge und evtuell hellem Stuhl verbunden ist. Die Beschwerden treten vorwiegend auf der rechten Körperseite auf und bessern sich durch warmes Essen.

China, Cinchona succirubra
Chinarindenbaum

China
- *Hepatopathien*
- *Malaria und ihre Folgezustände*
- *Rekonvaleszenz nach schwerer Krankheit*
- *Kopfschmerz*
- *Trigeminus-Neuralgie*
- *Durchfall*
- *Blähungen*
- *Hämorrhoiden*
- *Milzprobleme*
- *Gallenblasenerkrankungen*

Es ist ein Rötegewächs aus Indien, Mittel- und Südamerika. Die getrocknete Rinde der Zweige wird verarbeitet und meist in den Potenzen D 2 bis D 12 verwendet.

Indikation/Anwendungsbereich:
China ist ein Mittel bei chronischen Leber-, Galle- oder auch Milzleiden.
Es heilt Folgezustände nach Malaria und anderen Infektionen. Überhaupt ist es ein Mittel für die Rekonvaleszenz nach Krankheiten oder nach Blut- oder Säfteverlust (Durchfall, Schweiß).
Auch Kopfschmerzen und Trigeminus-Neuralgie sowie Schwindel gehören zu seinem Anwendungsgebiet.
Es ist auch angezeigt bei Durchfall, wenn dieser nach jeder Mahlzeit auftritt und eventuell mit Blut vermischt ist. Blutende Hämorrhoiden gehören ebenfalls zum thera-

peutischen Einsatzgebiet. Mit Carbo vegetabilis und Lycopodium gehört es zu den drei Mitteln, an die man bei Blähungen zuerst denken sollte. Dabei ist China bei übelriechenden Blähungen angezeigt, die den ganzen Bauch erfüllen, Carbo vegetabilis bei ebensolchen im Oberbauch. Bei Lycopodium hingegen sind die Blähungen geruchlos und erfüllen mehr den Unterbauch.

Beschwerden/Begleitsymptome:
Kennzeichnend für den Einsatz von China ist eine große, allgemeine Schwäche mit Erschöpfung und Schläfrigkeit. Ein blasses, gelbliches Gesicht und halonierte (tiefliegende) Augen vervollständigen das Bild. Bei der geringsten Anstrengung muß der Patient schwitzen und spürt eine Schwäche zwischen den Schulterblättern. Dunkler Urin und heller Stuhl sind zu beobachten, außerdem plagen den Patienten Drust und Heißhunger. Leichte Berührung und kalte Luft kann der Patient nicht ertragen, dagegen bessern starker Druck und Wärme die Beschwerden.

Cimicifuga, Actaea racemosa
Wanzenkraut, Frauenwurz

Es ist ein in Europa, Asien und Nordamerika beheimatetes Hahnenfußgewächs. Von ihm wird der frische Wurzelstock verarbeitet und in den Potenzen D 2 bis D 12, aber auch höher eingesetzt.

Indikation/Anwendungsbereich:
Wie schon der Name Frauenwurz sagt, handelt es sich in erster Linie um ein „Frau-

Cimicifuga
– Klimakterium
– *Migräne*
– *Schwangerschaftsmittel zur Geburtserleichterung*

– Rheuma der kleinen Fingergelenke

enmittel". Es heilt, soweit es angezeigt ist, (prä-)klimakterische Beschwerden, die mit Depressionen, Periodenstörungen und nervösen, jagenden Herzbeschwerden einhergehen.
Auch hormonell bedingte Migräne sowie Kopfschmerz „als wolle der Schädel zerspringen" werden geheilt.
Außerdem wird es oft zur Geburtserleichterung eingesetzt.
Cimicifuga ist auch ein Rheumamittel speziell für das Rheuma der kleinen Fingergelenke.

Beschwerden/Begleitsymptome:
Alle Beschwerden verschlechtern sich vor der Periode, die Patientin neigt zu Geschwätzigkeit (wie bei Lachesis), Traurigkeit aber auch Hysterie.

Cina, Artemisia cina
Zitwerblüten

Cina
– Wurmbefall
– nervöse Erregungszustände

Ein Korbblütler, der aus dem persischen Raum stammt. Es werden die geschlossenen, getrockneten Blüten verwendet und in den Potenzen D 4 bis D 6 und höher eingesetzt.

Indikation/Anwendungsbereich:
Cina ist ein sogenanntes „Kindermittel". Es wurde zum einen aufgrund seines Santoningehaltes als homöopathisches Mittel gegen Spulwürmer eingesetzt, zum anderen wirkt es vor allem auf das vegetative Nervensystem, also bei nervösen Erregungszuständen, die häufig mit Magen-Darmkrämpfen einhergehen können. Cina

ist in seiner Wirkung dem Chamomilla sehr ähnlich.

Beschwerden/Begleitsymptome:
Das Kind ist launenhaft, stößt und schlägt um sich, verlangt Sachen nur, um sie anschließend gleich wieder zurückzuweisen, hat Muskel- und Gliederzucken, knirscht im Schlaf mit den Zähnen und hat halonierte (tiefliegende) Augen. Es ist sehr berührungsempfindlich, bohrt in der Nase und muß viel gähnen. Im ganzen zeigt sich das Bild eines „Wurmkindes". Die Beschwerden verschlimmern sich nachts. Beide Wangen glühen in dem eher blassen Gesicht (Chamomilla: eine Wange rot, eine weiß).

Clematis, Clematis recta
Aufrechte Waldrebe

Wir sprechen von einem europäischen Hahnenfußgewächs. Das ganze Kraut (Stengel, Blätter und Blüten) wird verarbeitet und homöopathisch meist in den Potenzen D 3 bis D 12 eingesetzt.

Clematis
– *Gonorrhoe und seine Folgezustände*
– *Mastitis*

Indikation/Anwendungsbereich:
Clematis ist ein Mittel gegen Gonorrhoe (Tripper), der häufigsten aller Geschlechtskrankheiten, und dessen chronische Folgezustände, wie z. B. die Prostata- oder Hodenentzündung. Auch ist es in der Lage, die Harnröhrnverengung, die oft nach Tripper oder dessen Behandlung entsteht, zu bessern oder gar zu heilen. Wenn die Lymphdrüsen, besonders in der Leistengegend, geschwollen sind, die Hoden

schmerzen und anschwellen, der Samenstrang neuralgisch schmerzt, dann ist die Waldrebe angezeigt.

Entzündliche Schwellungen der weiblichen Brust gehören ebenso zum Heilgebiet der Clematis.

Beschwerden/Begleitsymptome:

Die Beschwerden verschlimmern sich durch Kälte und Bewegung. Noch ein eigenartiges Symptom beschreibt der amerikanische Homöopath Nash: Clematis heilt Zahnschmerz, der durch kaltes Wasser (Mundspülung) gemildert wird. Sicher kein alltägliches Symptom!

Cocculus, Anamirta cocculus

Kockelskörner

Cocculus
- *Schwindel*
- *Reise- (See-) Krankheit*
- *periphere Durchblutungsstörungen*
- *Neuralgien*
- *Paresen*

Dies ist ein Mondsamengewächs aus Ceylon und Java. Es werden die reifen, getrockneten Früchte zur Arznei verarbeitet, die in den Potenzen von D 2 bis D 6 und höher verabreicht wird.

Indikation/Anwendungsbereich:

Cocculus ist ein „kleines" Arzneimittel mit zwei Hauptindikationsgebieten, nämlich Schwindel und die sogenannte Reise-(See-)Krankheit.

So kann Schwindel oder Schwindel in Kombination mit Übelkeit und Erbrechen besonders morgens auftreten. Auch Schwindel beim Fahren mit dem Auto, Zug oder Schiff würde nach Cocculus als Heilmittel verlangen.

Außerdem wird es eingesetzt bei Durchblutungsstörungen der Hände, wobei die Hände abwechselnd einschlafen. Gleichzeitig besteht das Gefühl, daß sie geschwollen sind.

Cocculus wird jedoch auch als Heilmittel bei Lähmungen, deren Ursache im Rükkenmarksbereich zu suchen sind, eingesetzt. Es besteht als erstes Schwäche im Kreuz. Das Knie kann die Körperlast beim Gehen nicht tragen. Der Patient sackt u. U. zusammen.

Beschwerden/Begleitsymptome:
Modalität von Cocculus ist ein Leeregefühl im Kopf oder Magen, der Patient verträgt außerdem keinen Widerspruch.

Coccus cacti, Dactylopius coccus
Cochenillelaus, rote Schildlaus

Eine Läuseart, die in Mittelamerika auf Kakteen lebt. Das gesamte weibliche Tier wird verarbeitet. Es werden meist die Potenzen D 2 bis D 6, gelegentlich auch C 30, C 200 verwendet.

Indikation/Anwendungsbereich:
Ein „kleines" homöopathisches Mittel mit einem Wirkungskreis, der auf Bronchien und Nieren begrenzt ist. So wird Coccus cacti bei einer Bronchitis, Asthma sowie Keuchhusten eingesetzt. Typisch für die Anwendung beim Keuchhusten ist, wenn sich die Symptome nach Mitternacht verschlimmern und am Ende eines solchen Keuchhustenanfalles große Mengen hellen, fadenziehenden Schleimes erbrochen werden.
Bei Nierenerkrankungen wird es vor allem bei Nierengries und chronischen Nieren-

Coccus cacti
– *Bronchitis*
– *Asthma*
– *Pertussis*
– *Nierengries*
– *chronische Nierebeckenentzündung*

beckenentzündungen eingesetzt. Dabei tritt scharfer, sauer riechender Urin auf, der bei längerem Stehen einen Bodensatz (Sediment) bildet.

Beschwerden/Begleitsymptome:
Modalitäten sind, wie oben schon erwähnt, eine Verstärkung des (Keuch-)Hustens um Mitternacht sowie allgemein Verschlimmerung morgens und durch Wärme. Frische, kühle Luft und kalte Getränke bessern den Krankheitszustand.

Colchicum, Colchicum autumnale
Herbstzeitlose

Colchium
– akute Gastro-
enteritis
– Gicht

Es ist ein europäisches Liliengewächs, von dem die frischen Knollen verarbeitet werden. Die meistgebrauchten Potenzen sind D 3 bis D 12, manchmal können aber auch höhere verwendet werden.

Indikation/Anwendungsbereich:
Die Herbstzeitlose ist bekannt als Durchfall- und Rheuma- bzw. Gichtmittel.
Es ist ein eher „kleines" Mittel mit begrenztem Wirkungskreis. So wird es eingesetzt bei akuten Magen-Darmentzündungen mit großer Schwäche, trockenem Mund mit viel Durst, Blähungskoliken und schleimig-blutenden Durchfällen.
Die Rheuma- bzw. Gichtindikation sind steife, schmerzhafte Gelenke, die auch anschwellen.

Beschwerden/Begleitsymptome:
Kennzeichnend für Colchicum ist die wechselnde rote und blasse Farbe der geschwollenen Gelenke.

Für den Bereich der Durchfälle bzw. der Magen- und Darmentzündung gilt die Modalität, daß der Kranke sich vor dem Geruch kochender Speisen sehr stark ekelt, im Extremfall so stark, daß er davon ohnmächtig werden kann. Die Durchfälle verschlimmern sich im Laufe der Nacht gegen die Morgenstunden, um dann rasch wieder abzuflauen.

Colocynthis, Citrullus colocynthis
Koloquinte

Es ist ein Kürbisgewächs, das in Afrika und Südasien beheimatet ist. Die reifen Früchte ohne Schale und Kerne werden verarbeitet, das Mittel wird in den Potenzen D 3 bis D 12, aber auch als C 30, C 200 angewendet.

Colocynthis
– *Koliken*
– *Neuralgien*
– *Migräne*
– *Perioden-störungen*
– *Ischias*

Indikation/Anwendungsbereich:
Colocynthis ist bekannt als Kolikmittel, als Arznei für Neuralgien, Migräne, findet aber auch Anwendung bei Periodenstörungen und Eierstockschmerzen.
Bei Ischias zählt es zusammen mit Rhus toxicodendron, Gnaphalium und Nux vomica zu den Hauptmitteln.

Beschwerden/Begleitsymptome:
Hinweis auf den Einsatz von Colocynthis ist der heftig einschießende, neuralgische Schmerz, der sowohl an Kopf (Migräne), Gesicht (Trigeminusneuralgie) oder Hüfte bzw. Bein (im Ischiasverlauf) eintreten kann. Colocynthis-Schmerzen werden besser durch Gegendruck auf das schmerzende Glied und bei Kolikschmerzen im Unterleib durch Zusammenkrümmen des

Leibes (was sich ebenso als „Gegendruck" bezeichnen läßt). So wird z. B. ein rechtsseitiger Ischiasschmerz durch Liegen auf der rechten Seite besser, was ein Hinweis auf den Einsatz dieses Mittels wäre. Besserung tritt außerdem ein bei Abgang von Stuhl und Blähungen sowie durch Wärme. Verschlimmernd wirken dagegen Bewegung, Schreck und Ärger.

Conium, Conium maculatum
Gefleckter Schierling

Conium
– *Drüsenverhär-*
  tungen
– *Drehschwindel*
– *Paresen*
– *Reiz- und*
  Krampfhusten
  im Alter
– *Tumoren*

Es handelt sich um einen Doldenblütler, der in Asien und Europa beheimatet ist. Zur Arzneimittelherstellung wird das frische, blühende Kraut verwendet. Meist nimmt man Potenzen von D 3 bis D 12, aber auch Hochpotenzen wie C 30, C 200 sowie LM-Potenzen werden gerne eingesetzt.

Indikation/Anwendungsbereich:
Conium ist ein „Rückenmarks- und Drüsenmittel". Bei verhärteten Drüsen und Wucherungen drüsiger Organe (z. B. weibliche Brust, Prostata) wird es bevorzugt eingesetzt.

Ein weiteres Indikationsgebiet ist Schwindel, vor allem Drehschwindel, ausgelöst durch Aufsitzen oder Umdrehen im Bett.

Auch Lähmungen, die durch Degeneration des Rückenmarks hervorgerufen werden, gehören zu seinem Wirkungskreis.

Trockener Reiz- und Krampfhusten besonders älterer Menschen, der sich durch Hinlegen verschlechtert oder auftritt, spricht für den Einsatz von Conium.

Schließlich und endlich findet Conium auch Anwendung als Tumormittel.

Beschwerden/Begleitsymptome:
Die psychische Situation des Patienten ist gekennzeichnet durch Hypochondrie sowie mürrische Depressionen. Die Lähmungen steigen von unten nach oben auf, ihnen geht oft eine motorische Übererregung voraus, bevor die Lähmung mit Taubheitsgefühl dann eintritt. Außerdem zeigt sich Muskelschwäche mit Zittern. Ruhe und Kälte verschlimmern die Symptome.

Crataegus, Crataegus oxyacantha
Weißdorn

Ein europäisch-asiatisches Rosengewächs, das auch bei uns vorkommt. Verwendet werden die frischen Blüten, Blätter und Früchte; am häufigsten werden die Urtinktur und die Potenzen bis D 6 verwendet.
Crataegus wird fast nur in tiefen Potenzen und in einem eng umgrenzten Wirkungskreis, der hauptsächilch das Herz betrifft, eingesetzt. Altersherz, sowohl zu hoher als auch zu niedriger Blutdruck, Angina pectoris sowie Herzschäden nach Infektionen sind seine Einsatzgebiete. Der Angriffsort seiner Wirkung sind die Herzkranz-, aber auch die Hirngefäße.
Man sagt ihm nach, er habe keine direkte Herzwirkung, wie z. B. Digitalis und Convallaria, sondern fungiere vielmehr als „Sauerstoffschiene", d. h. er trägt zur besseren Sauerstoffversorgung des Herzens bei und lindert somit die Beschwerden. Bei

Crataegus
– *Altersherz*
– *Hypertonie und Hypotonie*
– *postinfektiöse Myocardschäden*

schweren Herzstörungen wird er parallel zu anderen Medikamenten eingesetzt.

Crotalus, Crotalus horridus
Waldklapperschlange

Crotalus
– *septische, gangränöse Prozesse*
– *Thrombosen*
– *Karbunkel*
– *Herzschwäche*
– *Nierenschwäche*
– *Ikterus*

Es ist eine nordamerikanische Schlangenart, deren Giftdrüsensekret verarbeitet wird. Sie wird meist in den Potenzen D 8 bis D 12, aber auch höher eingesetzt. Das Mittel ist Lachesis sehr ähnlich. Crotalus ist ein Mittel für ein schweres, toxisches Krankheitsbild, ähnlich dem, wie es nach einem Schlangenbiß auftritt. Das Gefäßsystem ist bis in seine feinsten Verästelungen geschädigt. Septische, gangränöse Prozesse, die sich eventuell durch Schwarzfärbung des Gewebes (z. B. Raucherbein) zeigen, verlangen nach Crotalus. Auch Karbunkel (eine Gruppe von Furunkeln, die z. T. ineinander übergehen) und Thrombosen (Blutpfropfen, die die Ader ganz oder teilweise blockieren) sowie eine Herz- und Nierenschwäche werden durch Crotalus gebessert.
Sogar das Krankheitsbild der Gelbsucht gehört zum Wirkspektrum von Crotalus.

Cuprum, Curpum metallicum, Cuprum aceticum
Metallisches Kupfer, neutrales Kupferacetat

Cuprum
– Krampfhusten

Das Metall wird entweder in metallischer, reiner Form *(Cuprum)* oder häufiger noch als Kupferacetat *(Cuprum aceticum)* zur homöopathischen Arnzei verarbeitet. Beide werden gleichwertig eingesetzt, meist werden die Potenzen D 4 bis D 12, als Konstitutionsmittel auch C 30, C 200 usw. und in LM-Potenzen verabreicht.

Indikation/Anwendungsbereich:

Kupfer ist als „Krampfmittel" bekannt. Sowohl die glatte unwillkürliche Muskulatur (z. B. im Magen-Darmbereich) als auch die quergestreifte Muskulatur (Bewegungsapparat) neigt zu Krämpfen.

So entstehen Beschwerden wie Krampfhusten bis hin zum Asthma bronchiale (durch Verkrampfung der feinsten Lungenäste), krampfartigen Magen-Darmkoliken, akutem Brechdurchfall. Auch Wadenkrämpfe, sowohl beim Gehen als auch nachts im Bett, stellen sich ein. Sogar Krampfanfälle, die an das Erscheinungsbild der Epilepsie erinnern, sind möglich.

Beschwerden/Begleitsymptome:

Die bei den Krämpfen auftretenden Schmerzen fühlen sich schneidend an. Der Husten kann bis zum Ersticken führen. Husten und Erbrechen bessern sich durch kaltes Trinken. Alle Beschwerden verschlimmern sich durch Berührung, Hitze, vor der Menstruation (Monatsblutung) und nachts.

– Asthma bronchiale
– Magen-Darm-Koliken
– akuter Brechdurchfall
– epileptische Anfälle

Cypripedium pubescens, Cypripedium calceolus

Amerikanischer Frauenschuh

Es ist ein Orchideengewächs, das in Nordamerika wächst. Der frische Wurzelstock

Cypripedium pubescens

– *nervöse und
neuropathische
Kinder*
– *Zahnungs-
beschwerden*

wird mit den Wurzeln verarbeitet und meist in tiefen Potenzen wie D 2 bis D 6 eingesetzt.

Indikation/Anwendungsbereich:
Cypripedium gehört in die Reihe der „Kindermittel" und wird bestens bei nervösen, neuropathischen Kindern, aber auch bei kindlichen Zahnungsbeschwerden (siehe auch Chamomilla) eingesetzt.

Beschwerden/Begleitsymptome:
Kennzeichnend für Cypripedium pubescens sind überschießende Heiterkeit und Ruhelosigkeit des Körpers mit unruhigen Armen und Beinen. Die Kinder wachen nachts vergnügt auf und wollen spielen, sind jedoch tagsüber müde und gleichgültig.

Drosera, Drosera rotundifolia
Sonnentau

Drosera
– *Pertussis*
– *Bronchitis*
– *Asthma bron-
chiale*

Ein Sonnentaugewächs, das in Europa, Asien und Amerika beheimatet ist. Für die Arzneimittelherstellung wird die frische, blühende Pflanze verwendet; die Verabreichung erfolgt in den tiefen Potenzen D 1 bis D 4.

Indikation/Anwendungsbereich:
Drosera ist ein „kleines" Mittel mit eng begrenztem Wirkungskreis, nämlich den Bronchien. Es hat hervorragende Wirkung bei Keuchhusten, Bronchitis und Asthma, wenn der Husten krampfartig ist und es hinter dem Brustbein so schmerzt, daß der Patient sich die Brust halten muß. Regelrechte Hustensalven, verbunden mit

Brechneigung und Erstickungsangst, plagen den Erkrankten.
Beschwerden/Begleitsymptome:
Der Husten verschlimmert sich nach Mitternacht.

Dulcamara, Solanum dulcamara
Bittersüß

Ein Nachtschattengewächs aus Europa und Asien. Zur Arzneimittelherstellung werden die Blätter und Triebe, die vor der Blüte geerntet werden, verwendet. Es wird häufig in den Potenzen D 3 bis D 6, teilweise aber auch in höheren Potenzen verordnet, obwohl es kein eigentliches Konstitutionsmittel der Homöopathie ist.
Indikation/Anwendungsbereich:
Dulcamara ist ein „Wettermittel" (zusammen mit Rhododendron und Natrium sulfuricum). Krankheiten oder Symptome, die für eine Behandlung mit Dulcamara sprechen, tauchen meist beim Übergang von warmem zu feucht-kaltem Wetter auf. Daher ist es angezeigt bei Sommererkältungen, die durch plötzlichen Einbruch feuchtkalten Wetters nach warmen Perioden auftreten.
Auch Muskel- und Gelenkrheumatismus, Blasenkatarrh, ein steifer Hals, Rückenschmerzen und Herpes können Dulcamara verlangen, wenn der Übergang von warm zu kalt auslösende Ursache war.
Ebenso heilt es Beschwerden nach Sitzen auf kaltem Boden oder nach längerem Tragen eines feuchten Badeanzuges.

Dulcamara
- *Muskel- und Gelenkrheumatismus*
- *Blasenkatarrh*
- *Herpes*
- *Sommererkältungen und ihre Folgen*

Beschwerden/Begleitsymptome:
Modalitäten sind die schon erwähnte Verschlimmerung oder das Auftreten der Beschwerden durch feuchte Kälte sowie Besserung durch Wärme. Die Zunge fühlt sich wie gelähmt an, das Sprechen ist erschwert. Übler Uringeruch ist ebenfalls auffallend.

Echinacea, Echinacea angustifolia
Schmalblättrige Kegelblume

Echinacea
– *Abwehrschwächen*
– *Lymphknoten- und Lymphstrangentzündungen*
– *Furunkulose*
– *Karbunkel*
– *grippale Infekte*

Ein Korbblütler aus Nordamerika, der aber auch in Europa anzutreffen ist. Verwendet zur Arzneimittelherstellung wird die gesamte frische, blühende Pflanze. Echinacea wird meist in der Urtinktur bis zu Potenz C 6 verwendet.

Das Mittel steigert die körpereigene Abwehr gegen bakterielle und virale Erreger und wird aus diesem Grund bei allen entzündlichen, fiebrigen Erkrankungen, wie z. B. Lymphknoten- oder Lymphstrangentzündung, Erkältungen, Eiterungen, Mund-, Hals- und Rachenentzündungen, Furunkeln, Karbunkeln, aber auch ganz allgemein bei grippalen Infekten mit gutem Erfolg eingesetzt.

Eupatorium perfoliatum
Wasserhanf

Eupatorium perfoliatum
– *Grippe*

Ein nordamerikanisches Korbblütlergewächs, von dem das frische, blühende Kraut gesammelt und verarbeitet wird. Die meistgebräuchlichen Potenzen sind D 2 bis D 6.

Indikation/Anwendungsbereich:
Ein enger Wirkungskreis mit guten Heilmöglichkeiten kennzeichnet Eupatorium, welches ein sogenanntes „kleines" Mittel ist. Es ist eines der sechs gebräuchlichsten Fieber- und Grippemittel (wie auch Aconitum, Belladonna, Echinacea, Ferrum phosphoricum und Gelsemium). Es wird vorwiegend bei trockenem Grippehusten sowie starkem Fließschnupfen mit schmerzhaftem Harndrang und dunklem Urin verordnet.

Beschwerden/Begleitsymptome:
Kennzeichnend für den Gebrauch von Eupatorium sind ein ausgeprägtes „Zerschlagenheitsgefühl" in allen Gliedern und Knochen sowie großer Durst, bei dem aber das Trinken zum Erbrechen reizt.

– Erkältungskrankheiten

Euphrasia, Euphrasia officinalis
Augentrost

Ein Rachenblütler, der in Europa und Nordamerika zu finden ist. Die gesamte frische Pflanze wird im blühenden Zustand verarbeitet und in tiefen Potenzen, der Urtinktur bis D 4, eingesetzt.

Indikation/Anwendungsbereich:
Auch Euphrasia ist ein „kleines" Mittel mit eng begrenztem Wirkungskreis. Wie schon der deutsche Name sagt, zeigt er besondere Wirkung im Augenraum, kann aber auch bei Erkrankungen der oberen Luftwege eingesetzt werden.

Euphrasia
– Bindehaut- und Hornhautentzündungen

Bindehaut- und Hornhautentzündungen, Entzündungen der Augenlider, Tränenfluß und dicke, rahmige Augenabsonderungen, auch bei Entzündungen nach Traumen (Verletzungen wie Schlag oder Fremdkörper im Auge) verlangen nach Euphrasia.

Beschwerden/Begleitsymptome:
Kennzeichnend für Euphrasia ist vor allem der wundmachende Augenausfluß und Lichtscheue.

Ferrum metallicum, Ferrum hydrogenio reductum
Metallisches Eisen

Ferrum metallicum
– *Anämie*
– *fieberhafte Initialzustände*
– *Fluor albus*
– *Migräne*
– *Pneumonie*
– *Bronchopneumonie*
– *Muskel- und Gelenkrheuma*

Es ist ein eher „kleines" Mittel, das aber in seltenen Fällen auch als Konstitutionsmittel verwendet wird. Eisen wird in der Homöopathie entweder in metallischer Form *(Ferrum metallicum)* oder als phosphorsaures Eisen *(Ferrum phosphorium)* mit gleichem Wirkungskreis eingesetzt. Gebräuchlichste Potenzen sind D 4 bis D 12, selten höher (C 30, C 200, LM-Potenzen).

Indikation/Anwendungsbereich:
Bei einer Eisenmangel-Anämie kommt Ferrum metallicum zum Einsatz, nur müssen hier massive Dosen verabreicht werden. Es empfiehlt sich also keinesfalls eine Eigenmedikation. Bei einer echten Anämie muß davon ausgegangen werden, daß gewöhnlich kein Eisenmangel in der Nahrung vorliegt, sondern vielmehr das Eisen vom Körper nicht verwertet werden kann.

Ansonsten wird dieses Mittel hauptsächlich bei Fieberzuständen (speziell bei Kindern), Ausfluß, Mirgräne, Lungenentzündungen, Bronchopneumonie, Muskel- und Gelenkrheuma eingesetzt.

Eisen wirkt, homöopatisch gesehen, auch auf das Blut in dem Sinne, daß es die Resorptionsfähigkeit des Blutes für Eisen steigert. So ist es konstitutionell angezeigt bei blonden, blassen Personen mit durchsichtiger Haut, bei denen die Venen blau durchscheinen. Diese Menschen erröten schnell. Trotz gesunden Aussehens sind sie (meist Mädchen und junge Frauen) anfällig und schwach, neigen auch zu Migräne mit rotem Kopf und kalten Füßen. Die Schleimhäute, besonders die des Mundes, sind blaß, die Menses tritt zu früh, zu stark und langanhaltend ein und ist von heller Farbe.

Beschwerden/Begleitsymptome:
Der Zustand der Ferrum-Patienten würde sich durch Umhergehen bessern, aber aus Schwäche ist das oft nicht möglich. Die geringste Anstrengung oder Erregung läßt ihn erröten. Die Speisen bleiben den ganzen Tag im Magen liegen, die Eingeweide schmerzen. Es scheint, als sei auch der Darm zu schwach zum Arbeiten.

Ferrum phosphoricum
Phosphorsaures Eisen

Es wird meist in Potenzen von D 3 bis D 12 verordnet.

Indikation/Anwendungsbereich:
Es gehört auch zu Dr. Schüßler's zwölf Biochemischen Gewebemitteln.
In der Homöopathie wird es ähnlich wie

Ferrum phosphoricum
– *initiale Fieber- und Entzündungszustände*
– *Otitis media*

Ferrum metallicum eingesetzt. Bei Dr. Schüßler gilt es als Anfangsmittel bei Fieber und Entzündungen, wo es ähnlich wie Aconitum oder Belladonna wirkt, ohne daß jedoch das Auftreten der Erkrankung so plötzlich wie bei diesen beiden Mitteln erscheint. Auch bei einer Mittelohrentzündung kann es eingesetzt werden.

Beschwerden/Begleitsymptome:
Die Fieberzustände und Krankheiten treten (im Gegensatz z. B. zu Aconitum) ohne Angst auf. Der Kranke, der Ferrum phosphoricum benötigt, fühlt sich trotz Fieber und Erkrankung erstaunlich wohl.

Gelsemium, Gelsemium sempervirens
Falscher Jasmin

Gelsemium
- *Grippe*
- *Augenmuskellähmung*
- *Paresen peripherer Nerven*
- *Trigeminusneuralgie*

Ein tropisches Holzgewächs aus Nord- und Mittelamerika. Der frische Wurzelstock wird verarbeitet und in den Potenzen D 3 bis D 12, aber auch höher eingesetzt, da es nach Angabe einiger Autoren in tieferen Potenzen als D 30 fast nicht wirkt. Gelsemium ist ein wichtiges Mittel bei Akutzuständen.

Indikation/Anwendungsbereich:
So ist es angezeigt bei Grippe, wobei diese langsamer auftritt (d. h. nicht so plötzlich wie die Aconitum- oder Belladonna-Grippe) und kaum Fieber über 38,5 °C aufweist. Außerdem ist es angezeigt bei Schwindel, Lähmungen (auch der Augenmuskeln) und Kopfschmerzen (z. B. Hinterhaupts- und Trigeminusneuralgie).

Beschwerden/Begleitsymptome:
Bei der Grippe ist ein allgemeines Zerschlagenheitsgefühl kennzeichnend. Rascher, aber schwacher Puls, Frösteln und
Müdigkeit, so daß die Augenlider zufallen,
sind typisch. Lähmungen (z. B. eine Augenmuskellähmung) können am ganzen
Körper auftreten. Allgemeine Muskelschwäche, verbunden mit Zittern vor allem
der Arme und Beine, aber auch der Zunge
beim Versuch, sie herauszustrecken, sind
zu beobachten.
Kopfschmerz beginnt meist im Nacken und
zieht sich bandförmig über den Kopf zu
den Augen. Er wird oft besser nach dem
Abgang von viel hellem Urin.
Ein Symptom ist noch bemerkenswert:
Nach Aufregung oder Schreck reagiert der
Körper mit einer Magen-Darmentzündung,
bei der es meist zu Durchfall kommt. Gel-
semium-Zustände verschlimmern sich
durch Furcht, Angst, Erregung, aber auch
durch Wärme, Sonne und feuchtes Wetter.

Graphites
Reißblei

Dieser natürlich vorkommende Graphit
wird meist in den Potenzen D 4 bis D 12
verabreicht. Da es sich aber auch um ein
Konstitutionsmittel handelt, wird es ebenfalls in hohen Potenzen (C 30, C 200 und
LM-Potenzen) eingesetzt.

Indikation/Anwendungsbereich:
Denkt man an das Mittel Graphites, so
müssen möglichst die folgenden vier Eigen-

Graphites
– *trockene*
  Ekzeme
– *Rhagaden*
– *Fissuren*
– *Seborrhoe*
– *Narbenbe-*
  schwerden

schaften vorhanden sein. Man spricht kurz von: fett, faul, gefräsig, verstopft. Neigt der Patient zusätzlich zu Ausschlägen, aus denen eine dicke, honigartige Flüssigkeit sickert, so ist dies ein weiterer Hinweis. Die Ausschläge können am gesamten Körper auftreten, besonders jedoch hinter den Ohren, am Kopf, am After und an den Augenlidern. Brüchige Finger- oder Zehennägel, die dick auswachsen, sowie Risse an den Fingerspitzen, am Mundwinkel (Rhagaden), am After (Fissuren) und zwischen den Zehen deuten auf Graphites. Harte, alte Narben können durch Graphites in Salbenform erweicht werden.

Beschwerden/Begleitsymptome:
Kennzeichnend für Graphites-Patienten ist eine gewisse Langsamkeit und eine ängstliche Unentschlossenheit. Das Gesamtbild erinnert an eine Schilddrüsenunterfunktion. Graphites wirkt langsam, und es muß deshalb über einen längeren Zeitraum eingenommen werden, damit sich eine Wirkung zeigt.

Hamamelis, Hamamelis virginica
Virginische Zaubernuß

Hamamelis
– *venöse Blutungen*
– *Krampfadern*
– *Hämorrhoiden*
– *Periodenstörungen*

Ein Zaubernußgwächs aus Nordamerika, das auch in Europa angebaut wird. Verwendung finden Rinde und Spitzen der frischen, blühenden Zweige. Als „kleines" Mittel mit einem begrenzten Wirkungsbereich auf venöse Beschwerden, wird es meist als Urtinktur oder in den Potenzen bis D 4 verwendet.

Indikation/Anwendungsbereich:
Es heilt venöse Blutungen mit dunklem, fast geronnenem Blut aus Nase, Darm, Blase und Gebärmutter (wobei natürlich immer die Ursache abzuklären ist).
Außerdem ist es hilfreich bei schmerzhaften Venenerweiterungen jeder Art (Krampfadern, Hämorrhoiden) und bei Periodenstörungen.

Beschwerden/Begleitsymptome:
Die Hämorrhoidalknoten jucken, brennen und bluten so dunkel wie oben beschrieben. Die befallenen Gebiete sind schmerzhaft, wie zerschlagen.

Helleborus niger
Christrose, Schwarze Nieswurz

Es ist ein Hahnenfußgewächs aus Süd- und Mitteleuropa, von dem der getrocknete Wurzelstock Verwendung findet. Das eher „kleine" Mittel wird meist in tiefen Potenzen wie D 3 bis D 6 eingesetzt.
Ein Mittel, das unterstützend bei der Behandlung einer Hirnhautentzündung und einer Herzschwäche, die beide mit (drohenden) Ödemen vergesellschaftet sein können, zur Anwendung kommt. Die Flüssigkeit wird vom Körper zurückgehalten, d. h. der Urinfluß ist spärlich. Eventuell kann auch versucht werden, es zur Behandlung eines Wasserkopfes einzusetzen. Zusammenfassend, ist es ein Mittel für ernste, kachektische (auszehrende) Zustände mit absinkendem Kreislauf und schwacher Lebenskraft. Steigt die Harnmenge wieder an, so ist Besserung abzusehen.

Helleborus niger
– *Meningitis*
– *Herzschwäche*
  mit Ödemen
– *Krebskachechie*

Hepar sulfuris, Hepar sulfuris calcareum, Calcium sulfuratum Hahnemanni
Kalkschwefelleber

Hepar sulfuris
- *Abszesse*
- *Furunkulose*
- *Karbunkel*
- *Eiterungen*
- *Otitis media*
- *Angina tonsillaris*
- *Pharyngo-Laryngitis*
- *Konjunktivitis*
- *Nephritis nach Scharlach*

Ähnlich wie das Mittel Causticum ist auch Hepar sulfuris ein Kunstprodukt, gefertigt nach Hahnemanns Vorschriften aus Schwefel und der inneren weißen Schicht der Austernschale. Meist wird es in den Potenzen D 3 bis D 12, aber auch höher (C 30, C 200, C 1.000, LM-Potenzen) eingesetzt, da es sich auch um ein Konstitutionsmittel handelt.

Indikation/Anwendungsbereich:
Hepar sulfuris wird bei Eiterungen, örtlichen Entzündungen (Furunkel, Karbunkel, Abszesse) eingesetzt, um diese zur Eröffnung zu bringen oder zu resorbieren. Aber auch bei eitriger Mittelohr-, Mandel-, Nasennebenhöhlen- und Augenentzündung sowie anderen eitrigen Prozessen an Drüsen, Haut und Schleimhaut wird es gebraucht.
Hilfreich ist es auch bei einer Nierenentzündung besonders nach Scharlach.

Beschwerden/Begleitsymptome:
Beim Hepar-sulfuris-Typ, also dem Menschen, der konstitutionell das Mittel braucht, eitern alle Verletzungen leicht. Außerdem ist er sehr empfindlich gegen die geringste Berührung. Sie löst sofort Schmerzen aus. Der Erkrankte ist reizbar, brummig, streitsüchtig und verlangt nach sauren, pikant gewürzten Speisen.
Trockener Husten, besonders morgens, ausgelöst durch Kälte, heilt durch Hepar sulfuris.

Die leichteste Kälte oder Zugwind sind krankheitsauslösend. Auch Asthma, das sich in feuchter Luft verringert, zählt zu den Einsatzgebieten dieses Mittels.
Im ganzen herrscht eine Überempfindlichkeit des gesamten Nervensystems gegen Berührung und trockene Kälte vor.

Hydrastis, Hydrastis canadensis
Kanadische Gelbwurz oder Blutwurz

Ein nordamerikanisches Hahnenfußgewächs, dessen getrockneter Wurzelstock zur Arznei verarbeitet wird. Meist werden die Potenzen D 3 bis D 6 eingesetzt. Es handelt sich um ein „kleineres" Arzneimittel mit begrenztem Wirkungskreis.

Hydrastis
– *Aphten*
– *Ulcera der Mundhöhle*
– *chronische Katarrhe der oberen Luftwege*
– *Obstipation*

Indikation/Anwendungsbereich:
Es ist ein „Schleimmittel", wobei der Schleim (als Augen-, Mund- oder Nasenschleim, aber auch als Ausfluß) gelb, zäh und scharf (wundmachend) ist.
Das Mittel wird bei Aphthen und Geschwüren im Mund, bei Schnupfen mit Nasennebenhöhlenbeteiligung sowie bei Bronchitis eingesetzt.
Außerdem ist Hydrastis ein Mittel bei atonischer Verstopfung (d. h. durch Erschlaffung der Gedärme hervorgerufen).

Beschwerden/Begleitsymptome:
Bei Magenschmerzen ist ein starkes Schwächegefühl im Magenbereich vorherrschend. Der Urin kann mit zähem Schleim durchsetzt sein.
Es wird auch bei Präkanzerosen des Verdauungs- und Atemtraktes eingesetzt, be-

sonders wenn damit Schleimhautkatarrhe und Leberstörungen verbunden sind.

Hypericum, Hypericum perforatum
Johanniskraut

Hypericum
– *Nervenverlet-
zungen und
-entzündungen*
– *Depressionen*
– *Wunden*
– *Schleuder-
trauma*

Es ist eines von ca. 200 Johanniskrautgewächsen, bei dem das gesamte blühende Kraut zur Arznei verarbeitet wird. Homöopathisch wird es meist in tiefen Potenzen von D 2 bis D 6 verabreicht, aber auch als Tee wird es häufig phytotherapeutisch eingesetzt.

Indikation/Anwendungsbereich:
Es wirkt auf Hauterscheinungen, welche sich durch Lichteinwirkung (Sonne) verschlimmern.

Außerdem ist es das „Arnika der Nerven", d. h. bei allen Entzündungen und Verletzungen, bei denen auch Nerven in Mitleidenschaft gezogen werden, ist Hypericum hilfreich (z. B. bei Quetschungen, Rissen, Durchtrennungen von Nerven, aber auch beim Zahnarzt, wenn durch das Bohren der Nerv schmerzt, hier ist es sogar prophylaktisch einzusetzen. Ebenso bei Schleudertrauma der Halswirbelsäule und bei Sturz auf das Kreuzbein, wie überhaupt bei Wirbelsäulenverletzungen).

Außerdem tut es gute Wirkung als Antidepressionsmittel, da es psychisch aufhellt. Hier ist es allerdings am besten als Tinktur oder Tee (also phytotherapeutisch) einzusetzen.

Äußerlich wird es als Wundmittel verwendet (Johanniskrautöl).

Beschwerden/Begleitsymptome:
Die Beschwerden verschlechtern sich
durch Kälte, Luftzug, Feuchtigkeit und Ne-
bel sowie durch Berührung.

Ignatia, Ignatia amara
Ignatiusbohne

Ein tropisches Holzgewächs von den Phi-
lippinen, dessen getrocknete, reife Samen
zur Arzneibereitung verwendet werden. Ignatia wird oft in D 3 bis D 12, als Konstitutionsmittel und Polychrest auch in C 30, C
200, C 1.000 und LM-Potenzen eingesetzt.
Indikation/Anwendungsbereich:
Ignatia ist ein „Nerven-, Rückenmarks-,
Schmerz-, Krampf-, Kummer- und Stimmungsmittel".
Es ist, soweit die Modalitäten stimmen, angezeigt bei vegetativer Dystonie sowie bei
Melancholie und Depressionen, spasti-
schem (Krampf-)Kopfschmerz oder Migräne sowie bei spastischen Magen-Darmbeschwerden und bei Magen- oder Zwölffingerdarmgeschwüren.
Eine bekannte Indikation ist auch ein „Glo-
bus Hystericus", wie man das Kloßgefühl
im Hals nennt, welches einen fortwährend
zum sog. (Leer-)Schlucken reizt.
Auch bei Menstruationsstörungen, die mit
Krämpfen und Abwärtsdrängen verbunden
sind und stechenden Hämorrhoidal-
schmerzen ist dieses Mittel angezeigt.
Beschwerden/Begleitsymptome:
Kennzeichnend für Ignatia-Patienten (übrigens meist dunkelhaarige Frauen) sind wi-

Ignatia
– *vegetative Dystonie*
– *Melancholie*
– *Depressionen*
– *Migräne*
– *spastische Magen-Darm-Beschwerden*
– *Magen- und Zwölffingerdarmgeschwüre*
– *Kloßgefühl im Hals*
– *Menstruationsbeschwerden*
– *Hämorrhoidalbeschwerden*

dersprüchliche Symptome und ständig wechselnde Launen („himmelhochjauzend, zu Tode betrübt"). Kein Mittel hat stärkere Stimmungsschwankungen im Mittelbild als Ignatia. Dabei klagen die Patienten nicht, sondern „fressen" den Kummer still in sich hinein und wollen damit alleine sein, also nicht gestört oder getröstet werden. Als „Kummermittel" erzielt Ignatia also eine gute Wirkung bei Folgen von Kummer, Schreck oder Furcht, wie z. B. nach Verlust von Angehörigen, Trennungen usw. Auch der „Kloß im Hals" kann auf Kummer zurückzuführen sein, besonders den, der „im Halse steckengeblieben ist" und sich durch „hinausweinen" bessert. Ignatia-Kopfschmerzen fühlen sich an als würde ein Nagel in den Kopf geschlagen; sie bessern sich durch Liegen auf der schmerzenden Seite. Wie bei Chamomilla tritt evtl. einseitige Wangenröte auf. Es besteht auffälliger Widerwille gegen Tabakrauch und Lärm. Nervöse Magenstörungen gehen mit einem Gefühl von Leere und Schwäche in der Magengegend und mit der Neigung zu tiefem Luftholen und nachfolgendem Seufzen einher.

Ipecacuanha,
Cephaelis ipecacuanha
Brechwurzel

Ipecacuanha
– Übelkeit
– Brechreiz
– Brechdurchfall

Es ist ein Rötegewächs aus Brasilien, dessen getrocknete Wurzel verarbeitet wird. Als „kleines" Mittel wird es meist in den Potenzen D 4 bis D 6, manchmal aber auch in

höheren Potenzen, z. B. C 30, C 200, eingesetzt.
Indikation/Anwendungsbereich:
Wie schon der deutsche Name ahnen läßt,
ist es ein Hauptmittel gegen Übelkeit und
Brechneigung und hat sich auch bei Brechdurchfall bewährt. Die Übelkeit ist bestän-
dig, d. h. sie bessert sich auch nicht durch
das Erbrechen. Oft sind Magenbeschwerden nach Diätfehlern die Ursache dafür.
Auch bei Kopfschmerzen in Kombination
mit Übelkeit sollte man an Ipecacuanha
denken.
Weitere Anwendungsgebiet sind die Atem-
organe. Bei einer Bronchitis oder Asthma,
dort wo Krämpfe und große Schleimansammlung eine Rolle spielen, wirkt es am
besten.
Das dritte große Einsatzgebiet sind Blutungen, die aus jeder Körperöffnung, speziell
aber aus der Gebärmutter kommen können
und das Mittel vor allem dann erfordern,
wenn sie akut, stark und hellrot sind.
Beschwerden/Begleitsymptome:
Die Zunge ist trotz der Magen-Darm-Sym-
ptomatik nicht belegt. Das Erbrechen erleichtert den Patienten nicht, und die Beschwerden verschlimmern sich abends
und nachts.

– Bronchitis
– Asthma
– Blutungen

Iris versicolor
Buntfarbige Schwertlilie

Iris versicolor ist ein nordamerikanisches
Liliengewächs, dessen frischer Wurzelstock verarbeitet wird. Potenzen wie D 2

Iris versicolor
– Kopfschmerz

bis D 4 sind die Regel. Es ist ebenfalls ein „kleines" Mittel mit begrenztem Wirkungskreis.

Indikation/Anwendungsbereich:
Iris visicolor ist ein Kopfschmerzmittel im besonderen für linksseitigen Kopfschmerz und sogenannte „Sonntagsmigräne" (Migräneanfälle dann, wenn der Patient zur Entspannung kommt), evtuell kombiniert mit Übelkeit und Erbrechen.

Beschwerden/Begleitsymptome:
Im Verdauungstrakt herrscht das Gefühl vor, als „brenne er vom Mund bis zum After". Besonders tritt dieser Brennschmerz nach Alkohol und scharfen Gewürzen auf. Auch saures Erbrechen kann auftreten, wonach die Zähne sich durch die Säure „stumpf" anfühlen.

Jodum
Jod

Jodum
– *Schilddrüsenerkrankungen*
– *Gebärmutterblutungen*

Das Element wird häufig in den Potenzen D 3 bis D 12 verordnet, es ist eher ein „kleines" Mittel.

Indikation/Anwendungsbereich:
Jod in seiner natürlicher Form regt über die Schilddrüse den Organismus zur Tätigkeit an. Auch die Verdauung ist davon betroffen. Bei einem Überangebot an Jod funktioniert sie schnell, zu schnell, als daß der Körper aus der Nahrung die für ihn nötigen Stoffe noch herausnehmen könnte. Die Folge: Abmagerung trotz großen Hungers und vielen Essens. In homöopathischer Form dreht sich die Wirkung von Jod (wie bei jedem

homöopathischen Medikament) um: Jod in homöopathischer Dosierung wird genau gegen diesen Zustand – Abmagerung trotz Heißhungers – eingesetzt.

Jodum wird unter anderem auch bei der Kropftherapie und Gebärmutterblutungen verwendet. Als Schilddrüsenmittel muß es jedoch sehr vorsichtig eingesetzt werden, d. h. es muß die individuell richtige Potenz gewählt werden. Es empfiehlt sich in jedem Fall keine Therapie in Eigenregie!

Beschwerden/Begleitsymptome:
Kennzeichnend für dieses Mittel ist eine Besserung durch Essen, wobei nicht nur die Hungergefühle beseitigt werden, sondern der Patient sich generell bei oder nach dem Essen am wohlsten fühlt. Alle Beschwerden verschlimmern sich in der Wärme, die trotz allgemeiner Frostigkeit nicht vertragen wird. Zittrige Schwäche und Atemnot bei kleineren Anstrenungen (Treppensteigen) weisen zusätzlich auf Jod hin.

Kurz gesagt, der Patient, der Jod in homöopathischer Dosierung braucht, zeigt das Bild der Schilddrüsenüberfunktion mit erhöhter Tätigkeit des Körpers, schnellen Stoffwechselvorgängen, schnellem „Verbrennen" der Nährstoffe.

Kalium bichromicum
Kaliumbichromat

Diese chemische Verbindung wird gern in D 4 bis D 6 Potenzen, als Konstitutionsmittel auch in C 30, C 200 oder LM-Potenzen eingesetzt.

Kalium bichromicum
– akute und chronische Prozesse

im Rachen-, Nasen- und Nasennebenhöhlenraum
– Geschwüre im Magen-Darmbereich
– stechende Schmerzen, vor allem im Kopf- und Magenbereich

Beschwerden/Begleitsymptome:
Kali-bi, wie man es kurz bezeichnet, ist ein Mittel für den Rachen-, Nasen-, Nasennebenhöhlenraum, hier sowohl für akute als auch chronische Prozesse. Dabei tritt zäher, fadenziehender, gelber bis gelbgrüner Schleim auf, der hinten den Rachen hinunterrinnt und die unteren Atemwege infiziert. Außerdem bilden sich Krusten in der Nase, die nach ihrem Entfernen sofort wieder entstehen.

Auch im Magen- und Zwölffingerdarmbereich ist Kalium bichromicum angezeigt. Es heilt hier – wie übrigens auch in der Nase – runde Geschwüre, die mit ihrem glatten Rand „wie ausgestanzt" aussehen.

Stechende Schmerzen, plötzlich kommend und ebenso plötzlich wieder verschwindend, an eng umschriebener, fast punktförmiger Stelle verspürt, heilen durch Kalium bichromicum, vorausgesetzt es finden sich noch andere Hinweise auf dieses Mittel. Diese runden, punktförmigen Schmerzen können an jeder Stelle des Körpers, speziell aber im Kopf oder Magen auftreten. Auch Kopfschmerzen mit Druck an der Nasenwurzel (Nebenhöhlen!) weisen auf dieses Mittel.

Beschwerden/Begleitsymptome:
Kennzeichnend für Kalium bichronicum sind der fadenziehende, grüne Schleim, der an allen Körperöffnungen auftreten kann. Die oben beschriebenen punktförmigen, plötzlich auftretenden Schmerzen sowie eine charakteristische Verschlimmerung der Magenschmerzen durch Bier bieten weitere Anhaltspunkte. Kälte ver-

schlimmert alle Beschwerden, die sich jedoch durch Wärme und frische Luft bessern.

Kalium bromatum
Kaliumbromid

Ein „kleines" Mittel aus einer chemischen Verbindung von Kalium und Brom, das meist in tiefen Potenzen wie D 3 bis D 6 eingesetzt wird.

Indikation/Anwendungsbereich:
Es wirkt auf das zentrale Nervensystem, die Haut und die Schleimhäute und ist als „Unruhemittel" bei gesteigerter Erregbarkeit bekannt. Krampfartige Zustände besonders im Atemtrakt (Husten, Asthma) werden gut beeinflußt.

Beschwerden/Begleitsymptome:
Kennzeichnend ist hier vor allem, daß der Kranke dauernd die Finger bewegen muß, d. h. er muß ständig mit irgendetwas spielen, und sei es nur, daß er an der Bettdecke zupft. Die Beschwerden bessern sich durch Bewegung und werden durch Wärme verschlimmert.

Kalium bromatum
– krampfartiger Husten
– Asthma
– gesteigerte Erregbarkeit

Kalium carbonicum
Kaliumcarbonat

Diese Kaliumverbindung wird in D 3 bis D 6 Potenzen, aber da es sich auch um ein Konstitutionsmittel handelt, ebenfalls in höheren Potenzen (C 30, C 200, LM-Potenzen) angewendet.

Kalium carbonicum
– stechende Schmerzen im ganzen Körper

durch trockene Schleimhäute → auch trockener Husten

Indikation/Anwendungsbereich:
Es ist (wie Bryonia) ein Mittel gegen stechende Schmerzen, die aber (im Gegensatz zu Bryonia) unabhängig von der Bewegung auftreten und in jedem Körperteil auftreten können. Besonders aber wird dieser Schmerz in der unteren rechten Brust empfunden. Die stechenden Schmerzen entstehen durch trockene Schleimhäute. Aus diesem Grund plagt den Erkrankten auch trockener, harter Husten, wenn die Schleimhäute des Atemtraktes ebenfalls betroffen sind.

Kalium-carbonicum-Patienten schwitzen bei der kleinsten Anstrengung und sind leicht erschöpft. Dazu kommen Schwäche und Schmerzen im Rücken (Lendenregion) und in der Hüfte.

Beschwerden/Begleitsymptome:
Kennzeichnend ist eine säckchenförmige Anschwellung der inneren Winkel der oberen Augenlider, was erfahrungsgemäß auf eine Herzschwäche schließen läßt. Bei den Kalium-carbonicum-Patienten ist sie auch tatsächlich vorhanden (Schwäche, Schweiß). Die Patienten machen in der Regel einen etwas gedunsenen Eindruck und sind übererregt.

Eine Verschlimmerung der Symptome oder ein Erwachen um 3 Uhr nachts deuten auf das Mittel hin, wenn das regelmäßig der Fall ist. Auch werden die Beschwerden durch das Liegen auf der erkrankten Seite sowie auch durch Kälte verstärkt. Eine Besserung des Befindens erfährt der Patient durch Wärme.

Kalium chloratum, Kalium muriaticum

Kaliumchlorid

Es handelt sich hierbei um eine Kalium-Chlorverbindung, die als „kleines" Mittel zumeist in den Potenzen D 4 bis D 12 eingesetzt wird. Das Mittel gehört ebenfalls zu den zwölf Gewebemitteln von Dr. Schüßlers Biochemie.

Indikation/Anwendungsbereich:

In dieser Biochemie ist Kalium chloratum ganz grundsätzlich ein Folgemittel, also Mittel für das zweite Entzündungsstadium (erstes Entzündungsstadium: Ferrum phosphoricum). Beispielsweise ist bei einem Schnupfen, wenn das erste Stadium des trockenen Stockschnupfens vorüber ist und die Nase anfängt zu laufen (zweites Stadium), Kalium chloratum angezeigt. Es wird bei den verschiedensten katarrhalischen Erkrankungen eingesetzt, so z. B. bei einem Rachen-, Nasennebenhöhlenkatarrh, bei einer Mittelohr- und Bindehautentzündung, aber auch bei chronischen Lymphdrüsenschwellungen.

Gute Heilwirkung zeigt Kalium chloratum auch bei einer chronischen Mandelentzündung mit weiß-grauen Pfröpfen in den Mandeln sowie bei chronischem Mittelohrkatarrh mit Verstopfung des Verbindungsganges zwischen Ohr und Rachen (Eustachische Röhre).

Beschwerden/Begleitsymptome:

Kennzeichnend für die Indikation dieses Mittels ist ein weiß-grauer, dicker Schleim oder anderweitig auftretende weiß-graue

Kalium chloratum

– *Mittel für das zweite Stadium bei Entzündungen*
– *chronische Lymphdrüsenschwellungen*
– *chronische Mandelentzündung*
– *chronischer Mittelohrkatarrh*

Absonderungen wie z. B. Augenbutter, d. h. weiße Beläge in den äußeren Augenwinkeln.

Verschlimmert werden die Beschwerden durch fettes Essen und stark gewürzte Nahrung.

Kalium phosphoricum
Kaliumdihydrogenphosphat

Kalium phosphoricum
– körperliche und geistige Erschöpfung
– nervös bedingte Schlaf- und Magen-Darmstörungen

Auch diese Kaliumverbindung ist im homöopathischen Sinne eher ein sogenanntes „kleines" Mittel. Die Verbindung wird in der Regel in den Potenzen D 3 bis D 12 eingesetzt.

Indikation/Anwendungsbereich:
Auch Kalium phosphoricum ist ein Biochemisches Mittel, d. h. eines von Dr. Schüßlers zwölf Gewebemitteln und gilt hier als das „Nervenmittel", welches bei allgemeiner Erschöpfung des Nervenkostüms, bei Schwäche geistiger und körperlicher Art eingesetzt wird. Weinerliche, nervöse Depression und das Gefühl, die tägliche Arbeit nicht mehr zu schaffen, werden durch Kalium phosphoricum behoben. Auch nervös bedingte Schlaflosigkeit und nervöse Magen-Darmbeschwerden bessern sich beim Einsatz dieses Mittels rasch.

Beschwerden/Begleitsymptome:
Die Symptome verschlimmern sich im allgemeinen gegen Morgen. Zusätzlich werden sie durch Kälte, geistige Anstrengung und ebenfalls durch seelische Erregung verstärkt.

Kalium sulfuricum
Kaliumsulfat

Es zählt in der Homöopathie ebenfalls zu den „kleinen" Mitteln; am meisten werden die Potenzen D 3 bis D 12, in seltenen Fällen die D 30 Potenz eingesetzt.

Indikation/Anwendungsbereich:
Das letzte Kaliummittel aus der Reihe der Biochemischen Mittel Dr. Schüßler's. Es ist angezeigt beim dritten und letzten Entzündungsstadium (nach Ferrum phosphoricum und Kalium chloratum), egal um welches Organ es sich dabei handelt. So heilt es Augen-, Mittelohr-, Hals-, Nasen-, Rachenentzündungen soweit sie sich in diesem dritten Entzündungsstadium befinden. Dies ist an gelben oder grünen, eitrigen Schleimhautabsonderungen und dickem, gelb-grünem, rahmartigem Sekret zu erkennen. Sollte Husten vorhanden sein, so ist er locker.

Beschwerden/Begleitsymptome:
Das Fieber – soweit vorhanden – verschlimmert sich abends. Warme, geheizte Räume unterstützen bzw. verstärken alle Symptome, wogegen frische, kühle Luft Besserung bringt. Kennzeichnend sind außerdem rheumatische Gelenkschmerzen, die von Ort zu Ort wandern.

Kalium sulfuricum
– Mittel für das dritte Stadium bei Erkältungen

Kalmia, Kalmia Latifolia
Breitblättriger Berglorbeer

Diesen Namen trägt ein nordamerikanisches Erikagewächs, dessen frische Blätter zur Arznei verarbeitet werden. Als eher „kleines"

Kalmia
– Erkrankungen, die als Folge-

*erscheinung
eines Krank-
heitsherdes
irgendwo an-
ders im Körper
auftreten*

Mittel mit begrenztem Einsatzgebiet domi-
nieren die tiefen Potenzen D 2 bis D 6.

Indikation/Anwendungsbereich:
Ursächlich für eine Erkrankung eines Organs ist immer ein Geschehen an einer anderen Stelle des Körpers. So führen zum
Beispiel ein kranker Zahn, chronisch verei-
terte Mandeln oder chronische Neben-
höhlenprobleme zu entzündlichen Veränderungen der Gelenke. Genausogut ist es
möglich, daß ein rheumatisches Herzleiden
durch einen anderen Herd im Körper verursacht wurde.
Bei Vorliegen solcher Zusammenhänge
heilt Kalmia. Wird zusätzlich der verursa-
chende Herd „saniert", d. h. das Störfeld
ausgeschaltet (Zähne richten, chronische
Nebenhöhlenentzündungen ausheilen
usw.), so kann Kalmia am schnellsten wirken.

Beschwerden/Begleitsymptome:
Die Gelenkschmerzen sind oft mit einem
Taubheitsgefühl verbunden. Alle Beschwerden verschlimmern sich bei Wetterwechsel.

Kreosotum
Buchenholzteerkreosot

Kreosotum
*– auszehrende
Prozesse
– Folgezustände
der Zucker-
krankheit*

Dies ist wiederum ein „kleines" Mittel der
Homöopathie und wird meist in den Potenzen D 4 bis D 6 eingesetzt.

Indikation/Anwendungsbereich:
Kreosotum ist ein Mittel für Menschen mit
kachektischem, d. h. ausgezehrtem, verfal-
lenem Aussehen. Außerdem hilft es bei Fol-

gezuständen der Zuckerkrankheit (Juckreiz, Augenstar, abgestorbene Beine), ohne jedoch unbedingt den Diabetes selbst zu heilen.

Absonderungen sind nicht selten. Sie sind scharf, mit üblem Geruch behaftet und können sogar blutig sein. Die zehrenden Schmerzen, die ein Carcinum-Patient (Krebspatient) erleidet, können mit Kreosotum, angegangen werden. Es handelt sich allerdings nicht um Heilung des Leidens, sondern nur um Linderung der Schmerzen.

Beschwerden/Begleitsymptome:
Die Beschwerden verschlimmern sich in Ruhe und bei Kälte, außerdem herrscht Appetitlosigkeit vor.

Lachesis, Lachesis trigonocephalus
Lanzenförmige Viper

Von dieser, in Mittel- und Südamerika vorkommenden Schlange, wird das Sekret aus den Giftdrüsen zur homöopathischen Arzneimittelherstellung verwendet. Als großes Konstitutionsmittel und Polychrest geht die Dosierung von D 8 (darunter sollte man, um Schäden zu vermeiden, nur aus wichtigen Gründen gehen) bis D 30, aber auch Hochpotenzen (C 30, C 200, C 1.000 sowie LM-Potenzen) werden oft gegeben.

Indikation/Anwendungsbereich:
Lachesis heilt und verhindert (prophylaktisch vor Operationen eingesetzt) Embolien, septische Prozesse wie Furunkolose, Karbunkel sowie Venenentzündungen, In-

Lachesis
prophylaktisch bei der Gefahr
– *von Embolien*
– *septischen Prozessen*
– *Furunkulose*
– *Karbunkeln*
– *Venenentzündung*
– *Infektionskrankheiten*
– *Herzentzündung*
– *Menstruationsbeschwerden*

– Klimakterium

fektionskrankheiten, die zur allgemeinen Ausbreitung neigen, Herzentzündungen, Menstruationsbeschwerden und viele Krankheiten, soweit die Modalitäten stimmen und für das Mittel sprechen.

Beschwerden/Begleitsymptome:
Die Modalität bzw. das Leitsymptom, bei dessen Vorhandensein man an Lachesis denken sollte, ist eine Berührungsempfindlichkeit, die so stark ist, daß der Patient den Druck der Kleidung am Körper, speziell aber am Hals kaum erträgt (Lachesis-Patienten tragen fast nie Rollkragenpullover). Auch das Tragen eines Gürtels ist ihnen aus diesem Grund fast unmöglich. Im Hals tritt häufig ein Kloßgefühl auf, wie schon bei Ignatia beschrieben. Da Lachesis als Gift (also in nicht-homöopathischer Dosierung) das Blut zersetzt (Schlangenbiß), heilt es durch die homöopathische Umkehrwirkung septische, gangränöse Prozesse, die sich durch blaurote bis blauschwarze Hautverfärbungen auszeichnen. Die Patientin (Lachesis ist eher ein Frauenmittel) ist sehr geschwätzig, redet laut, springt von Thema zu Thema und vollendet oft den Satz nicht, sondern hört mittendrin auf, um sofort ein neues Thema zu beginnen. Auch lautes Denken gehört zum Mittelbild. Die Patientin fühlt sich nach dem Schlafen schlechter als vorher. Man sagt: „Sie schläft sich in die Verschlimmerung hinein". Es ist ein Hauptmittel für die Wechseljahre der Frau (neben Sepia), vorausgesetzt die benannten Symptome passen.
Alle Symptome verschlimmern sich durch feuchte Wärme und, besonders das Kopf-

weh, durch Sonne. Lachesis ist ein „Links-
mittel", d. h. fast alle Beschwerden treten
links auf bzw. beginnen linksseitig und
wandern dann nach rechts, um evtuell dort
zu bleiben. Treten Absonderungen auf, so
sind sie auch hier faulig und stinkend.

Latrodectus mactans
Schwarze Witwe

Wir sprechen hier von einer amerikanischen
Spinnenart, von der das gesamte Tier zur
Arzneimittelherstellung verwendet wird. Die
gebräuchlichsten Potenzen sind D 4 bis
D 15. Es handelt sich um ein eher „kleines"
Mittel mit begrenztem Einsatzbereich.

Latrodectus mactans
– *Gefäßspasmen*
– *Durchblutungs-
 störungen*
– *Angina pectoris*
– *Herzinfarkt*

Indikation/Anwendungsbereich:
Latrodectus mactans wirkt gegen Ge-
fäßspasmen (= Verkrampfungen) und
Durchblutungsstörungen an Händen und
Füßen, ebenso ist es ein Mittel bei Angina
pectoris und Herzinfarkt.

Beschwerden/Begleitsymptome:
Dabei ist die Haut eiskalt und blaß bis bläulich. Herzschmerzen strahlen bis in die Finger des linken Armes, der Arm wird wie
taub. Kalter Schweiß begleitet die Todesangst, die dieser Zustand hervorruft.

Ledum, Ledum palustre
Sumpfporst

Es handelt sich um ein nordeuropäisches
Erikagewächs, von dem die jungen Spros-
sen getrocknet und für die Medizinherstel-

Ledum
– *fieberloses
 Rheuma*

– *Gicht*
– *Stiche*

lung verwendet werden. Es wird als „kleines" Mittel in tiefen Potenzen wie D 2 bis D 6 eingesetzt.

Indikation/Anwendungsbereich:
Für Ledum kann man sich die Stichworte: fieberloses Rheuma, Gicht und Stiche merken.
Es hilft also bei fieberlosem Gelenkrheuma ebenso wie bei der Gicht. Außerdem ist es das Hauptmittel bei Stichen, vor allem von Bienen und Wespen. Auch nach Zeckenbissen wird Ledum gerne verordnet.

Beschwerden/Begleitsymptome:
Für den Einsatz von Ledum sprechen, wenn nicht nach der Ursache verordnet wird (z. B. Stiche, s. o.), die Frostigkeit des Kranken, wobei die Gelenkbeschwerden eigenartigerweise durch kalte Anwendungen, z. B. kalte Güsse, gebessert werden.

Lilium tigrinum, Lilium lancifolium
Tigerlilie

Lilium tigrinum
– *Prozesse im Bereich der Gebärmutter und Eierstöcke*

Ein ostasiatisches Liliengewächs, von dem die gesamte blühende Pflanze zur Arznei verarbeitet wird. Es wird als eher „kleines" Mittel in tiefen Potenzen von D 2 bis D 4 eingesetzt.

Indikation/Anwendungsbereich:
Die hauptsächlichsten Indikationen für Lilium tigrinum sind im Bereich der Gebärmutter und der Eierstöcke zu suchen. Es ist also eher als „Frauenmittel" zu bezeichnen. Herzbeschwerden, Schmerzen im Beckenbereich und starker Scheidenausfluß (Fluor abus) sind zu beobachten.

Beschwerden/Begleitsymptome:
Die Herzbeschwerden sind nervöser Art, das Herz schmerzt hinter dem Brustbein. Die Menstruation ist spärlich, dafür besteht wundmachender Ausfluß. Im Unterleib verspürt die Patientin ein Ziehen, ein Gefühl, als würde sich ein Gebärmuttervorfall ereignen. Dies bringt sie dazu, beim Sitzen die Beine dauernd zu kreuzen, weil sie meint, so den Vorfall verhindern zu können.

Lycopodium, Lycopodium clavatum
Bärlapp

Ein bei uns auch als Moos bekanntes Gewächs, dessen Sporen zur Arznei verarbeitet werden. Als eines der größten Polychreste und Konstitutionsmittel wird Lycopodium in Potenzen ab D 3 bis zu hohen und höchsten Potenzen (C 30, C 200, C 1.000) und in LM-Potenzen eingesetzt.

Lycopodium
– *Blähungen*
– *Krampfadern*
– *„offene Beine"*
– *Rheuma als Folge von Leberbeschwerden*

Indikation/Anwendungsbereich:
Es ist ein Mittel gegen Blähungen (ebenso wie China und Carbo vegetabilis), wobei die Winde bei Lycopodium nicht unangenehm riechen. Diese Blähungen beruhen auf Leberbeschwerden, die ein Völlegefühl auslösen, das sofort nach dem Essen auftritt. Oft besteht trotz (vergeblichen) Stuhldranges eine Verstopfung. Durch die Leberbeschwerden ist die Pfortader (die Vene, welche das venöse Blut aus dem gesamten Unterleib zur Leber befördert) gestaut. Der Stau setzt sich bis in die Beinvenen fort. Dies fördert die Entstehung von Krampfadern oder eines sogenannten Ul-

cus cruris (offenes Bein). Rheuma und Gicht können Folgen der mangelnden Entgiftung sein, ebenso können sich chronische Katarrhe im Kopfraum sowie eine chronische Mandelentzündung einstellen.

Beschwerden/Begleitsymptome:
Wegen der Blähungen werden Kohl- und Bohnenarten nicht vertragen, überhaupt verschlimmert Essen, besonders kaltes Essen, die Beschwerden des Patienten. Völlegefühl tritt schon nach dem ersten Bissen auf, trotz vorherigen Heißhungers (der Lycopodium-Patient hat immer Hunger). Anstrengungen werden schlecht vertragen, ebenso wie Kleiderdruck (enge Gürtel!). Lycopodium-Männer (es ist in erster Linie ein „Männermittel") tragen lieber Hosenträger. Eine deutliche Verschlimmerung, die charakteristisch für Lycopodium ist, tritt von 16 bis 20 Uhr ein. Alle Symptome, vor allem die psychischen wie Melancholie, Niedergeschlagenheit, verschlimmern sich um diese Zeit. Auch Bettwärme und Schlaf tragen nicht zu einer Verbesserung des Zustandes bei, eher das Gegenteil tritt ein.

Lycopodium-Patienten, wie gesagt meist Männer, sind rechthaberisch, vertragen keinen Widerspruch, haben wenig Selbstvertrauen, sehen abgemagert aus, wobei besonders Gesicht und Oberkörper abmagern, der Unterleib aber nicht abnimmt („oben schlank, unten breit"). Die Patienten sehen älter aus als sie sind. Sie verlangen nach Süßem und lieben warme Getränke und Speisen.

Lycopodium ist ein „Rechtsmittel", d. h. die Beschwerden lokalisieren sich vor allem in der rechten Körperhälfte, oder aber beginnen rechts und wandern nach links, um sich dort dann festzusetzen (Gegenteil: Lachesis). Von den Händen oder Füßen kann jeweils eine(r) warm sein, wogegen die (der) andere kalt bleibt. Alle Beschwerden bessern sich im Freien durch kühle Luft und Bewegung.

Magnesium carbonicum
Basisches Magnesiumcarbonat

Diese Magnesiumverbindung wird in den Potenzen von D 3 bis D 12 sowie ebenfalls als Konstitutionsmittel in höheren Potenzen (C 30, C 200, LM-Potenzen) eingesetzt.

Indikation/Anwendungsbereich:
Magnesium carbonicum zählt zu den „Kinder- und Altersmitteln".
Es hilft zappeligen, geistig und körperlich schnell überlasteten Kindern, die leicht frieren. Sie sind übererregbar und schlecht gelaunt, aggressiv, dabei aber furchtsam.
Im Alter hilft es bei Grauem Star, Vergrößerung der Prostata sowie Blasenkrämpfen. Leberschmerzen werden in Rechtslage, also wenn man auf der Leberseite liegt, schlimmer. Grünliche, übelriechende, saure Durchfälle entleeren sich nach kolikartigen Schmerzen.

Beschwerden/Begleitsymptome:
Auffällig ist der Widerwille gegen Fleisch und Milch. Fette Speisen verschlimmern die Beschwerden ebenso wie Kälte. Besserung tritt an frischer Luft und durch Um-

Magnesium carbonicum
– *Übererregbarkeit von Kindern und alten Menschen*
– *Grauer Star*
– *Prostatavergrößerung*
– *Blasenkrämpfe*
– *Leberschmerzen*
– *grünliche Durchfälle*

hergehen auf. Zusätzlich verspürt der Erkrankte viel Durst und hat einen trockenen, brennenden Mund. Die Beschwerden treten periodisch nach langen beschwerdefreien Zeiten immer wieder auf.

Magnesium phosphoricum
Magnesiumhydrogenphosphat

Magnesium phosphoricum
– *Koliken*
– *Krämpfe*
– *neuralgische Schmerzen*
– *Einschlafstörungen*

Diese Magnesiumverbindung wird hauptsächlich in den Potenzen D 3 bis D 12 eingesetzt. Magnesium phosphoricum gehört zu Schüßlers Biochemie mit ihren zwölf Mitteln und hat hier Bedeutung als „Krampfmittel".

Indikation/Anwendungsbereich:
Die Homöopathie bedient sich dieses Mittels bei Koliken und Krämpfen wie einem Schreibkrampf, einer Steinkolik, kolikartigen Schmerzen in Verbindung mit der Menstruation.

Auch einschießende, neuralgische Schmerzen (bei Migräne, Trigeminusneuralgie, Ischias) werden gebessert. Krampfhusten, Blähungs- und Gallenkolik sprechen ebenfalls gut auf das Mittel an.

Bekannt ist der Einsatz als „heiße Sieben" bei Einschlafstörungen. Dabei werden zehn Tabletten von Magnesium phosphoricum in einem Glas heißen Wassers aufgelöst und vor dem Schlafengehen schluckweise getrunken, was zu einer baldigen Entspannung führt. Der Name „heiße Sieben" rührt daher, daß Magnesium phosphoricum in der Reihe der zwölf Biochemischen Mittel die Nummer Sieben trägt.

Beschwerden/Begleitsymptome:
Die Schmerzen bessern sich durch Wärme und Druck (das unter Bauchweh leidende Kind legt sich z. B. auf den schmerzenden Bauch und empfindet so Linderung).

Mephitis putorius, Mephitis mephitis
Skunk, Stinktier

Das Sekret aus den Stinkdrüsen dieses Tieres wird zur Arzneimittelherstellung verarbeitet. Als „kleines" Mittel mit engem Wirkungskreis wird es meist in den tiefen Potenzen D 4 bis D 6 eingesetzt.
Mephitis ist ein „Hysteriemittel" mit Nervenwirkung bei starker nervöser Erregung. Tagsüber äußert sich diese Erregung in Denkstörungen und Kopfschmerz. Nachts plagen den Betroffenen Angstträume und krampfender Husten, die ihm einen ausgesprochen unruhigen Schlaf bescheren.

Mephitis putorius
– *starke Erregbarkeit mit Kopfschmerz, Angstträumen und krampfendem Husten*

Mercurius solubilis, Mercurius solubils Hahnemanni
Quecksilber

Ganz richtig ist die deutsche Bezeichnung nicht, da es sich hier um ein Gemisch von Quecksilberverbindungen handelt, die zur Arzneimittelherstellung verwendet werden. Mercurius solubilis Hahnemanni ist ein wichtiges Polychrest und Konstitutionsmittel und wird daher in allen Potenzen ab D 4 bis D 12, C 30, C 200, C 1.000 usw. und in LM-Potenzen eingesetzt.

Mercurius solubilis
– *Gingivitis*
– *chronische Rhinitis*
– *Sinusitis*
– *Angina*
– *Stomatitis*

- *chronische
  Otitis media*
- *Konjunktivitis*
- *akute und
  chronische
  Entzündungen
  des gesamten
  lymphatischen
  Apparates*
- *Hepatitis*
- *Nephritis*
- *Eiterungen*
- *Furunkulose*
- *Dermatitis*
- *Gastroententis*
- *Geschwüre*

Indikation/Anwendungsbereich:
Mercurius solubis ist ein „Schleimhautmittel". Es heilt – wenn angezeigt – von Zahnfleisch-, Mund-, Rachen-, Nasen- aber auch Nasennebenhöhlen-, Augen- und Ohrenentzündungen bis hin zu Magen-Darmentzündungen alle akuten und chronischen entzündlichen Schleimhauterkrankungen.
Außerdem wirkt es auf das gesamte Lymphsystem, bei den verschiedensten Hautgeschehen, Leber- und Nierenerkrankungen, Eiterungen und Geschwüren.
Kurz: Es kann seine Wirkung, wenn die Modalitäten stimmen, am ganzen Körper entfalten.

Beschwerden/Begleitsymptome:
Dabei findet man ein hinweisendes Leitsymptom für Mercurius solubilis oft im Mund, wo Geschwüre, membranöse Beläge oder Aphthen auftreten, die mit starkem Speichelfluß und Mundgeruch einhergehen. Das Zahnfleisch ist geschwollen und blutet leicht. Die Zunge, ebenfalls geschwollen, zeigt an den Seiten Zahneindrücke, die Zähne lockern sich. Der Patient schildert einen metallischen Mundgeschmack. Kennzeichnend ist auch starker, übelriechender, gelblicher Nachtschweiß, der allerdings keine Erleichterung bringt. Der Betroffene hat Durchfall mit ständigem Stuhldrang; der Stuhl ist meist dünn, schleimig, blutig. Alle Absonderungen sind scharf und eitrig. Im fortgeschrittenem Stadium tritt eine Paralyse (Lähmung) ein, die mit Sehstörungen und Zittern verbunden ist.

Eine Verschlechterung tritt nachts im warmen Bett auf, wo vor allem die Hautsymptome schlimmer werden.

Millefolium, Achillea millefolium
Schafgarbe

Von diesem, bei uns bekannten Korbblütler, werden die blühenden Pflanzen ohne Wurzel zur Arznei verarbeitet. Es wird meist in tiefen Potenzen eingesetzt, also von der Urtinktur bis zur D 3 Potenz.
Schafgarbe ist ein „Entzündungsmittel" (als Tee getrunken oder äußerlich als Auflage) und ein „Blutungsmittel", wobei die Blutungen durch Verletzungen oder Gefäßschäden aufgetreten und hellrot sind. Außerdem entstaut es (wohl durch seine gefäßzusammenziehende Wirkung) den Unterleib und wird deshalb bei einem venösen Stau im Becken angewendet.

Millefolium
– *Entzündungen*
– *Blutungen*

Naja tripudians, Naja naja
Brillenschlange, Kobra

Von dieser Schlange, die in Indien und China beheimatet ist, wird das Sekret der Giftdrüsen zur Arzneiherstellung verwendet. Dieses, auch eher als „kleines" Mittel bezeichnete Arznei, wird in nicht zu tiefen Potenzen etwa ab D 8 bis D 12, aber auch höher eingesetzt.
Indikation/Anwendungsbereich:
Es wirkt auf das Herz bei Entzündungen von dessen Innenhaut oder Muskel und

Naja tripudians
– *Endo- und Myocarditis*
– *Angina pectoris*

ist spezifisch bei Angina pectoris sowie bei klappenbedingter Herzschwäche. Auch entsprechender Kopfschmerz wird geheilt.

Beschwerden/Begleitsymptome:
Dieser Kopfschmerz geht meist vom linken Auge zum Hinterkopf, die Herzbeschwerden strahlen in den Nacken, die linke Schulter, linken Arm und Hand und sind mit Todesangst verbunden. Der Puls ist dabei langsam und schwach.

Natrium carbonicum

Trockenes Natriumcarbonat, gereinigtes Soda

Natrium carbonicum
– Kopfschmerz
– chronische Katarrhe im hinteren Nasenraum

Es wird in den Potenzen ab D 3 bis D 6, als Konstitutionsmittel auch in den Potenzen C 30, C 200 und in LM-Potenzen eingesetzt.

Indikation/Anwendungsbereich:
Es wirkt bei chronischem Kopfschmerz, der mit Niedergeschlagenheit, Schwindel, Benommenheit einhergeht, sowie bei alten, unausgeheilten Katarrhen im hinteren Nasenraum.

Beschwerden/Begleitsymptome:
Bei Natrium carbonicum verschlimmert jede geistige Anstrengung die Beschwerden bzw. kann der Patient keine geistige Arbeit verrichten, ohne dabei Kopfschmerzen zu bekommen. Oft stellt sich auch Schwindel und Benommenheit ein. Es besteht geistige Apathie mit Müdigkeit tagsüber, Niedergeschlagenheit, traurige Gedanken, Überempfindlichkeit gegen Geräusche, besonders gegen Musik. Bekannt ist bei Natrium-

carbonicum-Menschen, daß sie schwache Fußknöchel haben und sich diese oft übertreten.

Natrium cloratum, Natrium muriaticum
Natriumchlorid, Kochsalz

Aus diesem profanen Grundstoff wird eines der wichtigsten Konstitutionsmittel und Polychreste der Homöopathie hergestellt. Es wird von tiefen Potenzen (D 4) über hohe bis zu höchsten Potenzen (C 30, C 200, C 1.000 usw.) und in LM-Potenzen eingesetzt.

Natrium chloratum
- *Migräne/Kopfschmerz*
- *chronische Rhinitis*
- *Bronchitis*
- *chronische Darmkatarrhe*
- *nervöse Herzstörungen*
- *Hauterkrankungen (Ekzeme)*

Indikation/Anwendungsbereich:
Es hilft, soweit die Modalitäten stimmen, gegen chronische Migräne und Kopfschmerz. Auch Schnupfen, Bronchitis, Darmentzündungen sowie alle weiteren Krankheiten des gesamten Verdauungstraktes, d. h. also angefangen beim Mund und endend am After. Dazu gehören auch Lebererkrankungen.

Chronische Verstopfungen sind nicht selten. Auch nervöse Herzstörungen (vegetativ bedingt) und Hauterkrankungen wie Ekzeme fallen unter seine Heilwirkung.

Beschwerden/Begleitsymptome:
Kennzeichnend bei den Verdauungssymptomen ist eine sogenannte „Landkartenzunge", d. h. wir sehen eine zerklüftete Zunge mit Einrissen, Eindrücken und verschiedenen Belägen. Die Natrium-muriaticum-Patienten zeigen trotz starken Hungers Abmagerung am ganzen Körper (Ly-

copodium nur am Oberkörper). Nach dem
Essen fühlen sie sich schläfrig, müde, was
sich mit fortgeschrittener Verdauung wieder bessert. Trockenheit im Mund, am Vor-
mittag zwischen 9 und 11 Uhr (Sulfur um
11 Uhr), heftiger Durst, Verlangen nach
Salz und Abneigung gegen Brot sprechen
für Natrium muriaticum. Die Verstopfung ist
gekennzeichnet durch trockene, harte
Stühle. Haarausfall und Ausschläge an der
Haargrenze sind bekannt für Natrium muriaticum. Es treten Rückenschmerzen auf,
die sich durch Anlehnen an eine harte
Stuhllehne bessern; der Patient möchte
sich immer, auch im Stehen, z. B. an einer
Wand anlehnen. Absonderungen (Ausfluß,
Schnupfen usw.) sind hell, glasig, aber oft
scharf und wundmachend. Die Patienten
sind niedergeschlagen, wollen aber nicht
getröstet werden (ähnlich wei bei Ignatia,
anders aber bei Pulsatilla) und haben Zu-
kunftsangst (als ein Ausdruck der
Schwäche).
Ein Aufenthalt am Meer (Jodgehalt der
Luft!) hat starken Einfluß auf ihr Befinden.
Es ist ein Mittel für chronische Folgen von
Kummer oder Enttäuschung. Wenn der
Zeitpunkt des Krankheitsbeginnes mit
solch einem einschneidenden Ereignis zu-
sammenfällt, heilt Natrium muriatum mit
großer Sicherheit, auch bei lange zurückliegenden Fällen, soweit die anderen Modalitäten des Mittels stimmen. Schweißaus-
bruch bessert bei Natrium muriaticum (anders: Mercurius solubilis Hahnemanni) das
Befinden des Betroffenen.

Natrium phosphoricum
Natriummonohydrogenphosphat

Wieder eine Natriumverbindung, die homöopathisch eher als „kleines" Mittel zu sehen ist. Als eines von Dr. Schüßler's zwölf Biochemischen Mitteln jedoch hat es einige Bedeutung. Die meistgebräuchlichen Potenzen sind D 3 bis D 12. Es wirkt bei Sodbrennen, wenn dieses durch überschießende Magensäure entstanden ist sowie bei Verdauungsstörungen im Sinne der Gärung, d. h. mit eher säuerlich riechenden Winden, saurem Erbrechen sowie sauren Durchfällen. Natrium phosphoricum befähigt den Körper, die Säuren auszuscheiden.

Natrium phosphoricum
– *Hyperacidität*
– *Sodbrennen*
– *saure Durchfälle und Erbrechen*

Natrium sulfuricum
Trockenes Natriumsulfat, Glaubersalz

Wir sprechen hier von einer Natriumverbindung, die wiederum zu den zwölf Biochemischen Salzen Dr. Schüßlers gehört und dort in Potenzen von D 3 bis D 12 eingesetzt wird. Aber es hat auch seine Bedeutung als Konstitutionsmittel und wird von D 3 bis C 30, C 200 und auch in LM-Potenzen eingesetzt.

Indikation/Anwendungsbereich:
Es ist ein Mittel für den Verdauungstrakt und das Leber-Gallesystem, wo es Magen-, Zwölffingerdarmentzündungen sowie Gelbsucht und leberbedingte Durchfälle heilt. Auch bei Schwangerschaftserbrechen ist es ein gebräuchliches Mittel.

Natrium sulfuricum
– *Gastroduodenitis*
– *Schwangerschaftserbrechen*
– *Asthma bei Kindern*

Auch bei Asthma von Kindern ist es ein bewährtes Mittel.

Beschwerden/Begleitsymptome:
Bei Natrium-sulfuricum-Patienten handelt es sich um Menschen von geblichem Aussehen (Leberhinweis) und mißgelaunter, melancholischer Stimmung bis hin zum Gefühl des Lebensüberdrusses.
Verschlimmerung aller Beschwerden, besonders der Durchfälle, erfährt der Patient durch den Wechsel von trockenem zu feuchtem Wetter. Es wird daher (mit Dulcamara, Rhododendron und Rhus toxicodendron) zu den „Wettermitteln" gezählt. Besserung tritt beim Natrium sulfuricum-Patienten durch trockene Wärme auf. Frösteln und Empfindlichkeit gegen Kälte kennzeichnen weiterhin diesen Arzneimittel-Typ, der auch häufig über einen bitteren Mundgeschmack berichtet. Außerdem treten Schmerzen auf, die speziell durch die linke Brust strahlen.

Nux moschata, Myristica fragrans
Muskatnuß

Nux moschata
– *akute Gastritis*
– *Gastroenteritis*
– *gastrocardiaier Symptomenkomplex*

Dieses ostindische Speisegewürz, von dem die getrockneten Samen verarbeitet werden, wird in der Homöopathie meist nur als „kleines" Mittel in den Potenzen D 3 bis D 6 eingesetzt.

Indikation/Anwendungsbereich:
Es ist ein Nerven- und Magenmittel, wobei der Zusammenhang zwischen diesen beiden Systemen ja geläufig ist (z. B. Magengeschwür auf nervöser Basis). So heilt es

akute Magen- und Magen-Darmentzündungen sowie Herzbeschwerden auf der Grundlage von Verdauungsproblemen („Roemheld-Syndrom").

Beschwerden/Begleitsymptome:
Dabei sind Auftreibung von Magen und Darm sowie kolikartige Schmerzen mit Herzdruck nach dem Essen charakteristisch. Trockener Mund ohne Durst ist ein auffälliges Symptom. Die Patienten sind übelgelaunt, müde, vergeßlich und benommen. Verschlimmerung der Beschwerden treten durch nasse Kälte auf. Wärme hingegen bringt dem Betroffenen Linderung der Symptome.

Nux vomica, Strychnos nux-vomica
Brechnuß, Krähenauge

Es handelt sich um ein tropisches Holzgewächs, das in Ceylon und Australien zu finden ist. Die reifen, getrockneten Samen werden zur Arzneiherstellung verwendet. Als eines der größten Polychreste und Konstitutionsmittel der Homöopathie hat Nux vomica eine breite Palette von Potenzen, in denen es eingesetzt wird. Von D 4 bis D 30 über C 30, C 200, C 1.000 und höher sowie LM-Potenzen ist alles gebräuchlich.

Nux vomica
– *spastische Beschwerden (Migräne Gastritis, Gastroduodenitis, Obstipation)*
– *Alkohol- und Medikamentemißbrauch*

Indikation/Anwendungsbereich:
Es ist ein Mittel für spastische (krampfende, verkrampfte) Beschwerden, die sich als Migräne, Magenentzündung (akut oder chronisch) sowie Magen- oder Zwölffingerdarmgeschwüre, aber auch als spastische

Verstopfung (Obstipation) und Menstruationsbeschwerden und vieles andere mehr äußern können.

Beschwerden/Begleitsymptome:

Vom Typ her handelt es sich um einen ärgerlichen, schnell beleidigten, gehetzten, gestreßten Menschen, der Druck von oben nur ertragen kann, wenn er ihn nach unten weitergeben kann. Nux vomica ist in erster Linie ein Männermittel, für Männer mit sitzender Lebensweise und Anfälligkeit für Hämorrhoiden. Der Patient ist empfindlich gegen Geräusche, Gerüche, Licht (überreiztes Nervensystem), verträgt keinen Widerspruch (wie bei Lycopodium) und hat Abneigung gegen geistige Arbeit, die auch alle seine Beschwerden verschlimmert. Schlechter geht es ihm morgens („Morgenmuffel"). Die Magenbeschwerden treten gerne ein bis zwei Stunden nach dem Essen ein. Auch gegen Berührung ist der typische Nux vomica-Patient empfindlich. Oft wacht er um 3 Uhr nachts auf, um dann erst um 6 Uhr (kurz bevor er eigentlich aufstehen muß) wieder einzuschlafen. Kennzeichnend ist, daß der Betroffen u. U. lange still hält und sich viel gefallen läßt, um dann aber völlig unerwartet wegen einer Nichtigkeit aufzubrausen.

Nux vomica ist außerdem *das* homöopathische Mittel für Alkohol- (Katermittel) und Medikamentenmißbrauch. Unter „Medikamentenmißbrauch" versteht man, im homöopathischen Sinne, auch den – oft leichtfertigen – Einsatz von Antibiotika, Cortison(-salbe), aber auch z. B. der Antibabypille. Nach Absetzen von solchen Medikamenten reinigt Nux vomica erst einmal

den Körper von den aufgenommenen Giftstoffen.
Der Nux-vomica-Patient hat Verlangen nach Stimulantien wie Kaffee, Tabak und Alkohol, die er aber schlecht verträgt.

Petroleum
Steinöl

Diese Kohlwasserstoffmischung, die aus Erdöl gewonnen wird, wird meist in den Potenzen D 3 bis D 6, als Konstitutionsmittel auch in höheren Potenzen (C 30, C 200, LM-Potenzen) verwendet.

Petroleum
– *Ekzeme*
– *Rhagaden*
– *Fissuren*
– *Konjunktivitis*
– *Gastroenteritis*
– *Kopfschmerz*
– *Schwindel*
– *Reiseübelkeit*

Indikation/Anwendungsbereich:
Als „Hautmittel" heilt es Ausschläge am Kopf, hinter den Ohren, an den Geschlechtsteilen, Händen, Beinen usw. Auch Fissuren und Rhagaden (Hauteinrisse, meist am Übergang von Haut zur Schleimhaut) sowie Augenentzündungen, aber auch Magen-Darmbeschwerden, Kopfschmerzen und Schwindel können in Petroleum ihr Heilmittel finden.
Die Hautsymptome verschlimmern sich in der Winterzeit. So werden die Hände z. B. im Winter trocken, spröde und reißen ein. Im Sommer heilt alles wieder aus.
Die kleinste Verletzung der Haut neigt zum Eitern. Die Schleimhäute von Nase, Rachen, Kehlkopf, Augen sowie die gesamte Haut sind trocken. Magenschmerzen werden durch Essen gebessert. Schwindel und Kopfschmerzen scheinen vom Hinterkopf auszugehen. Auch ist Petroleum ein Mittel gegen Übelkeit auf Reisen.

Phosphorus
Gelber Phosphor

Phosphorus
- *Erschöpfungs-
  zustand nach
  Infektionskrank-
  heiten*
- *allgemeine Ner-
  venschwäche*
- *Pneumonie,
  Lungentuberku-
  lose*
- *Bronchitis*
- *Myocarditis*
- *Stenocardie*
- *Hepatitis*
- *Nephritis*
- *Periostitis*
- *brennende
  Schmerzen*
- *Gastritis*
- *Ulcus ventriculi*

Es ist eines der größten Konstitutionsmittel und Polychreste der Homöopathie und wird in den Potenzen von D 4 bis D 12, aber auch in den C-Potenzen (C 30, C 200, C 1.000 usw.) sowie in LM-Potenzen eingesetzt.

Indikation/Anwendungsbereich:
Phosphor wirkt auf die Nerven, die Atmungsorgane, den Verdauungstrakt, die Nieren und das Herz.

Es tritt eine allgemeine Nervenschwäche auf, die sich bei Phosphor-Menschen durch allgemeine Unruhe äußert. Neuralgien sowie schlechtes Erholen nach Krankheiten, aber auch eine Lungenentzündung und -tuberkulose, Bronchitis, Herzschmerzen, Magen-Darmkatarrhe, Leber- oder Nierenentzündung sowie Knochenkrankheiten können durch Phosphorus geheilt werden, wenn die sonstigen Indikationen ebenfalls auftreten.

Phosphor ist außerdem (mit Arsen und Sulfur zusammen) eines der drei Mittel mit dem Symptom „Brennen", das heißt brennende Schmerzen, egal wo sie am Körper auftauchen, sollen immer auch an Phosphor denken lassen.

Beschwerden/Begleitsymptome:
Phosphor-Patienten sind große, eher magere Menschen (Astheniker), die gebückt gehen. Dies gilt besonders für junge Menschen, die gerade hochgeschossen sind. Große Unruhe herrscht vor, sie können weder ruhig sitzen noch stehen. Alles ist fein an diesen Menschen, die schlanke Erschei-

nung, die zarten Wimpern und Haare. Das sexuelle Verlangen ist groß, aber wenn es darauf ankommt, macht sich eine Schwäche bemerkbar. Durchfälle („Bleistiftstuhl") sind schmerzlos und reichlich, Schweiß (besonders nachts bzw. zu Beginn des Schlafes) und starker Hunger sogar nachts kennzeichnen den Phosphor-Patienten. Häufig kommt es vor, daß er in der Nacht „über den Kühlschrank herfällt". Kleine Wunden bluten sehr stark, auch das Zahnfleisch blutet, jedoch nur leicht.

Brennen kann überall am Körper auftreten, vor allem aber zwischen den Schulterblättern oder an Händen und Füßen oder den Rücken von unten nach oben hinaufwandernd.

Angst im Dunkeln oder Furcht vor einem Gewitter und vor dem Alleinsein ist bei diesen Menschen auffällig.

Allerdings bessern sich paradoxerweise gerade im Dunkeln und durch Wärme die Beschwerden des Phosphor-Patienten. Außerdem besteht eine charakteristische Abneigung gegen gekochte Milch.

Phytolacca, Phytolacca americana
Kermesbeere

Ein Kermesgewächs aus Nordamerika, das auch in Deutschland angebaut wird. Man verwendet von ihm die frische, im Herbst gesammelte Wurzel, die dann in den Potenzen D 2 bis D 6 eingesetzt wird. Es ist wieder einmal ein sogenanntes „kleines" Mittel der Homöopathie.

Phytolacca
– *Grippe*
– *Angina*
– *herdbedingter Rheumatismus*
– *Veränderungen der weiblichen*

Brust
– Ischias

Indikation/Anwendungsbereich:

Phytolacca ist ein Halsschmerzmittel (Grippe, Mandelentzündung) sowie bei „herdbedingtem Rheumatismus" einzusetzen.

Außerdem hat es eine starke Wirkung auf die weibliche Brust.

Auch Ischiasschmerzen können mit Phytolacca behandelt werden.

Beschwerden/Begleitsymptome:

Die Halsschmerzen treten mit einem Zerschlagenheitsgefühl am ganzen Körper auf. Müdigkeit und Apathie sind typisch.

Es hilft bei Schmerzen in der weiblichen Brust, besonders wenn sie beim Anlegen des Babys zum Stillen auftreten, wobei der Schmerz durch das Saugen des Kindes in den ganzen Körper ausstrahlt. Außerdem besiegt das Mittel oft Knoten in der Brust, die natürlich vorher auf Bösartigkeit abzuklären sind.

Platinum, Platinum metallicum
Metallisches Platin

Platinum
– Hysterie
– Blutungen bei Gebärmuttergeschwulsten
– Menstruationsbeschwerden
– Jucken der Geschlechtsteile
– Neuralgien

Das Metall wird in den Potenzen D 3 bis D 12, als Konstitutionsmittel auch in C 30, C 20 oder in LM-Potenzen eingesetzt.

Indikation/Anwendungsbereich:

Platin ist ein „Hysteriemittel" und in erster Linie auch ein „Frauenmittel".

Hysterie in der bekannten, nach außen getragenen Form, tritt eher bei Frauen auf oder wird doch häufiger bei ihnen beobachtet. Scheinbar tritt sie bei Männern mehr in lasierter, versteckter Form auf, d. h. nicht sofort offen erkennbar oder sie wird eben besser kompensiert. Es wirkt bei Myomblutungen (also Blutungen bei Gebärmuttergeschwulsten), bei Menstruationsbeschwerden, Jucken der Geschlechtsteile, aber auch bei Nervenschmerzen.

Beschwerden/Begleitsymptome:
Platin-Menschen fühlen sich (entsprechend der Exklusivität des Metalles Platin) anderen Menschen geistig und körperlich überlegen, ja, sie sehen diese tatsächlich kleiner, als sie in Wirklichkeit sind. Auch Gegenstände werden kleiner gesehen. Platin-Menschen sind stolz, fast hochmütig und sehen auf ihre Mitmenschen herab. Bemerkenswert ist, daß körperliche Symptome sich mit seelischen abwechseln. Das heißt beispielsweise, daß Ischiasschmerzen und geistige Indolenz (Schmerzlosigkeit, Gleichgültigkeit) sich abwechseln; das eine kommt, wenn das andere verschwindet. Schmerzen kommen und gehen charakteristischerweise allmählich und sind oft mit Taubheit der schmerzenden Stellen verbunden.

Der Geschlechtstrieb ist bei Mann oder Frau unersättlich, die Geschlechtsteile jucken und neigen bei Berührung zu Verkrampfung. Dies ist ein Hinweis auf die allgemeine Übererregbarkeit des Nervensystems.

Reiseobstipation (Reiseverstopfung) entsteht bei Platin-Patienten durch übergroße Anforderungen an die Hygiene, die auf Reisen oft nicht erfüllbar sind. Der Stuhl haftet am After wie weicher Lehm.

Plumbum aceticum und
Plumbum metallicum

Bleiacetat (Bleizucker) und metallisches Blei

**Plumbum
aceticum und
Plumbum
metallicum**
– Arteriosklerose
– Neuralgien
– Muskelschwund

Dieses Metall wird als metallisches reines Blei *(Plumbum metallicum)* oder als Bleizucker *(Bleiacetat, Plumbum aceticum)* in gleicher Weise eingesetzt, und zwar in den Potenzen D 4 bis D 6. Wird es als Konstitutionsmittel eingesetzt, so kommen natürlich wieder die höheren Potenzen (C 30, C 200, LM Potenzen) zum Einsatz.

Indikation/Anwendungsbereich:

Blei ist ein Sklerose-(Arteriosklerose-) und Nervenmittel, wobei sowohl eine Über- als auch regelrechte Unempfindlichkeit von Hautbezirken, Nervenentzündungen und Schwund ganzer Muskelgruppen aufgrund einer mangelnden nervalen Versorgung auftreten können.

Beschwerden/Begleitsymptome:

Schnelle Abmagerung, starke Überempfindlichkeit der Haut, die sich aber bei starkem Druck bessert, sind Hinweise auf Plumbum. Vergeßlichkeit und Zittern der Glieder sind weitere Anhaltspunkte. Die Zähne haben oft eine deutliche blaue Linie, dort wo sie aus dem Zahnfleisch heraustreten (Bleisaum).

Ein eigenartiges Symptom, welches von einigen Autoren beschrieben wird, ist das Gefühl, als wäre der Bauch bis zum Rückgrat „wie mit einer Schnur" eingezogen.

Auch umschriebene, punktförmige Schmerzen rechts neben dem Nabel werden geschildert.

Die Beschwerden verschlimmern sich nachts und durch Kälte.

Podophyllum, Podophyllum peltatum
Maiapfel, Entenfuß

Ein nordamerikanisches Berberitzenge-wächs, von dem die Wurzeln zu Arznei ver-arbeitet werden. Meist wird das Arzneimit-tel in den Potenzen D 3 bis D 6 eingesetzt und ist eher ein „kleines" Mittel der Homö-opathie.

Podophyllum
- *Durchfälle*
- *Aftervorfall*
- *Hämorrhoiden*
- *Hepathopathien*
- *Colitis*

Indikation/Anwendungsbereich:
Es wirkt auf den Verdauungstrakt (Ma-gen, Darm, After, Leber, Gallenblase), und zwar speziell als Durchfallmittel, wobei der Stuhl in übermäßigen Mengen und stinkend erscheint („Hydrantenstuhl") und den Patienten nach dem Stuhlgang „wie ausgepumpt" zurücklassen. Aftervorfall und Hämorrhoiden können ebenfalls auf-treten.

Beschwerden/Begleitsymptome:
Der Zustand verschlimmert sich morgens und nach jeder Mahlzeit.

Pulsatilla, Anemone pratensis
Wiesenküchenschelle

Es ist ein in Europa beheimatetes Hahnen-fußgewächs. Von ihm wird die gesamte blühende Pflanze verwendet, meist in den Potenzen D 3 bis D 12, aber als eines der wichtigsten Polychreste und homöopathi-schen Konstitutionsmittel auch in viel

Pulsatilla
- *Menstruations-beschwerden*
- *Schwanger-schaftsprobleme*
- *Klimakterium*

– *Hämorrhoiden*
– *Krampfadern*
– *Hepathopathiech*
– *Otitis media*

höheren Potenzen wie z. B. C 30, C 200 sowie LM Potenzen.

Indikation/Anwendungsbereich:

Pulsatilla ist oft angezeigt bei Menstruationsbeschwerden (besonders bei zu schwacher oder fehlender Periode); es ist ein gutes Schwangerschaftsmittel z. B. zur Verhütung von Abgängen im fünften Monat (als D 15 einmal gegeben), aber auch als Mittel zur Erleichterung der Geburt. Vor dem Geburtstermin wird es laufend in D 4-Gaben verabreicht. Es empfiehlt sich aber immer, vor einer Einnahme den Arzt/Heilpraktiker zu befragen!

Auch ist das Mittel im Klimakterium einsetzbar.

Es ist ein „venöses Mittel", mit dem Hämorrhoiden, Krampfadern, Leberbeschwerden, Mittelohrentzündung (besonders bei kleinen Kindern), und viele andere Beschwerden angegangen werden können, wenn die Modalitäten stimmen.

Beschwerden/Begleitsymptome:

Pulsatilla ist wiederum eher ein Frauenmittel, und zwar für einen speziellen Typ Frau, der meist wie folgt beschrieben wird: rötlich-blonde, blauäugige, mädchenhafte Frau, die „nahe am Wasser baut". Trotz der Weichheit besitzt sie aber eine unwahrscheinliche Durchsetzungsfähigkeit. Sie selbst kommt bei jedem Termin zu spät, wie überhaupt bei ihr alles zu spät kommt, sogar die eigene Periode. Die Symptome sind sehr veränderlich. Katarrhe oder Schleimhäute (im Atmungs- wie im Urogenitaltrakt) erzeugen milde, dicke Absonderungen. Sie ist ein „venöser Typ" mit schmerzenden Krampfadern und Hämorrhoiden. Kennzeichnend ist eine extreme Durstlosigkeit und Unverträglichkeit von Fett und fettem Fleisch. Verschlimmert werden die Beschwerden durch warme Räume und abends. Im Gegensatz dazu tritt Besserung in kühler, frischer Luft und im Freien auf. Kennzeichnend für das Mittel ist ebenfalls der Verlust des Geruchs- und Geschmackssinnes speziell bei Erkältungen.

Rhododendron, Rhododendron aureum
Goldgelbe Alpenrose

Ein sibirisches Heidekrautgewächs, von dem die Zweige und Blätter zur Arznei verarbeitet werden. Meist wird das Arzneimittel in den Potenzen D 2 bis D 6 eingesetzt, gelegentlich auch höher.

Rhododendron
- *Rheumatismus der kleinen Gelenke*
- *Gicht*
- *Orchitis*

Indikation/Anwendungsbereich:
Rhododendron ist ein Mittel für Rheuma und Gicht, besonders der kleinen Gelenke (Finger und Zehen), sowie ein „Wettermittel", da sich die Symptome bei einem Wetterumschwung zu nassem, stürmischem Wetter deutlich verschlimmern. Außerdem heilt es stechende, ziehende Hodenschmerzen.

Beschwerden/Begleitsymptome:
Die Beschwerden verschlimmern sich bei Ruhe und werden bei Bewegung sofort besser. Kennzeichnend ist weiterhin der ziehende Charakter aller Schmerzen.

Rhus toxicodendron
Giftsumach

**Rhus
toxicodendron**
– *Gelenkrheuma-
tismus*
– *Torticollis =
Schiefhals*
– *Neuralgien, be-
sonders Ischias*
– *bullöse (bläs-
chenförmige)
Dermatitis*

Es handelt sich hierbei um ein nordameri-kanisches Sumachgewächs, von dem die frischen Blätter zur Arznei verarbeitet wer-den. Die am häufigsten gebräuchlichen Po-tenzen sind D 2 bis D 12. Als Konstituti-onsmittel wird es natürlich in höheren Po-tenzen eingesetzt.

Indikation/Anwendungsbereich:
Es ist ein wichtiges Mittel für den Bewe-gungsapparat, speziell für die Sehnen und Bänder. Gelenkrheumatismus, Schiefhals sowie ischiasähnliche Beschwerden gehö-ren zu seinem Einsatzgebiet. Außerdem heilt es, soweit angezeigt, bläschenförmige Hautausschläge.

Beschwerden/Begleitsymptome:
Kennzeichnend für das Mittel ist eine Ver-schlimmerung der Beschwerden in Ruhe und am Anfang einer Bewegungen. Nach längerem „Einlaufen" hingegen nehmen die Gliederschmerzen ab. Auch Wärme wird gut vertragen. Eine fortdauernde Unruhe zwingt den Patienten dazu, sich ständig zu bewe-gen. Das Mittel heilt gut, wenn die Schmer-zen, beispielsweise Rücken- oder Lenden-schmerzen, eine Folge von Überanstren-gung sind, der Betroffene sich verhoben hat oder aber bei der Arbeit stark schwitzt und sein Körper damit feucht war.
Es gilt als „Umzugsmittel", weil durch das Heben z. B. von Möbeln bei Umzügen leicht solche Beschwerden eintreten kön-nen, auf die das Mittel gut paßt. Auch Schmerzen nach langdauernden Wande-

rungen können durch Giftsumach gut gelindert werden.
Außerdem werden brennende, juckende,
bläschenförmige Hautausschläge (z. B.
Herpes) gut beeinflußt und heilen ab.
Oft hat der Patient eine auffällig rote Zun-
genspitze, dies ist ein zusätzlicher Rhus-
toxicodendron-Hinweis.

Ruta, Ruta graveolens
Weinraute, Edelraute

Ruta graveolens ist ein Rautengewächs
aus dem Mittelmeerraum, von dem das frische, noch nicht blühende Kraut zur Arzneiherstellung verwendet wird. Es ist fast
nur in tiefen Potenzen wie D 1 bis D 6 gebräuchlich.

Ruta
– *Quetschungen*
– *Handgelenks-*
  schmerzen
– *Überanstren-*
  gung der Augen

Indikation/Anwendungsbereich:
Ruta ist ein Verletzungsmittel, das nach
Quetschungen, Schlägen, Stürzen usw. zur
Heilung angewendet wird, besonders wenn
dabei die Knochenhaut betroffen ist. Ein
„Zerschlagenheitsgefühl" herrscht an der
betroffenen Stelle vor. Besonders wirksam
ist Ruta graveolens bei Handgelenk-
schmerzen, die sich bei Bewegung bessern. Auch Augenüberanstrengung, müde,
schmerzende Augen, reagieren gut auf
Ruta.

Beschwerden/Begleitsymptome:
Alle Symptome verschlimmern sich bei
Nässe und Kälte. Ruhe verträgt der Patient
kaum. Vor allem nachts verstärken sich die
Symptome.

Sabal serrulatum, Serenoa repens
Zwergpalme

Sabal serrulatum
– *Prostatahyperthophie*
– *Prostatitis*

Ein mittelamerikanisches Palmengewächs, von dem die frischen, reifen Beeren verarbeitet werden. Es wird meist als Urtinktur oder in den Potenzen bis D 6 eingesetzt. Sabal serrulatum hat eine spezifische Wirkung auf die Prostata (Vorsteherdrüse) und ist demzufolge hauptsächlich ein „Männermittel". Es wird oft als homöopathischer „Katheter" bezeichnet, da es bei Prostataschwellungen und den dadurch eintretenden Störungen beim Wasserlassen sehr gut wirkt.

Sarsaparilla, Similax utilis
Sarsaparillwurzel

Sarsaparilla
– *Ekzeme*
– *Nephritis*
– *Cystitis*
– *Muskel- und Gelenkrheuma*

Es ist ein mittelamerikanisches Liliengewächs, von dem man die getrockneten Wurzeln zur Arzneiherstellung verwendet. Gebräuchlich sind D 2 bis D 6 Potenzen.
Indikation/Anwendungsbereich:
Es wird vor allem als Haut-, Nieren- und Rheumamittel eingesetzt und heilt Ekzeme und andere Hautleiden heilt. Im Urogenitaltrakt sprechen Blase-, Nieren, Nierenbeckenentzündungen und Nierensteinleiden auf das Mittel an, wenn die Modalitäten stimmen. Muskel- und Gelenkrheuma als Folge einer Nierenausscheidungsschwäche, bessern sich durch das Mittel ebenso.
Beschwerden/Begleitsymptome:
Die Hautausschläge sind heftig juckend und bilden Bläschen oder andere Erhaben-

heiten, welche auch nässen und eitern. Sie treten besonders an Kopf und Händen auf. Bei Nierenerkrankungen kennzeichnen schleimiger, eitriger Urin das Mittel. Oft bildet sich auch ein weißer Bodensatz nach längerem Stehenlassen des Urins.
Die Patienten scheinen eine aufgedunsene Haut zu haben.

Secale cornutum, Secale cornutum standardisatum, Claviceps purpurea
Mutterkorn

Ein europäischer Schmarotzerpilz, der auf Getreidearten zu finden ist. Getrocknet wird er zur Arznei verarbeitet und meist in den tiefen Potenzen D 3 bis D 12 eingesetzt.

Secale cornutum
– *Gefäßkrämpfe*
– *Arteriosklerose*
– *Wehen- und Menstruationsbeschwerden*

Indikation/Anwendungsbereich:
Mutterkorn ist ein Gefäßmittel, es ist angezeigt bei Gefäßkrämpfen, die zum Absterben von Extremitäten („Totenfinger") führen, wobei z. B. die Finger meist schneeweiß und eiskalt werden. Auch Absterben der Extremitäten durch Arteriosklerose oder durch diabetische Gefäßschäden bessern sich durch Secale cornutum. Ebenso wirkt das Mittel auch bei krampfhaften Wehen sowie bei Menstruationsstörungen.

Beschwerden/Begleitsymptome:
Es paßt am besten auf abgemagerte Menschen mit schlaffen Muskeln. Kennzeichnend ist Eiseskälte der betroffenen Körperpartie. Die Hände verkrampfen sich dabei oft grotesk. Trotz der Eiseskälte der Glied-

maßen möchte der Patient diese nicht zudecken und wärmen.

Sepia, Sepia officinalis
Tintenfisch

Sepia
- *Klimakterium*
- *Depressionen*
- *Migräne*
- *Periodenstörungen*
- *chronische Gastritis und Enteritis*
- *Krampfadern*
- *Hämorrhoiden*
- *Hepathopathien*

Von diesem Meereslebewesen der Nordsee und des Mittelmeers nimmt man den Inhalt des Tintenbeutels zur Arzneiherstellung. Als eines der größten Konstitutionsmittel und Polychreste reicht die Potenzbreite von D 3 bis D 60 sowie über C-Potenzen (C 30, C 200, C 1.000) bis hin zu LM-Potenzen.

Indikation/Anwendungsbereich:
Sepia ist in erster Linie ein „Frauenmittel" und besonders geeignet für die Pubertät (wie Pulsatilla auch) und die Zeit des Klimakteriums, also für die hormonellen Umstellungsphasen.

Es heilt, soweit angezeigt, nervöse Störungen bis hin zu Depressionen, neuralgische Beschwerden wie Migräne, vor allem aber Beckenbeschwerden (z. B. Senkungen).

Chronische Magen-Darmentzündungen, Hautstörungen und venöse Leiden wie Hämorrhoiden, Krampfadern und Pfortaderstau, besonders wenn die Störungen mit hormoneller Beteiligung ablaufen, können mit Sepia ebenfalls behandelt werden.

Beschwerden/Begleitsymptome:
Es handelt sich meist um launische, reizbare, egoistische Frauen im (vor-)klimakterischen Alter; es ist meist ein dunkler Frauentyp mit oft gelber Hautfarbe um den Mund oder auf dem Nasensattel. Diese Frauen lei-

den sehr stark unter dem Wechsel von Hitzewallungen und Frostigkeit. Oft besteht Abneigung gegen Hausarbeit und Familie, auch Frigidität ist häufig. Schlechter fühlen sich diese Patientinnen morgens, um dann abends lebendig zu werden und „die Nacht zum Tag zu machen". Kalte Füße mit warmen Händen oder umgekehrt treten auf. Uterussenkungen zeigen sich durch ein „herabdrängendes Gefühl" im Unterleib. Außerdem besteht in der Gebärmutter, nach Aussage einiger Autoren, eine Verhärtung mit schmerzhaftem Steifheitsgefühl. Der Schweiß (besonders unter den Achseln und an den Genitalien) riecht übel, es besteht oft gelber, scharfer, wundmachender Ausfluß. Sepia-Frauen vertragen keine vollen Räume, keine stickigen Zimmer. Beschwerden bessern sich aber durch ausgiebige, massive Bewegungen (wie z. B. Tanzen oder Reiten), wobei sie sich richtig abreagieren können.

Silicea
Kieselsäure, reiner Feuerstein

Die aus Bergkristall gewonnene Kieselsäure wird in den Potenzen D 4 bis D 12, als eines der wichtigsten Polychreste und Konstitutionsmittel auch in hohen Potenzen (C 30, C 200, C 1.000) sowie in LM-Potenzen angewendet.

Indikation/Anwendungsbereich:
Bei Silicea handelt es sich um ein Mittel, welches gegen chronische Eiterungen jeder Art angewendet werden kann.

Silicea
– *chronische Eiterungen aller Art*
– *Wachstumsstörungen an Haaren und Nägeln*
– *schlechte Heilhaut*
– *Impffolgen*

Es können zum Beispiel eitrige Augen- und Ohrenentzündungen, After-Fisteln, Furunkel, Mandelabszesse, Nagelbettentzündungen behandelt werden.

Auch bei Wachstumsstörungen an Haut, Haaren und Nägeln ist Silicea angezeigt.

Das Mittel dient neben Thuja zur Behandlung von Impffolgen, d. h. von Krankheiten, die nach oder durch Impfungen aufgetreten sind.

Silicea kann Fremdkörper aus dem Körper befördern (z. B. eingedrungene Granatsplitter oder abgespaltene Knochensplitter).

Silicea gehört auch zu den zwölf Biochemischen Mitteln von Dr. Schüßler.

Beschwerden/Begleitsymptome:

Es sind meist ängstliche, zurückhaltende Patienten, die aus Angst vor Fehlschlägen Entscheidungen vermeiden. Wegen ihrer Frostigkeit und der Neigung sich schnell zu erkälten, haben die Betroffenen ständig das Bedürfnis vor allem den Kopf zu wärmen, also Mützen, Hüte oder Schals zu tragen. Andererseits leiden sie unter Kopf- und Fußschweiß. Auch bei Krankheiten, die durch unterdrückten Fußschweiß entstehen, ist Silicea gut wirksam. Solch ein unterdrückter Fußschweiß kann durch ständige Anwendung von Deodorantien, aber auch chronisch kalte Füße hervorgerufen werden.

Bekannt ist bei Silicea-Patienten eine panische Angst vor Nadeln und spitzen Gegenständen. Klagt der Patient über ein ständiges Gefühl, als ob ein „Haar auf der Zunge läge", so ist dies ein weiterer Schritt zur Arzneimittelfindung, in dem Fall Silicea.

Eine Verschlimmerung der Beschwerden tritt durch Berührung ein. Wärme und feuchtes Wetter hingegen bessern die Beschwerden.

Spongia, Euspongia officinalis
Badeschwamm, Meerschwamm

Ein Schwamm, der im Mittelmeer und Roten Meer sowie im Atlantik beheimatet ist. Er wird in gerösteter Form zur Arznei verarbeitet und in den Potenzen D 2 bis D 12 eingesetzt.

Indikation/Anwendungsbereich:
Sein Wirkbereich ist der Atemtrakt, wo er trockenen, kruppösen Husten sowie nächtlich auftretende asthmatische Zustände heilt, die häufig mit Herzschmerzen einhergehen.
Außerdem wird er bei Hodenschwellungen sowie bei verhärteten Drüsen eingesetzt und gilt auch als Kropfmittel.

Beschwerden/Begleitsymptome:
Die Beschwerden verschlimmern sich vor Mitternacht und durch Wind, sie bessern sich, wenn der Kopf tiefer gelegt wird.

Spongia
- *kruppöser Husten*
- *Asthma*
- *Orchitis*
- *Hyperthyreose*
- *verhärtete Drüsen*

Staphisagria, Delphinium staphisagria
Stephanskraut

Es ist ein Hahnenfußgewächs aus Südeuropa, dessen getrocknete, reife Samen verarbeitet werden. Es wird meist in den Potenzen D 3 bis D 6 eingesetzt.

Staphisagria
- *Prostatabeschwerden*
- *Cystitis*

– *Schnittverlet-*
zungen

Es ist *das* Mittel bei Schnittwunden (deshalb auch nach Operationen ideal).

Indikation/Anwendungsbereich:

Staphisagria ist ein „Nerven- und Stimmungsmittel" und wird außerdem bei Harnträufeln durch eine Prostataschwellung und Schmerzen in der Blase eingesetzt.

Beschwerden/Begleitsymptome:

Kennzeichnend ist eine heftige, unwillige Stimmung mit plötzlichem Zornesausbruch. Es wird oft bei Folgen von Kummer und erlittener Ungerechtigkeit benötigt. Die Blasenschmerzen treten nur vor und nach dem Wasserlassen auf, nicht beim Wasserlassen selbst. Außerdem ist Staphisagria fast spezifisch bei Prostataentzündungen einzusetzen, die durch die Einführung eines Katheters entstanden sind.

Eine Verschlimmerung tritt vor allem morgens auf. Kummer und Ärger sowie sexuelle Exzesse tragen ebenfalls zur Verstärkung der Beschwerden bei.

Stramonium, Datura stramonium
Stechapfel

Stramonium
– *Delirium*
– *Halluzinationen*
– *Infektionskrank-*
  heiten mit Me-
  ningismus
– *Epilepsie*

Es handelt sich um ein Nachtschattengewächs aus Europa, Asien und Amerika, dessen frisches, blühendes Kraut zur Arznei verarbeitet wird. Es wird meist in den Potenzen D 3 bis D 12, in chronischen Fällen auch in höheren Potenzen (C 30, C 200 und LM-Potenzen) eingesetzt.

Indikation/Anwendungsbereich:

Ein Mittel für Delirium und Halluzinationen, besonders wenn diese bei schweren Infektionskrankheiten mit Hirnhautreizungen, oft verbunden mit Krämpfen, auftreten.

Auch ist Stramonium eines der Hauptmittel gegen Eifersucht und Argwohn.

Beschwerden/Begleitsymptome:

Die Patienten schreien oft nachts vor Schmerzen auf und werfen sich immer wieder umher. Wenn sie im Delirium sind, schreien, fluchen, singen und lachen sie und sind geschwätzig und zuweilen auch obszön. Kalte Füße und ein heißer Kopf sind ein typisches Kennzeichen. Normalerweise schmerzende Vorgänge werden von Patienten in diesem Zustand als schmerzlos empfunden.

Angst vor Wasser und Dunkelheit treten auf. Die Beschwerden werden schlimmer bei Dunkelheit, grellem Licht und durch Alleinsein.

Sulfur
Schwefelblüte

Es ist sublimierter Schwefel und wird als eines der größten homöopathischen Arzneimittel und Polychreste in Potenzen ab D 4 bis zu Höchstpotenzen (C 1000 und höher) sowie LM-Potenzen eingesetzt.

Indikation/Anwendungsbereich:

Über Sulfur könnte man Bücher schreiben, so viele Anwendungsgebiete sind von diesem Mittel bekannt. Es ist (mit Arsenicum album und Phosphorus) eines der drei Hauptmittel gegen „brennende Schmerzen". Es kann Magen-, Leber-, Pfortaderstörungen, Veränderungen der Darmflora,

Sulfur
– *akute und chronische Katarrhe der oberen Luftwege*
– *Gastroenteritis*
– *Hepatopathien*
– *Ekzeme*
– *Furunkulose*
– *Akne*
– *Hämorrhoiden*
– *Muskel- und Gelenkrheuma*

Hautleiden von Ekzemen über Furunkel und Akne bis hin zum offenen Bein ebenso wie venöse Beschwerden, Krampfadern und Hämorrhoiden heilen. Auch die Behandlung rheumatischer Schmerzen kann zu diesem Heilmittel gehören. Kurz: Die Liste der Indikationen für Sulfur ist fast unendlich, er heilt jedoch natürlich nur, wenn die Beschreibung des Mittels mit dem Bild des erkrankten Patienten in möglichst vielen Punkten übereinstimmt.

Beschwerden/Begleitsymptome:
Sulfur ist ein Mittel für magere, tonusarme Menschen mit gebückter Gangart, die nicht gerne stehen.

Die Haut wirkt schmutzig, d. h. der Sulfur-Typ sieht trotz Waschens unsauber, unrein aus. Juckende und brennende Hautleiden treten häufig auf, wobei das Jucken durch das Kratzen in Brennen übergeht. Werden Hautausschläge im homöopathischen Sinne unterdrückt (z. B. durch Cortisonsalben), und es entstehen daraus andere Leiden (z. B. Lungenleiden wie Asthma oder chronischer Husten), macht Sulfur diese Unterdrückung zunächst rückgängig. Dann bewirkt es, daß die Krankheit sozusagen wieder von „innen nach außen", also über die Haut aus dem Körper gelangt und durch Hautveränderungen „sichtbar" wird. Hier kann sie am besten homöopathisch auskuriert werden.

Alle Körperöffnungen wirken rot (z. B. rote Augen oder extrem rote Lippen). Ausflüsse sind beim Sulfur-Typ scharf und wundmachend. Auch der Körpergeruch ist trotz Badens und Waschens unangenehm.

Sulfur ist auch als Reaktionsmittel bekannt: Wenn es scheint, daß der Patient auf angezeigte Arzneimittel nicht mehr richtig reagiert, kann Sulfur als Zwischenmittel eingesetzt werden, um die Reaktion wieder in Gang zu bringen.

Noch viele Aspekte müßten aufgelistet werden, um ein komplettes Bild von diesem umfangreichen Arzneimittel Sulfur zu zeichnen. Doch dies soll für unsere Zwecke genügen.

Die Beschwerden verschlimmern sich um 11 Uhr vormittags, durch Stehen sowie durch Wasser (Baden und Waschen) und durch Bettwärme. Sie bessern sich durch warmes, trockenes Wetter und langsames Umhergehen.

Thuja occidentalis
Abendländischer Lebensbaum

Wir sprechen hier von einem nordamerikanischen Zypressengewächs, dessen Zweige und Blätter zur Arznei verarbeitet werden. Als eines der größten Konstitutionsmittel und Polychreste wird es ab D 3 bis hin zu hohen und höchsten Potenzen (C 30, C 200, C 1.000 usw.) sowie LM-Potenzen verordnet.

Indikation/Anwendungsbereich:
Thuja ist angezeigt bei chronischen Folgen von Impfungen, tiefgreifenden Infektionen und rheumatisch, gichtigen Krankheiten, die fokal-(Herd-)bedingt auftreten. Das heißt, daß irgendwo im Körper, vor allem im Kopfbereich, meist durch krankhaft verän-

Tuja occidentalis
– *chronische Folgezustände von tiefgreifenden Infektionen und Impfungen*
– *fokalbedingte Krankheiten*
– *Neuralgien*
– *Haut-, Haar-, Nagelwachstumsstörungen*
– *Warzen*
– *Rhagaden*

– chronische Augen- und Ohrenentzündungen
– Polypen

derte Zähne, Mandeln oder Nasennebenhöhlen, Irritationen ausgehen, die sich in einem anderen Körperteil/Organ manifestieren und hier Symptome, wie zum Beispiel Rheuma hervorrufen.

Nervenschmerzen, Haut-, Haar- und Nagelwachstumsstörungen, Warzen, auch gestielte Polypen, Hauteinrisse (Rhagaden), Augen- und Ohrenentzündungen usw., dies alles heilt Thuja, soweit das Mittelbild stimmt.

Beschwerden/Begleitsymptome:

Es handelt sich um dicklichere Patienten mit Neigung zu Hautausschlägen an normalerweise von der Kleidung bedeckten Stellen. Fettige Haut mit unangenehmem Körpergeruch, rissige und brüchige Nägel treten auf. Der Patient hat das Gefühl, „er sei zerbrechlich wie Glas". Die Thuja-Patienten sind frostig, Kälte und Nässe verschlimmern ihre Beschwerden, ebenso tritt Verschlimmerung abends und nachts ein. Musik macht sie sentimental und weinerlich.

Veratrum album
Weißer Germer, Weiße Nieswurz

Veratrum album
– Kollapszustände
– akuter Brechdurchfall
– akute Infektionskrankheiten mit Kreislaufschwäche

Veratrum album ist ein Liliengewächs aus Asien und Europa, dessen getrockneter Wurzelstock zu Arznei verarbeitet wird. Es wird meist in den Potenzen D 3 bis D 12, aber auch in C 30, C 200 und LM-Potenzen eingesetzt.

Indikation/Anwendungsbereich:

Es ist ein typisches „Kollapsmittel". Akuter Brechdurchfall, akute Darm-Infektionskrankheiten mit Kreislaufbeteiligung, eventuell Herzasthma und Bronchitis sowie Menstruationsstörungen gehören zum Einsatzbereich dieses Mittels.

Beschwerden/Begleitsymptome:
Veratrum album ist angezeigt, wenn die Krankheit durch große Schwäche mit kaltem Stirnschweiß, kalter, blauer Haut, Herzklopfen und -schwäche sowie Atembeschwerden einhergeht. Alle diese Symptome treten meist plötzlich auf. Oft kann Stuhl und Urin nicht mehr gehalten werden. Auch vor der Periode auftretende Ohnmacht kann mit Veratrum album behandelt werden.

Die Beschwerden verschlimmern sich durch naßkaltes Wetter, nachts und in der Ruhephase nach Anstrengung. Kaltes Essen und Trinken werden nicht vertragen. Besserung tritt bei Wärme und durch Bewegung ein.

– Menstruationsbeschwerden

Zincum metallicum
Metallisches Zink

Es wird meist in den Potenzen D 4 bis D 12, als Konstitutionsmittel auch in C 30, C 200 oder in LM-Potenzen eingesetzt.

Indikation/Anwendungsbereich:
Zink ist in erster Linie ein Nervenmittel, das, ganz allgemein, von einer vegetativen Dystonie über die Hypochondrie bis zu neurotischen und psychotischen Erkrankungen eingesetzt werden kann. Außerdem ist es ein „Zittermittel" (wie Gelsemium und Lachesis).

Zincum metallicum
– Hypochondrie
– Neuropathien
– Neuralgien
– allgemeine nervös bedingte Körperraktionen
– Epilepsie

Beschwerden/Begleitsymptome:

Kennzeichnend sind dabei auffallende, starke Unruhe in den Beinen (der Patient kann die Beine „nicht einen Moment ruhig halten"). Daraus ergibt sich konsequenterweise eine Besserung durch Bewegung, vor allem im Freien. Die Patienten sind trotz der Unruhe matt und schwach, mürrisch, depressiv und verschlossen. Man kommt kaum an sie heran.

Typisch ist eine Verschlimmerung der Beschwerden durch den geringsten Genuß von alkoholischen Getränken. Der Patient verträgt nicht die kleinste Menge davon. Außerdem tritt eine Verstärkung der Symptome durch geistige Anstrengung sowie bei Frauen vor der Periode ein. Auch von übermäßiger Empfindlichkeit der Fußsohlen, die nicht einmal leicht berührt werden dürfen, wird berichtet. Oft folgen auf das Zittern in einem fortgeschrittenen Stadium Lähmungserscheinungen.

Arzneimittel- und Krankheitsbilder

Arzneimittel- und Krankheitsbilder

Arnica

Arnica montana, Bergwohlverleih, ist eine alte Heilpflanze aus der Familie der Korbblütler mit orangefarbenen oder goldgelben Blüten. Sie wächst bevorzugt im Gebirge, in einer Höhe ab 1000 m bis vereinzelt über 2500 m. Seit altersher ist Arnica vor allem bei Verletzungen eingesetzt worden. Insbesondere stumpfe Verletzungen wie Verstauchungen, Verrenkungen, Folgen von Fall, Stoß oder Schlag fallen in ihren Wirkungsbereich. Angewendet wurde die Pflanze innerlich als Tee oder als Zusatz zu Umschlägen und Ölen.

Die Arnika-Tinktur findet sich auch heute noch in fast jedem Haushalt der Gebirgsbewohner. Die vielfältigen Anwendungen aus der Vergangenheit, insbesondere bei Menschen, die hart arbeiteten, sich häufig verletzten und sich auch keine sogenannten Modemedikamente leisten konnten, machten die Arnica auch für die Homöopathie seit Hahnemann interessant. Arnica hatte schließlich als Tee oder Tinktur immer gewirkt, sie war von alters her ein bewährtes Mittel, war also bestens geprüft und als gut befunden worden, wenn eine Verletzung im Spiel war. Und sogar bei Wirtshausschlägereien hat sie so manche Blessur kuriert.

Schon das Aussehen der Blüte zeigt etwas von ihrem Wesen: Arnika sieht nie gleichmäßig, harmonisch und wohlgestaltet aus wie beispielsweise die Kamille. Da ihre Randblüten meist leicht zurückgeschlagen sind, sieht sie individuell unregelmäßig aus, um nicht zu sagen, zerzaust und zerfleddert, wild und auseinandergerissen. Dies ist eine Besonderheit innerhalb der Familie der Korbblütler. Sie wächst vorzugsweise auf moorigen, sich zersetzenden Böden in der Gebirgswelt an Stellen, wo die ursprüngliche Natur noch erhalten und Kunstdünger unbekannt ist.

Aus dem Umfeld und dem Aussehen der Pflanze ergeben sich erste Hinweise auf ihr Wesen und damit auch auf ihre Kräfte und Heilwirkungen. So wie sich ein Mensch mit seinem Namen, seiner Hand- und Unterschrift, vorstellt und zu erkennen gibt, stellt sich die Pflanze dem Betrachter durch ihr Aussehen in ihrem Lebensraum dar. Im übertragenen Sinne kann aus der „Hand- und Unterschrift" der Pflanze auf ihre inneren Kräfte und damit auf ihr Wirkprinzip geschlossen werden.

Paracelsus (1493–1541), einer der bedeutendsten Mediziner und Wissenschaftler überhaupt, hat die sogenannte Signaturenlehre entscheidend weiterentwickelt und angewendet. Die Signaturenlehre beschäftigte sich mit Überlegungen, wie aus dem Bild einer Pflanze oder anderer Stoffe aus der Natur auf deren Anwendung beim Menschen im Krankheitsfall geschlossen werden könnte. Viele Entsprechungen von Erscheinungsbild und Wirkprinzip konnten bis in die heutige Zeit wissenschaftlich nachgewiesen werden, indem es gelang, die Wirkstoffe vieler Pflanzen zu isolieren und sogar chemisch nachzubauen. Natürlich konnten nicht alle Signaturen bestätigt werden, manche hielten der Überprüfung nicht stand.

Die Frage stellt sich jedoch, ob die wissenschaftliche Analyse von Inhaltsstoffen der einzige Maßstab für die Wirksamkeit von pflanzlichen Mitteln sein kann. In diesem Zusammenhang ist interessant, daß einige der Wirkstoffe von Arnica, darunter Arnicin, ein Bitterstoffkomplex, der tonisierend und allgemein anregend wirkt, bis heute noch nicht chemisch vollständig analysiert werden konnten. Trotzdem wurde die Wirksamkeit der Gesamtdroge Arnica nie in Frage gestellt. Konkret bedeutet dies also, daß das Arnica-Wirkprinzip gleichzusetzen ist mit dem Grundmuster „Verletzung, Zerrissenheit, Trauma". Bei den homöopathischen Arzneimittelprüfungen von Arnica traten immer wieder diese entsprechenden Zeichen und Symptome auf.

Homöopathisch angewendet ist die Wirkung von Arnika aber noch größer als in den beschriebenen pflanzlichen, phytotherapeutischen Fällen. Erst durch die Arzneimittelprüfungen eröffneten sich Anwendungen insbesondere bei Herz-Kreislauferkrankungen und wichtigen psychischen Beschwerden. Es ist aber ganz deutlich, daß auch diese weiteren Arnicasymptome dem Grundmuster „Verletzung und Zerrissenheit" entsprechen.

Zunächst zur Psyche: Arnicapatienten haben Angst, angefaßt oder berührt zu werden, ja selbst Annäherung an das Krankenbett wird vehement abgelehnt. So ist das berühmte Arnica-Symptom, daß der Patient vom Arzt weder angefaßt noch untersucht werden will und behauptet, er sei gesund, häufig bei Patienten, die Arnica als Heilmittel brauchten, beobachtet worden.

Dieses Symptom macht auch die Geistesverwirrung des Arnicapatienten deutlich. Er ist sich in schwereren Fällen nicht über seinen Zustand im klaren, untertreibt auf der einen und übertreibt auf der anderen Seite, indem er seinen bedrohlichen Zustand unbewußt herunterspielt oder meint, er habe lebensgefährliche Verletzungen erlitten. Daher rührt auch seine starke Angst vor der Zukunft und eine ausgeprägte Todesfurcht. Diese extreme Angst und Furcht ist zu einem gewissen Teil aus der körperlichen Symptomatik von Arnica zu erklären: Jede akute Verletzung schmerzt, daher will er nicht auch noch weiter berührt werden. Der Patient ist dabei allerdings sehr empfindlich, will sich auch nicht unterhalten, sondern eigentlich nur seine Ruhe haben. Er klagt über sein Bett, es erscheint ihm viel zu hart, der ganze Körper schmerzt wie nach einem Sturz, er fühlt sich wie zerschlagen.

Wohlgemerkt braucht ein solcher Patient auch dann Arnica, wenn er nicht äußerlich verletzt ist. Die Verletzungen der Gewebe, die Zerrissenheit der Blutgefäße – wie nach einer äußerlichen Verletzung – können auch aufgrund einer inneren Verletzung ohne äußeres Trauma aufgetreten sein. Dies kommt erstens bei inneren Blutungen infolge Gefäßwandschwäche und Gefäßschäden oder auch bei Blutstauungen vor, die insgesamt dazu führen, daß Blutbestandteile ins Gewebe auswandern und sich Ödeme und Gerinnungen bilden. Jedenfalls wird dabei die Mikrozirkulation im Blutkapillarsystem gestört und verletzt, Gefäße und Gewebeteile lösen sich auf und es entstehen Nekrosen, das sind abgestorbene Zellgewebeteile. Hier tritt also auch wieder das Grundmuster der Verletzung, die Zerrissenheit, zutage.

Zweitens entstehen psychische Traumata durch Verletzungen und Verwundungen der Empfindungswelt oder der Seele des Patienten. Kummer, Sorgen und Mißachtung ergreifen die Menschen, sie sind traurig, verängstigt und verletzt, „das Herz blutet", es geht ihnen „an die Nieren", sie sind „starr vor Angst". Auch dies sind Hinweise für die Anwendung von Arnica mit seinem Grundmuster. Die schon erwähnten Blutstauungen von Arnica zeigen sich häufig an den Symptomen heißer Kopf und kalter Körper, blaue Flecke überall am Körper, kleine Verletzungen bluten lange. Menschen mit sogenannter Plethora (Blutüberfülle) und dadurch gerötetem Gesicht und hoher Viskosität des Blutes sprechen gut auf Arnica an. Hier sind die für Arnica typischen Störungen der Zirkulation, der Blutverteilung und der Herzarbeit anzuführen.

Arnica erzeugt in den Arzneimittelprüfungen Stauungen im Gefäßsystem und ist daher bei Erkrankungen infolge von Stauungen ein homöopathisches Heilmittel. Somit sind Erkrankungen wie Angina pectoris (Herzenge) und andere Herzerkrankungen, die durch Überlastung und Überanstrengung des Herzmuskels sowie Blutandrang hervorgerufen werden, ein Fall für Arnica, wenn die übrigen Symptome ebenfalls zu Arnica passen.

Da in der Homöopathie die Haupt- oder Leitsymptome eines jeden Krankheitsfalles zum passenden Mittel führen, muß auch bei solch dramatischen Erkrankungen wie Schlaganfällen an Arnica gedacht werden. Schlaganfälle geschehen als Folge von Gefäßverschlüssen mit Stauungen im Gehirn mit anschließendem Sauerstoffmangel und Gewebsuntergang. Dies sind letztlich wieder Unfälle und Verletzungen. Schon der Name „Schlag"-Anfall weist auf Arnica hin.

Nach neueren Forschungen hat Arnica durch ihren Gehalt an Flavonglucosiden einen anregenden Einfluß auf die Herzleistung und die Herzkranzgefäße, ähnlich wie der Weißdorn. Schon die Naturheilkundigen des Altertums hatten das Mittel in eben solchen Fällen als Tonikum aufgrund der Signaturenlehre mit gutem Erfolg eingesetzt. Die Homöopathie hat diese alten Erfahrungen aufgegriffen und durch die homöopathische Anwendung bestätigt und erweitert.

Eine 32jährige Patientin hatte seit etwa einem Jahr Kopfschmerzen mit Schwindelgefühlen. Die Schmerzen zogen vom Nacken über Hinterhaupt und Scheitel, und setzten sich in der Stirn als drückender Schmerz fest. Beide Kopfseiten waren betroffen. Die Kopfschmerzen entwickelten sich unregelmäßig, es war kein sogenanntes System dahinter zu erkennen. So kam es vor, daß 2–3 Wochen keine Schmerzen auftraten, dann aber, aus heiterem Himmel, waren die Schmerzen wieder da und blieben für 1–2 Tage, wenn nicht rechtzeitig Schmerzmittel eingenommen wurden. Möglicherweise wurden die Schmerzen durch Überanstrengung ausgelöst, das ließ sich aber nicht mehr so genau klären. Der mit den Schmerzen gleichzeitig auftretende Schwindel war nicht so extrem stark, jedoch machte er die Patientin unsicher beim Gehen, sie fühlte sich wie auf einem leicht schwankenden Schiff. Der Schwindel kam und ging jeweils mit den Kopfschmerzen. Wichtig für die Behandlung war in diesem Fall natürlich die Frage nach einem eventuellen Auslöser der Beschwerden.

In der Vorgeschichte war aber zunächst keine Verursachung auszumachen. Also wurden nach der Kopfschmerz- und Schwindel-Symptomatik einige homöopathische Mittel nacheinander für einige Wochen gegeben, aber es änderte sich nicht viel am Zustand der Patientin. Der akute Schmerz konnte sehr gut mit Akupunktur abgefangen werden, die Patientin brauchte deswegen auch keine Schmerzmittel mehr einzunehmen. Letztlich waren aber Kopfschmerz und Schwindel noch nicht besiegt.

Mit dem ersten Schneefall etwa Mitte November kam die Patientin wieder zur Behandlung und berichtete, daß ihr etwas ganz Wichtiges eingefallen sei. Vielleicht hätte sie jetzt die Ursache der Beschwerden gefunden. Sie war nämlich genau vor einem Jahr beim ersten Schneefall gestürzt und der Länge nach rückwärts auf den Boden geprallt. Sie hatte sich nichts gebrochen oder verrenkt, nicht einmal die Kleidung zerrissen oder beschmutzt, weil der Neuschnee als Polster fungierte. Daher hatte sie auch nicht mehr daran gedacht. Der Aufprall sei jedoch ziemlich hart gewesen, und sie erinnerte sich, daß die Kopfschmerzen eigentlich erst nach diesem Sturz aufgetreten seien.

Diese wahrscheinliche Ursache brachte Arnica ins Spiel. Jetzt war eine Möglichkeit gegeben, über die normale und bisher recht unergiebige Sympomatik hinaus differenzieren zu können. Die Patientin erhielt Arnica LM 12, und nahm täglich 5 Tropfen in etwas Wasser ein. Nach etwa einer Woche verspürte sie Schmerzen entlang der gesamten Wirbelsäule, sie fühlte sich wie zerschlagen, genauso, als wenn sie erneut auf Gesäß und Rücken gefallen wäre. Arnica wurde für drei Tage ausgesetzt und dieses merkwürdige Zerschlagenheitsgefühl verschwand. Danach nahm sie Arnica nur noch jeden zweiten Tag ein. Nach etwa zwei Wochen war vom Schwindel nichts mehr zu spüren, die Kopfschmerzen waren nur noch einmal aufgetreten und wurden wieder mit Akupunktur behandelt. Nach weiteren zwei Wochen traten die Schmerzen noch einmal auf, diesmal in schwächerer Form. Sechs Wochen später kam noch eine Schmerzattacke. Danach blieben die Schmerzen gänzlich aus. Somit hatte sich durch die Arnicawirkung die vermutete Verursachung bestätigt.

Arsen

Arsenicum album, weißes Arsenoxid, ein sehr tief wirkendes Mittel, das vorwiegend bei schweren, chronischen Krankheiten eingesetzt wird. Arsenicum beeinflußt vorrangig das Nervensystem, Atmungs- und Verdauungsorgane sowie Leber, Nieren und Haut. Die alten Homöopathen haben schon früh begonnen, drei Arsenicum-Typen zu beschreiben, die immer wieder in der praktischen Arbeit entdeckt werden können. Obwohl sie sehr verschieden vom Äußeren her sind, stellen sich doch gerade die herausragendsten Arsenicum-Symptome bei allen drei Typen immer wieder ein.

Da ist zuerst der wohlgenährte, kräftige, untersetzte Typ, mit glänzenden Haaren und empfindlicher Haut, die häufig Erkrankungen wie Ekzeme, Flechten und Schuppen aufweist und daher eher derb aussieht. Bei diesem Typ ist Asthma sehr häufig, vor allem, wenn Hauterkrankungen durch äußere Anwendungen unterdrückt wurden. Zweitens gibt es den sogenannten Dyspeptiker, den Magen- und Verdauungsschwächling, der bei jedem Diätfehler Übelkeit empfindet und leicht erbricht, dem sogar Küchengeruch unangenehm aufstößt. Die Hautfarbe dieses zweiten Typus ist leicht gelblich und weist auf seine Leberschwäche hin. Insgesamt findet man hier aber eher ein unklares Krankheitsbild. Der dritte Arsenicum-Typus ist durch lange und erschöpfende, auszehrende Erkrankungen bereits sehr geschwächt, abgemagert und ausgelaugt. Nachts verschlimmern sich alle Beschwerden und er ist äußerst unruhig. Er kann alle schweren und letztlich unheilbaren Krankheiten aufweisen. Von degenerativen Darmentzündungen über Tuberkulose, Leberzirrhose, degenerative Nierenerkrankungen, Gangrän (Durchblutungsstörungen mit Gewebszerfall) bis hin zu Krebs kommen alle Erkrankungen vor. Hier kann Arsen natürlich nur nach dem jeweiligen Schweregrad der Erkrankung Linderung verschaffen.

Gemeinsam ist diesen doch sehr unterschiedlichen Arsen-Typen eine intensive innere Hitze sowie brennende Schmerzen innerer Organe. Auch Schmerzen wie von glühenden Nadelstichen kommen vor. Dieses Brennen wird merkwürdigerweise durch Wärmeanwendungen in jeder Form gebessert. Der kalte, frierende Arsenicum-Patient braucht Wärme, ja sogar Hitze, die grundsätzlich alle Beschwerden bessert. Einzig die Kopfschmerzen bessern sich ausnahmsweise durch Kälte.

Ähnlich wie bei Sulfur brennen auch alle Absonderungen, sogar der Stuhl hinterläßt brennende Schmerzen im Analbereich. Zum Unterschied zu Arsen wird aber das Brennen von Sulfur nie durch Wärme gebessert. So kann man die Mittel doch gut auseinanderhalten. Da auch der Magen schmerzt und brennt, besteht großer Durst nach kaltem Wasser, das aber nur in jeweils kleineren Mengen vertragen wird. Eine brennende Hitze im Mund und leicht blutendes Zahnfleisch, Schmerz und Geschwürbildungen im Mund und auf der Zunge machen dem Arsenicum-Patienten schwer zu schaffen.

Die folgenden Symptome findet man auch mehr oder weniger stark ausgeprägt bei allen drei Arsenicum-Typen. Wasserhaltige Obstsorten, Gemüse, Essig, Säuren und Eis werden überhaupt nicht vertragen, sondern fördern Sodbrennen, Aufstoßen und Erbrechen. Häufig entstehen Magenprobleme durch zuviel Rohkost, die nicht vertragen wird. Es besteht ein Verlangen nach Milch und Kaffee, die vertragen werden, und nach sauren Speisen, die aber nicht vertragen werden. Der Arsenicum-Patient reagiert auf die geringste Nahrungsunverträglichkeit letztlich mit Durchfällen, die darüberhinaus seine ohnehin schon bestehenden brennenden Hämorrhoiden verschlimmern. Die zeitweiligen Durchfälle wie auch der sonst eher spärliche Stuhl haben einen sehr unangenehmen, fauligen Verwesungsgeruch. Bemerkenswert ist auch, daß jeder Stuhlgang den Patienten sehr erschöpft.

Arsenicum wird mit großem Erfolg Beschwerden nach Genuß von verdorbenen Speisen, insbesondere verdorbener Wurst und Fleisch, angewendet. Mit Arsenicum als homöopathischem

Mittel können die Giftstoffe schneller den Körper verlassen, sei es durch Erbrechen oder Durchfall. Der gesamte Verdauungstrakt erholt sich danach schnell wieder. Weiterhin ist an das Mittel bei allen Folgen von übermäßigem Alkoholgenuß zu denken. In weit fortgeschrittenen Stadien von degenerativen Erkrankungen mit inneren Blutungen in fast allen Organen und Gewebszerfall hat Arsenicum schon erstaunliche Linderung und auch Heilungen erbracht, wenn die wesentlichen Symptome für das Mittel sprachen.

Da die charakteristischen Zeichen und Symptome im Krankheitsfall vor allem auch die Psyche betreffen, soll nun noch auf einige für die Mittelwahl wesentlichen Symptome eingegangen werden. Da ist zunächst die allen Arsenicumtypen innewohnende Angst und Verzweiflung. Je schwerer die Krankheit, umso tiefer und unerbittlicher durchdringt die Angst den Menschen. So befürchtet er immer das Schlimmste, meint er müsse sterben, und was auch immer getan werde, es könne nichts mehr nützen. Auch kommen Selbstmordgedanken vor, er sieht keine Möglichkeiten mehr zum Weiterleben. Diese Selbstmordvorstellungen sind sehr ernst zu nehmen. Die Angst kann aber andererseits auch weit übertrieben sein, selbst bei banalen Erkrankungen kommt sehr häufig eine starke Dramatisierung des Erkrankungszustandes vor. Mit der Angst ist aber in jedem Falle eine ganz ausgeprägte Ruhelosigkeit verbunden. So treibt es den Kranken insbesondere nachts aus dem Bett, er will unbedingt woanders hin, wobei er allerdings oft orientierungslos herumirrt. Die Bewegung bessert aber seine Beschwerden nicht. Völlig erschöpft muß er sich wieder hinlegen, hält es jedoch nicht lange im Bett aus. Diese Merkmale besitzt der kranke Arsenicumpatient. Vom Typus her zeigt der nicht erkrankte Mensch, der im Krankheitsfall Arsenicum als Heilmittel brauchen wird, ähnliche Veranlagungen. Seine Ängste sind noch nicht ausgebrochen, aber sie lenken doch all seine Vorstellungen und Handlungen. Beispielsweise zeigt sich die Angst, krank zu sein dadurch, daß er ganz genau auf sein körperliches Wohlbefinden achtet und jedes kleinste körperliche Wehwehchen genau analysiert. Es könnte ja Zeichen einer tiefen, inneren Erkrankung sein! Auf diese Weise bringt sich der hypochondrische Arsenicum-„Kandidat" in eine Situation, die man als zwanghaft bezeichnen kann. Er neigt sehr zu Perfektionismus, alles hat ordentlich und überschaubar zu sein, so klar und peinlich genau, daß er jederzeit die Situation überblicken und regieren kann. Er will mit übertriebener Ordnung letztlich auch seine Ängste – unbewußt – in den Griff bekommen. Das betrifft sein körperliches Befinden wie auch seine Umgebung, seine Wohnung und seinen Arbeitsplatz.

Er spricht gerne über sein körperliches wie seelisches Befinden und kann stundenlang über alle möglichen Störungen berichten. Aber auch für die Leiden anderer hat er ein offenes Ohr, er fragt genau nach, will jede Einzelheit der Erkrankung wissen und behält all dies im Gedächtnis. So fragt er beim nächsten Treffen ausführlich die einzelnen Beschwerden ab, und manchmal kennt er sich im Befinden anderer besser aus als diese selbst. Zu Arsenicum gehört also eine tief verwurzelte Angst, die den Menschen antreibt und letztlich seine Handlungen bestimmt sowie Pedanterie, akribisches, übertriebenes In-sich-Hineinhören bis zur Hypochondrie, Ruhelosigkeit bis zur Verzweiflung mit Selbstmordgedanken. Dieses psychische Grundmuster führt zu dem Arsenicumbild, das in der Literatur im allgemeinen folgendermaßen beschrieben und auch in der Praxis immer wieder angetroffen wird: Es handelt sich um einen edel anmutenden Menschen, einen Aristokraten oder Wesensverwandten, mit peinlich sauberer Kleidung, auch wenn sie bereits alt und abgetragen ist. Er hält sich gerne in Gesellschaft mit Gleichgesinnten auf, die über das gesundheitliche Befinden sprechen und Geheimtips bezüglich guter Therapeuten austauschen. Außerdem ist er eher ein ängstlicher und besorgter Mensch, welcher von Vorahnungen jeglicher Art getrieben wird, sehr rastlos und unruhig ist und die Wärme außerdem über alles liebt. Zu den hier beschriebenen Eigenschaften kommen dann noch die bereits ausführlich beschriebenen, meist chronischen Gesundheitsstörungen.

Eigentlich ist dieser Arsenicumpatient der ideale Partner für die homöopathische Behandlungsart: Er ist voll bei der Sache und findet es außerordentlich befriedigend, daß ausführlich über alle nur erdenklichen Arten von Störungen gesprochen werden kann. Natürlich wird die homöopathische Befragung nicht deswegen so ausgedehnt, weil der Patient kein Ende findet. Der Homöopath hat die Aufgabe übernommen, den Patienten in seiner Totalität als kranken Menschen zu sehen. Er muß genau herausfinden, wie die Beschwerden zusammenhängen, ob also in dem lebenslangen Krankheitsbild eventuell ein roter Faden zu finden ist, der Aufschluß geben könnte, wann sich eine Krankheit aus der anderen entwickelt hat. Wie immer in solchen chronischen Fällen muß das Grundmuster des Menschen erkannt werden. Normalerweise muß sogar bei chronischen Erkrankungen mit einem umfangreichen Fragebogen gearbeitet werden, den der Patient zusätzlich zuhause ausfüllen kann.

Ein Arsenicum-Fall:
Eine 35jährige Patientin kommt wegen Verdauungsbeschwerden und Kopfschmerzen in homöopathische Behandlung. Sie hatte bereits ihre drei Kinder und ihren Mann nacheinander zur Behandlung gebracht, war also bereits Stammpatientin, hatte sich aber selbst noch nicht vorgestellt. Das lag daran, daß sie bereits in Behandlung bei einem anderen Therapeuten war und die begonnene Therapie ursprünglich weiterführen wollte.

Die Verdauungsprobleme hatten vor etwa einen Jahr begonnen und wiesen auf eine insgesamt schwache Verdauung hin. Sie vertrug viele Dinge nicht mehr, die früher eigentlich keine Probleme bereitet hatten. Früher hatte sie beispielsweise gerne Rohkost gegessen und gut vertragen. Jetzt bekam sie darauf regelmäßig ein saures Aufstoßen oder Sodbrennen. Sie war sehr empfindlich bei Fleisch und Wurst und fettem Käse, Vollkornprodukte vertrug sie nicht mehr. Auch hier kam es zu saurem Aufstoßen mit brennenden Magenschmerzen und gelegentlich zu Durchfällen. Kaffee und Milch trank sie gerne und vertrug beides gut. Interessanterweise hatte sich in den letzten

Wochen eine gewisse Geruchsempfindlichkeit bei gekochten Speisen, besonders bei Fleisch und Fisch eingestellt, was zu Übelkeit führen konnte. Sie litt sehr unter diesem Zustand, da sie ja für die ganze Familie kochen mußte. Die Kopfschmerzen bestanden schon sehr lange, sie waren bereits in der Pubertät aufgetreten. Die Schmerzen wurden als drückend und klopfend beschrieben, wobei sich der Kopf heiß und wie gestaut anfühlte. Die Schmerzen besserten sich in Ruhe, Liegen und durch kühlende Umschläge. Kälte konnte sie nur schwer ertragen und erkältete sich leicht in Herbst und Winter. Diese Modalitäten waren aus der Anamnese der Kinder bereits bekannt, da bei deren Behandlung immer auch die Eltern befragt werden müssen. Dann waren noch Rückenschmerzen vorhanden, die vom vierten und fünften Lendenwirbelbereich ausgingen. Heben und Tragen von schweren Lasten verschlimmerte den Zustand, war aber wegen der drei Kinder nicht immer zu umgehen.

Natürlich entsprachen einige wesentliche Beschwerden dem Bild von Arsenicum, aber die psychischen Symptome der Patientin waren ihnen eigentlich nicht ähnlich. So fehlte das penible, pedantische Wesen, und Ängste waren zunächst auch nicht festzustellen. Zwar war sie auf Sauberkeit bedacht und organisierte ihren Haushalt ordentlich, aber wie hätte sie sonst mit den sehr aufgeweckten Kindern klarkommen sollen? Offensichtlich hielt sich der Ehemann auch sehr bei der Erziehung der Kinder und den häuslichen Angelegenheiten zurück. Sie strahlte in jeder Weise Optimismus aus, und von Ängsten war nichts zu spüren. Dann aber kam das Arsenicum-Grundmuster doch noch in beiläufigen Gesprächen zum Ausdruck. Die Patientin hatte ihre ganze Familie zur Homöopathie geführt, und eigentlich war ihr ganzer Freundeskreis auch schon vorstellig geworden. Sie war eifrigst bemüht, um nicht zu sagen, von missionarischem Eifer getrieben, alle ihr nahestehenden Menschen mit homöopathischen Mitteln versorgt zu wissen. Und sie hielt sehr viel von der Homöopathie. In Gesprächen hatte sie immer ihre Besorgnis kundgetan, daß man auf keinen Fall Beschwerden bagatellisieren dürfe, da im Grunde ein schwereres Leiden hinter scheinbar äußerlichen Anzeichen stecken könnte. Diese Ängste und Befürchtungen kamen vom Innersten der Patientin, aus ihrer besorgten, ängstlichen Grundstruktur. Dieses Innerste sowie wesentliche Zeichen und Symptome aus den Verdauungsproblemen und den Kopfsymptomen sowie die absolute Kälteempfindlichkeit und das Brennen erforderten dann Arsenicum. Die Rückenschmerzen durften zunächst nicht mit dem Gesamtbild in Verbindung gebracht werden, weil es sich hierbei eher um Überlastungsbeschwerden handelte. Da könnten Rhus toxicodendron oder ähnliche Mittel in Erwägung gezogen werden. Tatsache war, daß die Rückschmerzen von Arsenicum unbeeinflußt blieben. Die Geruchsempfindlichkeit mit Übelkeit besserte sich fast sofort, nach zehn Tagen waren sie ganz verschwunden. Die Magenprobleme mit Brennen, Aufstoßen und Unverträglichkeiten brauchten etwas länger, sie besserten sich innerhalb der nächsten zwei Monate nach und nach. Lediglich auf Rohkost mußte sie weiter verzichten, weil Blähungen auftraten. Durchfälle kamen jedoch nicht mehr vor.

Belladonna

Belladonna, botanisch „Atropa Belladonna" ist ein Nachtschattengewächs, das in Europa und Teilen von Asien wie auch Südamerika vorkommt und wird aus den Blättern der frischen Pflanze hergestellt wird. Phytotherapeutisch ist die Belladonnatinktur ein alkoholischer Auszug aus Belladonnablättern. Als krampflösendes Mittel wird die Tinktur häufig gegen Magen-Darmspasmen eingesetzt.
Die homöopathische Anwendung übersteigt die phytotherapeutische bei weitem. Wie im Belladonna-Fall beschrieben wird, treten die für Belladonna typischen Schmerzen ganz plötzlich auf, sie kommen praktisch aus heiterem Himmel. Aber nicht nur Schmerzen, sondern alle Krankheiten können dieses Mittel erfordern, wenn sie plötzlich und schnell erscheinen. In erster Linie handelt es sich jedoch um Erkältungskrankheiten, um akute Infekte, die urplötzlich mit hohem Fieber auftreten.

Hier konkurriert Belladonna mit Aconitum napellus, dem blauen Eisen- oder Sturmhut. Dieser wird aber insbesondere dann verwendet, wenn bei plötzlich eintretenden Erkältungen kalter Wind der Auslöser war.

An Belladonna muß gedacht werden, wenn sich eine Entzündung im Körper festgesetzt hat. Das können Entzündungen der Haut oder innerer Organe, Schleimhäute, Gefäße, Nerven oder des Gehirns sein. Von dieser Entzündung rührt eine typische innere Hitze her, die so stark sein kann wie bei fast keinem anderen homöopathischen Mittel. Intensive Hitze und Fieber, welches üblicherweise diskontinuierlich verläuft, sind wichtige Belladonna-Symptome. Auch hier zeigt sich das Typische des Mittels, das Plötzliche, Explosive und Heftige der Belladonna. Dabei kann die Krankheit auch plötzlich wieder verschwinden.

Weitere wichtige Symptome sind intensive Röte der entzündeten Teile und der Haut sowie starkes Brennen von Haut und Schleimhäuten. Das entspricht sehr gut in dem Krankheitsbild einer Angina tonsillaris, einer Halsentzündung, mit Röte und Anschwellung der Schleimhäute, Schmerzen beim Schlucken und Engegefühl im Hals, das so weit gehen kann, daß selbst Trinken als unangenehm empfunden wird. Außerdem findet man auch noch den typischen Brennschmerz sowohl bei der Halsentzündung als auch bei den Symptomen von Belladonna. Durch diese homöopathische Ähnlichkeit ist das Mittel oft erfolgreich bei Angina tonsillaris eingesetzt worden.

Im Krankheitsfall verändert sich auch die Psyche der Menschen. Vielen dürften die Verstimmungen bzw. Empfindungsstörungen im Vorfeld von Krankheiten bekannt sein: innere Unruhe, Konzentrationsschwäche, Reizbarkeit, Lustlosigkeit und Müdigkeit bis zur Geistesträgheit treten oft vor dem Ausbruch der eigentlichen Krankheit auf, egal um welche es sich handelt. Im Arzneimittelbild von Belladonna neigen die Kranken zu Heftigkeit, zu Wutanfällen und Zornesausbrüchen, sogar zu Tobsuchtsanfällen. Sie toben und schreien, anstatt sich ruhig in ihre Krankheit zu fügen. Sie bekommen einen wilden Gesichtsausdruck und sind geradezu angriffslustig, sie kennen weder Furcht noch Angst.

Im weiteren Verlauf der Erkrankung können sich sogar Halluzinationen und Wahnvorstellungen einstellen. Diese so heftig geplagten Menschen finden keine Ruhe, sie sind überempfindlich gegen äußere Eindrücke und glauben, alle seien gegen sie. Stark beschleunigter Pulsschlag und Blutandrang zum Kopf mit heftig klopfenden Blutgefäßen stellt sich ein. Die Unruhe kann sich bis zur Raserei steigern. Dabei verschlimmert Bewegung ihre Beschwerden. Die Kranken schreien vor Schmerzen, können sie nicht mehr ertragen und dadurch verschlimmert sich ihr Zustand noch weiter. Zumindest hier wird klar, warum diese eigentlich schöne Pflanze „Tollkirsche" heißt: Durch versehentlichen Genuß der Früchte ist schon mancher „toll" geworden.

Bei Erkältungen finden wir meist Symptome wie heißen Kopf mit kalten Händen und Füßen, es besteht Fieber oder auch Schüttelfrost gleich zu Beginn der Erkrankung. Dazu kommen noch Trockenheit der Schleimhäute, trockener Husten, innerlich roter und geschwollener Hals, großer Durst, Schmerzen beim Schlucken wegen der starken Schwellungen, Reizbarkeit und Ruhelosigkeit. Wer wird da nicht eine starke Ähnlichkeit mit dem Belladonna-Arzneimittelbild erkennen können?

Wenn hier schwerpunktmäßig auf Erkältungskrankheiten eingegangen wurde, heißt das nicht, daß Belladonna bei anderen Erkrankungen keine Hilfe bieten kann. Der Name der Krankheit ist ja bekanntlich in der Homöopathie nicht ausschlaggebend für das passende Arzneimittel, sondern die Krankheitssymptome müssen den Symptomen des homöopathischen Arzneimittels möglichst ähnlich sein. Der nun folgende Belladonna-Fall wird dies beispielhaft verdeutlichen. Eine 35jährige Patientin begab sich in homöopathische Behandlung, weil sie eine bevorstehende Operation doch eventuell noch umgehen wollte. Nachdem der Operationstermin feststand, sollte eine alternative

Heilmethode schnell ihre Wirksamkeit zeigen. Verständlich wird die Angst vor der Operation dadurch, daß bei der Patientin bereits zweimal eine Bauchhöhlenspiegelung vorgenommen wurde – allerdings ohne jedes Ergebnis. Aus der Anamnese ergab sich folgendes Krankheitsbild: Etwa ein Jahr zuvor traten rechtsseitig im Leber-Gallenbereich stechende Schmerzen auf. Die Schmerzen waren für die Patientin so schlimm, daß sie laut aufschreien mußte. Es war, als ob ihr mit einem Messer plötzlich mehrmals in die rechte Seite hineingestochen worden wäre. Sie beschrieb diesen Zustand sehr eindrucksvoll als nicht länger erträglich und wollte alles tun, um diesem Martyrium zu entkommen. Nur von der bevorstehenden Operation versprach sie sich nicht allzuviel, weil ihr die Ärzte nicht vorher sagen konnten, was eigentlich gemacht werden würde. Es stand zur Diskussion, eventuell einige Nerven zu durchtrennen, um die Beschwerden zu beenden. Mehrmals am Tage kamen diese Messerattacken, zwischendurch spürte sie nichts davon, nachts wurde sie weitgehend verschont. Jegliche enge Kleidung am Bauch, geschweige denn der Druck eines Gürtels, war ihr unangenehm. Über dem betreffenden Schmerzgebiet rechtsseitig war sonst nichts Auffälliges festzustellen. Allgemein war ihr eher zu heiß, sie konnte Hitze nicht gut vertragen. Soweit die Krankengeschichte.

Das homöopathische Heilmittel muß nun entsprechend dieser zusammengetragenen und von der Patientin mehr oder weniger verständlich berichteten Symptomenmenge ausgewählt werden. Die Idee der Krankheit muß zum Mittel passen, so wie nur der einzig passende Schlüssel das Schloß aufsperrt. Hier wurde als Leitsymptom, d. h. als die den Fall charakterisierende Hauptsymptomatik, die Plötzlichkeit der Schmerzen ausgewählt. Diese Plötzlichkeit im Auftreten wie im Verschwinden, die aus heiterem Himmel kommenden Schmerzen, die zwischenzeitlich ganz ausbleiben, sind der rote Faden dieses Falles. Die Druck- und Hitzeempfindlichkeit runden den Fall ab. Belladonna paßt zu diesem Fall wie der Schlüssel zu seinem Schloß: Die Ähnlichkeit der wesentlichen Symptome der Krankengeschichte mit den Symptomen des homöopathischen Mittels Belladonna führt dazu, daß der Körper seine krankhaften Zustände erkennen und bekämpfen kann, wenn er Belladonna als homöopathische Arznei erhält. Hahnemann hat hierzu den Begriff der „Kunstkrankheit" eingeführt: Eine durch das homöopathische Mittel gesetzte künstliche Krankheit, die der bestehenden sehr ähnlich und dazu noch ein bißchen stärker als diese ist, aktiviert die Selbstheilungskräfte des Kranken, ohne ihm zu schaden. Dadurch werden die neue, künstliche und die „alteingesessene" Krankheit geheilt. Belladonna paßte also sehr gut zu diesem Krankheitsfall, obwohl natürlich nicht alle, aber doch einige sehr charakteristische Zeichen und Symptome von Belladonna vorhanden waren. Jedenfalls konnte die Patientin ihren Operationstermin absagen: Die Schmerzen wurden bereits am zweiten Tag nach der ersten Mitteleinnahme schwächer und blieben dann einfach innerhalb einer Woche ganz aus. Die Patientin hatte eine Dosis Belladonna C 30 erhalten. Sie löste die Kügelchen zuhause in einem Viertelliter Wasser auf und nahm von dieser Lösung morgens und abends jeweils einen Teelöffel, den sie in einem zweiten Glas Wasser gut verrührte. Nach Besserung der Beschwerden hörte sie mit der Einnahme gänzlich auf.

Lycopodium

Lycopodium clavatum, Bärlapp, ist eine sehr weit verbreitete Moosart, die mit zu den ältesten Pflanzen der Erde überhaupt gehört. Lycopodium war vor einigen hundert Millionen Jahren ein Baum von etwa 40 Metern Höhe, ähnlich wie der Schachtelhalm, den es ja heute auch nur noch in „Miniaturausführung" gibt. Zur Herstellung des homöopathischen Mittels werden die Bärlappsporen verwendet. Die Wirkungen von Lycopodium sind sehr weitreichend und tiefgreifend, sie betreffen vor allem chronische Krankheiten. Lycopodium ist ein Mittel, mit dem auf alle weiteren chronischen Erkrankungen eingewirkt werden kann.

Ein Patient, der Lycopodium als Heilmittel benötigt, ist von der Psyche her ein reizbarer Melancholiker, der sehr eigenwillig ist. Er regt sich schnell wegen Kleinigkeiten auf und muß zu allem kritische Anmerkungen machen. Gefürchtet sind auch seine theoretischen Erörterungen über alle nur erdenklichen Themen. Letztlich kommt er auch beim Therapeuten zu einer eigenen Diagnose über seinen Zustand, von der er nicht leicht abzubringen ist. Er ist nur zufrieden, wenn man nach seinen Vorstellungen handelt. Das erwartet er vor allem von ihm nahestehenden Personen. Er braucht eine gewisse Distanz zu anderen Menschen, fürchtet sich aber andererseits vor Einsamkeit, besonders im Krankheitsfall. Obwohl er intelligent und scharfsinnig ist, fühlt er sich schnell geistig erschöpft. Er fürchtet, Fehler zu machen und Namen zu verwechseln oder anderweitig etwas durcheinanderzubringen. Er fühlt sich sogar als geübter Redner bei öffentlichen Auftritten unsicher, er hat Angst, bei der Rede etwas zu vergessen oder zu übersehen. Allerdings sind solche Befürchtungen meist übertrieben, denn sobald er begonnen hat, klappt alles tadellos. Das hilft ihm aber nichts, denn vor seiner nächsten Rede beginnt diese Unsicherheit wieder erneut. Bei diesem Symptom gleicht der Lycopodium- dem Silicea-Patienten. Nur bei diesen beiden Mitteln findet sich diese „Rede-Symptomatik".

Typisch für Lycopodium ist auch eine gewisse sentimentale Stimmung. So weint der Lycopodium-Patient wenn ihm gedankt wird; wenn er sich freut, kommen ihm auch leicht die Tränen. Wenn also Lycopodium von der Psyche her als Heilmittel passen soll, muß geistige Schwäche, Unsicherheit mit Furcht vor Versagen und Mangel an Selbstbewußtsein vorhanden sein. Auf der körperlichen Ebene zeigen sich entsprechende Schwächesymptome. Der Lycopodium-Patient ist dünn, abgemagert und ausgetrocknet, sein Blutdruck ist niedrig, der Kreislauf labil. Taubheitsgefühle stellen sich ein, insbesondere Finger und Zehen sind taub, wie abgestorben. Dadurch entwickelt sich ein unsicherer Gang, ungeschickte und unkontrollierte Bewegungen treten auf, die abgemagerten Beine zittern. Allerlei Gelenkprobleme peinigen ihn, vor allem durch gichtische Ablagerungen in den Gelenken entstehen ziehende und reißende Schmerzen. Ischialgien und Lumbalgien treten wegen der später noch zu erörternden Ausscheidungsstörungen auf. Häufig treten auch unterschiedliche Temperaturen bei den Füßen auf: Ein Fuß ist heiß, der andere kalt oder zumindest kühler als der erstere.

In der Literatur werden die klassischen Lycopodiumpatienten als vorzeitig gealtert beschrieben, ja bereits das Lycopodiumkind soll älter aussehen, als es tatsächlich ist. Sie werden deshalb als früh gealtert angesehen, weil eine für Lycopodium typische Faltenbildung im Gesicht und speziell auf der Stirn auftritt. Vermutlich handelt es sich um eine Reaktion auf bestehende Schmerzen, die zu Verkrampfungen der Gesichtsmuskulatur und der Haut führen. Eine befriedigende Erklärung für dieses häufig anzutreffende Symptom gibt es allerdings nicht. Trotzdem ist es wegen seiner Besonderheit wichtig für die Auswahl des homöopathischen Mittels. Den Kopf betrifft noch ein weiteres, eigentümliches Symptom: Der Patient schüttelt den Kopf ohne erkennbare Ursache. Dieses Symptom führt in der Praxis oft zu Lycopodium. Weitere Kopfsymptome sind Haarausfall mit früher Kahlheit, Ohrensausen, Nachtblindheit, Kopfschmerzen, die durch Kälte und frische Luft gebessert werden, und Schwindel morgens beim Aufstehen.

Bereits im Säuglingsalter kommt es zu Erkrankungen der Atemwege mit schleimig-eitrigen Absonderungen, die das Kind wegen starker Krustenbildung in der Nase zwingen, durch den Mund zu atmen. Neben dieser permanenten Nasenverstopfung treten Nasenbluten und Kopfschmerzen auf. Häufig werden bei Kindern Ekzeme mit Lycopodium geheilt. Erwachsene mit juckenden, rissigen Hautausschlägen und vielen braunen Flecken brauchen ebenfalls Lycopodium. Das Mittel ist sowohl bei Bronchitis als auch bei Lungenentzündung sehr nützlich. Hier müssen natürlich noch weitere Lycopodium-Symptome vorhanden sein wie: Nasenflügelatmen, starke Schleimansammlung mit Rasselgeräuschen, tiefer und hohler Husten mit dickem, eitrigem, blutigem und salzig schmeckendem Auswurf sowie die für Lycpodium typische runzlige Stirn.

Die meisten Beschwerden von Lycpodium beziehen sich jedoch auf die Verdauung und das Nieren- und Harnwegssystem. Das Grundmuster ist hier Ausscheidungsschwäche. Dadurch verlangsamt sich der Stoffwechsel, und ausscheidungspflichtige Substanzen verbleiben im Körper, speziell in Niere und Blase. Es entwickeln sich im Laufe der Zeit Nierengries und -steine, auch Blasensteine können entstehen. Typisch ist ein sogenanntes Ziegelmehlsediment im Urin, ein rötlicher Niederschlag im sonst klaren Urin. Er gilt als Vorbote eines sich entwickelnden Nierensteinleidens. Beschwerden gibt es auch beim Wasserlassen, der Patient muß lange pressen und warten bis der Urin fließt. Kinder weinen oft schon vor dem Wasserlassen, da sie eine schmerzhafte Entleerung erwarten. Auch Stuhlverstopfung ist fast immer vorhanden. Das Gesamtbefinden des Lycopodiumpatienten bessert sich jedoch immer, wenn Ausscheidungen gleich welcher Art – auch nur kurzfristig – in Gang kommen: Stuhl, Urin, Schleim und Sekrete scheinen die Ausscheidungsschwäche zumindest vorübergehend zu beheben. Normalerweise ist auch die Harnsäureausscheidung verlangsamt und führt so schließlich zu Gicht und Gelenkerkrankungen.

Lebererkrankungen bis hin zu Leberzirrhose sind ebenfalls mit Lycopodium verbunden. Die homöopathische Lycopodiumanwendung wirkt regenerativ und erleichtert die Entgiftungsfunktion der Leber. Durch die Anregung des Harnflusses wird Harnverhaltung geheilt und durch die vermehrte Ausscheidung von harnpflichtigen Substanzen der Stoffwechsel entlastet. Die Magen-Darm-Symptome sind ebenfalls sehr vielfältig. Sie beginnen damit, daß sich sofort nach jeder Mahlzeit Gase entwickeln und Völlegefühl einstellt. Im Bauch gärt und rumort es fortwährend, als ob heftig darin herumgerührt würde. Das Rumoren kann so laut sein, daß es sogar die Umstehenden hören können. Durch die extreme Gasentwicklung kann es zum Zwerchfellhochstand und dadurch zum Druck auf Herz und Lungen kommen. Es entstehen Herzsymptome, die aber lediglich von der Gasentwicklung herrühren. Der Patient ist hungrig, aber nach einem Bissen bereits satt und dazu noch aufgetrieben. Es ist aber auch ein anderes Extrem zu finden: Der Hunger kommt beim Essen, wodurch dann auch meist zuviel verzehrt wird und sich die Gasansammlungen verschlimmern. Durch saures Aufstoßen wird der Patient an seine Verdauungsschwäche immer wieder erinnert. Gewohnte Essenszeiten müssen eingehalten werden, denn der Patient kann normalerweise nicht lange auf das Essen warten. Fasten ist für ihn unmöglich. Teigwaren und Brot werden nicht gut vertragen. Es besteht eine Vorliebe für Süßigkeiten. Warme Speisen und Getränke werden bevorzugt.

Charakteristisch für Lycopodium ist eine allgemeine Verschlimmerung des Befindens zwischen 16.00 und 20.00 Uhr und morgens beim Erwachen. Beschwerden betreffen hauptsächlich die rechte Körperhälfte und entwickeln sich typischerweise von der rechten zur linken Seite und von oben nach unten. So führt Lycopodium genau wie Natrium muriaticum zum Symptom einer von oben nach unten fortschreitenden Abmagerung. Während am Hals, den Schultern und Schlüsselbeinen bereits eine Abmagerung eingetreten ist, sieht der übrige Körper noch rundlich und voll ernährt aus. Häufig fallen die hervorstehenden Schlüsselbeine und der magere, faltige Hals beim Patienten auf. Bei Lycopodium-Patienten tritt eine allgemeine Verschlimmerung durch Hitze, beispielsweise in einem warmen Zimmer, ein. Auch Wärmeanwendungen verschlimmern den Zustand. Lediglich warme Speisen und Getränke werden verlangt und gut vertragen. Bewegung und kühle Luft tun gut, der bettlägerig Kranke fühlt sich besser durch Aufdecken und durch Kühle.

Ein Lycopodium-Fall:
Eine Patientin, 35 Jahre, klagte über Ischiasbeschwerden, die immer wieder in Abständen von etwa einem halben Jahr auftraten. Insgesamt hatte sie in den letzten drei Jahren fünf solcher Ischiaserkrankungen erlitten! Immer war das rechte Bein betrof-

fen, der Schmerz kam von der Wurzel des fünften Lendenwir-
belkörpers, strahlte ins rechte Bein aus und zog an der Außen-
seite von Ober- und Unterschenkel bis zum Fuß. Die üblichen
Behandlungen mit Schmerzmitteln hatten zwar immer eine Linderung gebracht und zum Abklingen der Beschwerden geführt,
aber nicht für lange Zeit. Außerdem wollte die Patientin nicht
ständig schwere Schmerzmittel einnehmen, die ihr zunehmend
Magenbeschwerden bereiteten.

Dieser Ischiasschmerz wurde durch Husten, Niesen oder Erschütterung verschlimmert. Die Patientin konnte nicht auf der
rechten Seite liegen. Leichte Bewegung verbesserte den Zustand, jedoch verschlimmerte sich der Schmerz am Anfang jeder Bewegung stark. Die rechte Ferse war ebenfalls sehr
berührungs- und druckempfindlich, sie konnte kaum auftreten.
Solche Ischialgien sind sehr häufig.

Durch die bisherigen Symptome konnte noch nicht homöopathisch differenziert werden, da die Diagnose Ischialgie nicht für
die Mittelwahl verwertbar ist. Immerhin gab es einige Modalitäten, also Hinweise zur Verschlimmerung und Verbesserung der
Schmerzen. Ein Auslöser der Beschwerden war nicht bekannt.
Bei der Untersuchung stellte sich dann heraus, daß der rechte
Fuß bis über die Knöchel etwas kälter war als der andere. Das
war der Patientin auch schon aufgefallen, sie konnte aber nicht
sicher sagen, ob die Temperaturdifferenz mit den Ischiasschmerzen zusammen aufgetreten war. Das war ein gutes Symptom, das verwertbar erschien. Im Kentschen **Repertorium** findet man das Symptom mit folgenden Mitteln: Chelidonium, Digitalis, Ipecacuanha, Lycopodium und Pulsatilla, davon Lycopodium im dritten (und höchsten) Grad. Interessant war, daß
Rhus toxicodendron – ein häufig bei Ischias eingesetztes Mittel
– nicht in der Temperaturrubrik enthalten war, denn es hat ähnliche Modalitäten wie in diesem Fall.

An weiteren Beschwerden gab die Patientin Probleme mit der
rechten Leiste an. Ein beginnender Leistenbruch, der wahr-

scheinlich später operiert werden müsse, machte zeitweise Probleme. Dann waren ebenfalls noch schon seit längerer Zeit vorhandene Schultergelenksschmerzen vorhanden. Beide Schultergelenke waren ausnahmsweise hier betroffen, was sehr auffällig war. Auf Nachfrage gab sie an, daß vor einigen Jahren alles mit der rechten Schulter angefangen hatte. Erst etwa ein Jahr später sei der Schmerz dann auf die linke Schulter übergegangen. Die Patientin war vom Äußeren her sehr schlank und sportlich und bedauerte, daß sie durch die Ischiasbeschwerden fast nicht mehr zum Sport gekommen war. Gerade mit sportlicher Betätigung war es ihr gelungen, ihren niederen Blutdruck und ihre Gelenkprobleme wie auch ihre Verdauung zu verbessern. Sie legte aber Wert darauf, daß sie sich nur bezüglich der Ischiasprobleme behandeln lassen wolle. Sonst fühlte sie sich eigentlich ganz gesund. Trotzdem ergab die Befragung, daß sie kein Brot, speziell kein Vollkornbrot, vertrug. Es bewirkte starke Blähungen. Sie brauchte einfach Bewegung in Form von Jogging, das sie mäßig, aber regelmäßig ausübte.

Die Patientin hatte im Gespräch immer wieder verdeutlicht, daß sie ganz genau wüßte, was sie wollte. Letztlich hatte sie im Anamnesegespräch bereits die Behandlung „übernommen". Nun mußte nur noch das Simile gefunden werden, und das war nun Sache des Therapeuten. Somit kamen letztendlich doch einige Symptome zusammen, die für Lycopodium sprachen: Die rechte Seite war betroffen, vom Ischias über die Leiste bis zur rechten Schulter. Lycopodium kann als das Mittel der rechten Seite angesehen werden, weil hierbei die meisten Beschwerden rechts angesiedelt sind. Dadurch, daß zuerst die rechte und danach die linke Schulter befallen war, kam Lycopodium noch besser ins Spiel, weil diese Entwicklung typisch für das Mittel ist: Die Beschwerden entwickeln sich zuerst rechts und gehen dann auf die linke Seite über. Weiterhin deutete die Temperaturdifferenz zwischen dem rechten und dem linken Fuß deutlich auf das Mittel hin. Die Patientin konnte auch nicht auf der befallenen rechten Seite liegen, und die weiteren Bewegungsmodalitäten sind im Lycopodiumbild ebenfalls vorrangig zu finden. Auch die Angewohnheit der Patientin, unmißverständlich klarzumachen, welche Therapie sie wünschte und welche nicht, spricht für die Lycopodium- Psyche. Letztlich aber war auch die körperliche Schwäche des Mittels deutlich erkennbar. Hier setzte sich die Patientin zur Wehr und versuchte, mit Disziplin und sportlicher Betätigung körperliche Mängel auszugleichen.

Sie nahm dann morgens und abends je 3 Tropfen Lycopodium LM 12 in etwas Wasser ein. Da sie bei Behandlungsbeginn gerade leichte Schmerzen wie bei einer Lumbalgie hatte, befürchtete sie neue Ischiasbeschwerden. Die Schmerzen im Lendenwirbelgebiet blieben aber ohne Ausstrahlung in die bekannten Ischiasregionen zunächst bestehen, nahmen dann jedoch nicht zu, sondern innerhalb von etwa zwei Wochen mehr und mehr ab. In der dritten Woche nach Behandlungsbeginn waren keine Schmerzen mehr vorhanden, die Patientin konnte wieder joggen, und Ischiasbeschwerden sind nicht wieder aufgetreten. Ebenfalls haben sich auch die Schultergelenksschmerzen wesentlich gebessert.

Natrium muriaticum

Natrium muriaticum (Natriumchlorid, NaCl) bedeutet Kochsalz. Wohl jeder Mensch nimmt es tagtäglich in wägbaren Dosen mit der Nahrung zu sich. Gerade dieses Mittel hat die Homöopathie oft in Schwierigkeiten gebracht. Schwierigkeiten nicht etwa, weil es als Arzneimittel keine Wirkung gezeigt hätte, sondern weil es einen breiten Ansatz zur Kritik an der gesamten homöopathischen Medizin bot: Da es als Salz von jedem Menschen eingenommen werde, könne von diesem „Gewürz" überhaupt keine Arzneiwirkung ausgehen, genausowenig wie eine solche bei Pfeffer oder eventuell bei Senf erwartet werden könne. Darüberhinaus sei die durch die Nahrung aufgenommene Salzmenge weit größer als die Arzneimenge. Das waren die Hauptkritikpunkte.

Eigentlich können die Homöopathen aber froh sein, daß sie ein solches Arzneimittel besitzen, wird doch gerade hier der Unterschied zwischen Homöopathie und Allopathie ganz deutlich.

Die nicht-homöopathische Medizin weiß, daß zuviel Salzkonsum schadet, daß insbesondere bei hohem Blutdruck und Nierenproblemen weitgehend darauf verzichtet werden muß. Aber hierbei handelt es sich um die materielle Salzwirkung. Homöopathisch wird das ganz anders gesehen: Nicht die Menge eines Stoffes ist ausschlaggebend, sondern die Ähnlichkeit eines Krankheitsfalles mit den jeweiligen Zeichen und Symptomen eines homöopathischen Mittels, die aus den sogenannten Arzneimittelprüfungen resultieren. Und genau hierbei erhielten und erhalten wir noch immer hervorragende Zeichen und Symptome aus den Prüfungen von Natrium muriaticum. Wenn die Patienten nach dem Ähnlichkeitsgesetz diese Arznei erhalten, ist es unerheblich, wieviel Salz mit der Nahrung konsumiert wird. Man kann das eine nicht mit dem anderen vergleichen.

Nun zu den Zeichen und Symptomen von Nattrium muriaticum Der Patient salzt tatsächlich häufig nach, der normale Salzkonsum scheint ihm nicht zu reichen. Somit ist der Griff zum Salzstreuer, sogar vor dem Probieren, typisch für ihn. Dies mag mit ein Grund dafür sein, daß diverse Stoffwechselvorgänge durcheinandergeraten, daß Probleme im Wasser- und Mineralhaushalt aufgetreten sind, bei dem Salz eine große Rolle spielt.

Beispielsweise findet man bei den Patienten, die Natrium muriaticum benötigen, Trockenheit der Schleimhäute, es fehlt die Fähigkeitkeit, Schleim abzusondern und damit auch die Möglichkeit, sich über die Schleimhäute diverser Ausscheidungsstoffe zu entledigen. Ausscheidungspflichtige Stoffe werden so im Körper zurückgehalten. Stattdessen treten bei Jugendlichen, aber auch im Erwachsenenalter Hautausschläge, Ekzeme und Akne auf, die Haut sieht fettig und wächsern aus, sie ist untätig, wie die Homöopathen sagen, d.h. sie ist nach außen hin wie versiegelt und kann nicht atmen.

Wenn tatsächlich Absonderungen auftreten, etwa bei Erkältungen, dann bleibt die Trockenheit der Schleimhäute weitgehend bestehen. Es zeigt sich ein weißlicher, dickflüssiger Schleim, der wie Eiweiß aussieht. Ödeme kommen im Natrium muriaticum Bild häufig vor, auch hier zeigt sich der gestörte Wasserhaushalt. Stuhlverstopfung und Harnverhaltung, wie auch verspätet einsetzende Menses, zeigen uns die Grundtendenz bzw. das Grundmuster des Mittels an: alles wird festgehalten, nichts fließt. Treten einmal richtige Absonderungen auf, dann geht es dem Patienten gleich besser. Auch die Psyche des Natrium muriaticum-Patienten zeigt das Grundmuster des Festhaltens: Festhalten an vergangenen, unangenehmen Erinnerungen, an Enttäuschungen, an altem Leid. Er muß wie im Zwang immer wieder auf lange vergangene, traurige oder unangenehme Situationen zurückkommen.

Typisch ist eine lange und intensive Trauer bei Verlust eines ihm nahestehenden Menschen, die ihn im Laufe der Jahre psychisch und physisch krank machen kann. Er kann nicht loslassen, kann auch nicht verzeihen, trägt lange nach. Wurde ihm einmal Unrecht zugefügt, wird er es nie vergessen und auch nie verzeihen können! Selbst Trost kann er nicht annehmen, er wird nur noch tiefer in altes Leid gedrückt, wodurch sogar Agressionen gegen den Trostspender entstehen können. Weinen bei Anwesenheit anderer Menschen ist nicht möglich, erstens ginge es die anderen nichts an, und zweitens wäre es ein zu großes Eingeständnis von Schwäche.

Auch hier finden wir das Grundmuster der Natrium muriaticum-Beschwerden: Empfindungen, auch wenn sie noch so unangenehm sind, werden festgehalten. In vielen Krankheitsfällen begann alles mit einer solchen Verfestigung, ein tiefes Leid erfaßte den Menschen und ließ ihn nicht mehr los, solange, bis er auch selbst nicht mehr loslassen konnte. All diese Probleme können sich bei der homöopathischen Anwendung von Natrium muriaticum lösen, nicht in kurzer Zeit, aber doch kontinuierlich nach und nach über Monate und Jahre. Zeit sollte hierbei eigentlich keine Rolle spielen, die Ursachen der Probleme liegen ja in der Regel viele Jahre zurück.

Weitere Anwendungen für Natrium muriaticum sind gegeben bei Vergeßlichkeit und Konzentrationsschäche, Hysterie speziell junger Mädchen in der Pubertät, die sich unglücklich verliebt haben und sich in sich zurückziehen, überreizte Nerven durch langandauernde Anspannung. Die Menschen sind hitzig, sie brauchen frische Luft und fühlen sich im Freien besser. Trotzdem erkälten sie sich leicht, wenn sie geschwitzt haben. Die bereits angesprochenen Hautleiden sind vielfältig. Neben der allgemeinen Trockenheit und somit Untätigkeit von Haut und Schleimhäuten findet man trockene Ausschläge besonders am Haaransatz des Kopfes und der Gelenkbeugen. Trockene Krusten und Borken mit Jucken und Brennen kommen oft vor.

Typisch ist eine eigenartige Abmagerung von oben nach unten, d.h. während bereits Hals und Schultern abgemagert sind, schauen Brust, Hüfte und Beine noch ganz normal aus. Jedenfalls schreitet die Abmagerung im Laufe der Zeit nach unten weiter fort. Die Patienten haben guten Appetit und noch besseren Durst, der fast unstillbar sein kann. Eine sehr langsame Verdauung zeigt sich schon im aufgetriebenen Bauch nach dem Essen, das wie ein Fremdkörper im Magen zu liegen scheint. Besonders fette und schwere Speisen und sogar Brot bereiten Beschwerden. Am Ende des Verdauungsprozesses fällt es schwer, den sehr trockenen Stuhl herauszupressen. Auch die Blase kann nur schwer entleert werden, insbesondere, wenn andere Menschen in der Nähe sind. Auch hier findet sich wieder das Thema des Mittels: Loslassen unmöglich, alles wird krampfhaft festgehalten. Der folgende Natrium muriaticum-Fall zeigt, wie sich Mittelbild und Krankheitsbild fast gesetzmäßig entsprechen, wenn die zugrundeliegende charakteristische Symptomatik therapeutisch konsequent genutzt wird.

Ein männlicher Patient, 53 Jahre alt, kam wegen Verdauungsbeschwerden in homöopathische Behandlung. Speziell schwere Speisen bereiteten ihm Schwierigkeiten und sogar die normalerweise gut verdaulichen Teigwaren wurden für ihn immer mehr zur Qual. Dabei war er ein großer Freund der italienischen Küche. Die Speisen lagen ihm jedenfalls sehr lange wie Steine im Magen. Er hatte keine Probleme mit dem Gewicht, er nahm nicht zu, brauchte auch keine Diät einzuhalten. Für gute Verdauung mußte er allerdings oft sorgen, da hatten sich Leinsamen und Dörrobst gut bewährt. Die Probleme mit den Steinen im Magen mit Auftreibung des ganzen Bauches und ensprechenden Blähungen hatten sich in den letzten 2–3 Jahren nach und nach verstärkt, sie waren aber letztlich schon lange Zeit vorhanden. Nun reichten diese Symptome natürlich noch nicht aus, um ein passendes homöopathisches Mittel zu finden. Weitere Zeichen und Symptome mußten erfragt werden.

In der Jugend hatte er Akne, die sich bis zum Alter von etwa 30 Jahren hielt, es waren aber immer noch Hautprobleme vorhanden. Zeitweise plagte ihn ein juckendes Ekzem am Haaransatz. Bei Fön traten Kopfschmerzen mit hämmernden und klopfenden Schmerzen auf, die mit dem Lauf der Sonne kamen und gingen. Hämorrhoiden, schlimmer bei hartem Stuhl, wurden schon verödet. Er erkältete sich leicht, wenn er sich erhitzte und die feuchte Wäsche nicht sofort wechseln konnte. Er mußte Ordnung in seinem Umfeld haben, konnte sich nicht wohlfühlen, wenn er einen unaufgeräumten Schreibtisch vor sich hatte. Er träumte oft von Situationen, die ihm im realen Leben unangenehm waren, er mußte oft an vergangene Enttäuschungen denken und meinte, er hätte wohl schon genug davon erlebt.

Diese letzten Symptome, die speziell den psychischen Hintergrund beleuchteten, führten dann zu einem weiteren Problemgebiet, das dem Patienen stark zu schaffen machte und ihn bedrückte. Schließlich erzählte er weitausholend die folgende Geschichte: Beim letzten Oktoberfest saß er mit Freunden und einer Maß in einem Wiesnzelt. Da ihm das Bier gut schmeckte und es sich in Gesellschaft besser trinkt, kamen noch die eine oder andere Maß hinzu. Dann mußte er zur Toilette, gerade zu einer Zeit, in der das offensichtlich viele andere Zecher ebenfalls tun mußten. Beim Anstehen in der langen Warteschlange überkam ihn ein seltsames Gefühl, das mit jedem Schritt näher zur Toilette zur Gewißheit wurde: Er würde hier in Gegenwart all dieser Menschen nicht Wasser lassen können, was sich dann auch bestätigte.

Die Gesamtheit der Symptome des Patienten waren nun bekannt. Sie mußten nach Wichtigkeit geordnet und hierarchisiert werden. Charakteristische Zeichen und Symptome fanden sich insbesondere in der Psyche des Patienten, nicht zuletzt das Problem beim Wasserlassen. In der homöopathischen Praxis ist dieses Symptom oft genannt und bestätigt worden. Weiterhin ist wichtig, daß er immer wieder an unangenehme, längst vergangene Situationen denken mußte und daß er nicht vergessen und verzeihen konnte. Trost verschlimmerte nur seinen stillen Kummer.

Mit diesen Symptomen dringen wir zum Innersten dieses Patienten vor, es zeigt sich das Bild von Natrium muriaticum, wie es aus den Arzneimittelprüfungen bekannt ist. Dazu passen aber auch die Verdauungsprobleme, die ihn ursprünglich zur homöopathischen Behandlung geführt hatten. Nicht alle Symptome passen, aber die weitaus wichtigsten. Die Wertungsarbeit, die Entscheidung, welche Symptome wichtig und welche weniger wichtig sind, war und ist heute noch der schwierigste Teil der homöopathischen Arbeit.

Der Patient bekam Natrium muriaticum LM 18, täglich 3 Tropfen in etwas Wasser, früh nüchtern einzunehmen. Zuerst kam Bewegung in die Verdauung. Nach etwa zehn Tagen traten Durchfälle auf, die der Patient von früher überhaupt nicht kannte. Gleichzeitig bemerkte er aber, daß sich im Magentrakt eine Besserung einstellte. Nachdem er für drei Tage das Mittel ausgesetzt hatte, begann sich der Stuhl zu normalisieren. Das Mittel besserte dann nach und nach die Verdauungsprobleme, und auch die Hautbeschwerden klangen immer mehr ab. Die Nachbeobachtungszeit von einem knappen Jahr ergab hier keine Beschwerden mehr. Interessant ist noch zu bemerken, daß der Patient begann, manche Dinge nicht mehr ganz so ernst zu nehmen wie früher.

Nux vomica

Nux vomica, die Brechnuß (Strychnos nux vomica), ist in der homöopathischen Routinetherapie als sogenanntes „Männermittel" bekannt und wird sehr häufig verschrieben. Woher kommt diese sehr allgemeine Charakteristik? Sind alle Männer homöopathisch gleich? Oder hat der Mann in Männerkreisen ganz bestimmte Voraussetzungen zu erfüllen?

Ein typisches Nux-vomica-Bild charakterisiert klischeehaft einen Geschäftsmann: Wenn er nicht im Geschäft oder Büro anzutreffen ist, so befindet er sich gerade auf Dienstreise. Er befaßt sich tatsächlich immer mit geschäftlichen Problemen und hat daher nie Zeit, ist immer unter Termindruck. Um all seine Verpflichtungen einhalten zu können, ißt er nebenbei mal ein Sandwich oder anderes Fastfood. Er kann seine Arbeit jedenfalls nicht wegen des Essens oder sonstiger störender „Nebensächlichkeiten" unterbrechen. Er nimmt sogar noch Arbeit mit nach Hause und sitzt dann bis spät in die Nacht hinein über den Akten und Geschäftspapieren und erledigt das, was er untertags nicht anpacken konnte.

Dazu braucht er natürlich Aufputschmittel der verschiedensten Kategorien, angefangen bei Kaffee und Nikotin, bis zu Medikamenten, die wachhalten. Um dann schlafen zu können, benötigt er wiederum Medikamente, denn ein dermaßen gestreßter und aufgeputschter Mensch kann natürlich nicht mehr leicht einschlafen und sich auch nicht im Schlaf erholen. Er ist am nächsten Tag nicht ausgeschlafen, zumindest nicht erholt und muß wieder zu Stimulantien greifen.

Er ist gereizt und überempfindlich, liegt dauernd im Streit mit Kollegen und kann wegen kleinerer Probleme aus der Haut fahren. Zu allem Überfluß wird er mit seiner zu Recht besorgten Frau streiten. Damit hängt der häusliche Segen auch noch schief! Teilweise ergreift ihn sogar Jähzorn und Unbeherrschtheit, so daß er unberechenbar für seine Umgebung wird.

Dieses Bild des Nux vomica-Patienten tritt sehr häufig auf, es zeugt vom allgegenwärtigen Streß, der im Geschäfts- wie auch im Privatleben immer mehr um sich greift. Fast jeder Mensch kennt solche Zeitgenossen, sie sind im Büro und auch in anderen Berufen immer häufiger anzutreffen. Darüberhinaus betrifft es auch heute noch immer mehr Männer als Frauen. Demnach scheint Nux vomica doch ein eher Männer-typisches Mittel zu sein. Trotzdem gilt auch hier, daß für die Auswahl eines homöopathisch passenden Arzneimittels immer nur die charakteristischen, sonderlichen und auffallenden Symptome aus der Gesamtheit ausgewählt werden dürfen. Nur so wird ein dem Simileprinzip entsprechendes homöopathisches Heilmittel gefunden. So entspricht ein tüchtiger Geschäftsmann nur im Ausnahmefall dem Klischeebild von Nux vomica. Er mag Termindruck haben und sich auch Arbeit mit nach Hause nehmen, das macht ihn aber noch lange nicht zum Nux-vomica-Patienten. Findet man dann bei der Aufnahme der Gesamtheit seiner individuellen Symptome aber noch extreme Überreiztheit bis hin zu geistiger Müdigkeit, so daß er nicht mehr in der Lage ist, seine Geschäfte zu organisieren und stellen sich auch noch Schlafstörungen ein, daß er nachts meist an seine Sorgen und unerledigten Arbeiten denken muß, dann können wir schon eher an Nux vomica denken. Wenn er dazu noch erst morgens einschlafen kann, aber wegen Termindruck zeitig aufstehen muß und sich müde und überreizt ins Geschäft quält, mehrere Tassen Kaffee braucht, bis er klarsieht, wird er Nux vomica brauchen. Dabei kann dies aber alles ebensogut auf eine Frau zutreffen.

Zum Stimulantiengebrauch ist noch anzumerken, daß ein Kaffeetrinker kein Nux vomica braucht, wenn er erstens mäßig trinkt, ihm zweitens der Kaffee gut bekommt und sich drittens keine Krankheitssymptome daraus entwickelt haben. Das gleiche trifft auf Tee oder Alkohol zu. Viele Menschen geben als Grund für Gesundheit und langes Leben ihr tägliches Glas Rotwein an, das sie nicht missen möchten. Anders ist es natürlich, wenn Arzneimittel- und auch Alkohlmißbrauch betrieben wird oder wenn solche Stoffe eingenommen werden, deren Gebrauch bereits gesundheitsgefährdend ist. Hier ist vor allem an Drogen und Aufputschmittel zu denken. Dieses Verhalten wird über kurz oder lang Krankheitszeichen und -symptome hervorbringen, und dann gibt es viele Hinweise für Nux vomica. Es ist jedenfalls ein sehr wichtiges Mittel für die Folgen übermäßigen Alkoholgenusses.

Das Mittel ist auch ein hervorragendes Gegenmittel bei schädigenden Medikamenten bzw. deren Nebenwirkungen sowie bei toxischen Stoffen im weiteren Sinne. Wichtig ist in diesen Fällen, inwieweit ein Patient allopathische Mittel nicht vertragen hat. Unzählige Fälle von Unverträglichkeiten und sich daraus entwickelnde Erkrankungen sind in der homöopathischen Praxis bekannt, angefangen bei Narkosen, über Antibiotika, Schmerzmittel und äußere Anwendungen bis hin zur Antibabypille. Sobald sich aus der Anamnese ergibt, daß vor der eigentlichen Erkrankung eine Unverträglichkeitsreaktion durch ein Medikament abgelaufen ist, muß an Nux vomica gedacht werden. Nux vomica wird im Sinne eines Entgiftungsmittels die toxische Stoffwechsellage bereinigen. Allerdings findet man in den homöopathischen Repertorien auch viele andere Mittel, die sich auf Unverträglichkeiten beziehen. Nux vomica ist daher nicht das einzige, das im konkreten Fall in Frage kommen kann. Es ist jedoch das am häufigsten verwendete. Der Patient wird dann auf andere, auf Nux vomica folgende Mittel, besser in Richtung Heilung reagieren können.

Jede Arzneireaktion ist also in der Anamnese genauestens zu erforschen, da sie sich als Therapieblockade darstellen kann. Weil aber fast alle Patienten allopathisch vorbehandelt zur homöopathischen Behandlung kommen, wird häufig zuerst Nux vomica verschrieben, um das „Terrain zu klären". Nicht umsonst wird Nux vomica so häufig verwendet, weil es in Symptomenähnlichkeit zu den häufigsten Erkrankungen steht.

Es hilft sehr häufig bei Erkältungen, die durch Zugluft, Kälte und Trockenheit entstanden sind. Da der Nux-vomica-Patient bei der geringsten Anstrengung schwitzt, ist bei Zugluft die nächste Erkältung bereits vorprogrammiert. Sie setzt sich als Schnupfen fest und zieht hinunter bis in die Bronchien, wobei Husten und Schmerzen in der Brust auftreten. Die Nase ist nachts verstopft, behindert den Schlaf und tagsüber tritt Fließschnupfen auf. Durch diese Verstopfungen im ganzen Kopfbereich kommt es zu Kopfschmerzen bei längerdauerndem Husten. Auch im Freien ist die Nase wie zubetoniert. Der bettlägerig Kranke muß sich sehr warm zudecken. Sogar bei Fieber steigt die Wärmebedürftigkeit. Kälte in jeder Form, selbst die leiseste Luftbewegung, ist sehr unangenehm. Interessanterweise bessert sich jedoch das Befinden bei Regenwetter oder bei Feuchtigkeit. Hierbei sollte es allerdings auch warm sein, denn Wärme braucht der Patient in jedem Fall. Besser fühlt er sich auch nach einem kurzen Schlaf, jedoch darf man ihn eigenartigerweise nicht aufwecken, er muß von selbst wachwerden.

Noch einmal zurück zu den typischen Eßgewohnheiten des Nux-vomica-Patienten. Es wurde schon erwähnt, daß er für Essen eigentlich gar keine Zeit hat und nur schnell ein paar Bissen hinunterschlingt. Wenn er aber einmal beispielsweise bei einer Einladung oder einem Bankett Zeit haben muß, dann mutet er sich meist zuviel zu. Er ißt dann auch Speisen, die er nicht verträgt und zudem noch Vieles durcheinander. Jedenfalls liegt ihm alles wegen Verdauungsschwäche lange im Magen. Es treten Magenschmerzen, saurer Geschmack, Sodbrennen und Übelkeit auf, aber trotz Brechreiz kann er nicht erbrechen. Die Magengegend ist sehr druckempfindlich, krampfartige Schmerzen mit Auftreibung stellen sich ein, sogar die Lebergegend ist sehr empfindlich. Interessanterweise verträgt dieser ein Nux-vomi-ca-Patient fette Speisen. Die Darmentleerung macht auch Probleme, der Darm ist untätig und Verstopfung das Ergebnis. Im folgenden Fall dreht sich nicht alles um die eingangs beschriebenen typischen Symptome von Nux vomica, sondern um ein wirklich sonderliches Symptom, wodurch das Grundmuster des Patienten deutlich hervortritt.

Ein männlicher Patient, 35 Jahre, kam wegen einer chronischen Bronchitis in homöopathische Behandlung. Die Bronchitis bestand seit mindestens drei Jahren. Sie entwickelte sich im Anschluß an einen fieberhaften Infekt. Genauer ließ sich der Ursprung nicht aufklären, es gab keine sonstigen Krankheiten vor diesem Infekt und keine schweren Arzneimittel bei der damaligen Behandlung. Alles entwickelte sich anfangs undramatisch, so daß nach und nach eine chronische Bronchitis mit Husten ständiger Begleiter des Patienten wurde. Der Husten war trocken, ohne Auswurf und wenn er länger dauerte, traten Brustschmerzen und auch Kopfschmerzen auf.

Natürlich hatte der Patient versucht, den Husten loszuwerden, aber es gelang nicht. Der Husten war nicht permanent vorhanden. Zeitweise ging alles gut, dann kamen ausgesprochene Hustenzeiten, aber keine Hustenanfälle. Wenn der Patient nicht diszipliniert atmete und nicht versuchte, den Hustenreiz zu unterdrücken, konnte er sich regelrecht hineinsteigern, was ihn dann zusätzlich noch maßlos ärgerte. Der Husten verschlimmerte sich ganz deutlich bei Kälte, offensichtlich wurde er auch beim Zubettgehen schlimmer. Konkret begann der Husten aber sofort, wenn er das Schlafzimmer betrat und nicht erst beim Auskleiden. Demnach konnten kühle Nachtwäsche oder auch das kühle Bett nicht der Auslöser für das Husten sein. Eine sehr passende Rubrik im Kentschen Repertorium mit dem Titel „Husten beim Betreten eines kühlen Raumes" lieferte für diesen Fall 6 homöopathische Mittel, darunter auch Nux vomica. Nun mußte natürlich noch der individuelle Mensch hinter dem hustenden Patienten gefunden werden.

Es stellte sich schließlich heraus, daß Zugluft überhaupt nicht vertragen wurde und sich der Patient davor sogar fürchtete. Das Ergebnis von kalter Zugluft war immer wieder eine Verschlimmerung seiner Bronchitis. Er hatte beruflich sehr viel am Hals, schon einige Jahre arbeitete er in der Softwareentwicklung und hatte praktisch keinen richtigen Feierabend. Er dachte auch, daß der berufliche Streß mit seiner Bronchitis zu tun haben könnte. Außerdem wollte er schon lange mit dem Rauchen aufhören, hatte es aber nie geschafft. Er konnte sich letztlich gar nicht vorstellen, ohne Zigaretten und Kaffee durch den beruflichen Streß zu kommen. Besserung erfuhr er jedesmal, wenn er ins Dampfbad ging, weil sich die feuchte Wärme günstig auf die Bronchitis auswirkte. So wurde aus diesem Fall nach und nach ein Nux-vomica-Fall, obwohl es kein üblicher war.

Nux vomica LM18, täglich 3 Tropfen früh nüchtern und auch abends vor dem Schlafengehen in etwas Wasser eingenommen, brachten den Fall auf den richtigen Weg. Zuerst dauerte es gut drei Wochen bis sich überhaupt etwas tat. Dann wurde der Husten lockerer, und es wurde reichlich Schleim ausgehustet. Die Kälteverschlimmerung blieb noch länger bestehen, jedoch stellte sich der Husten beim Eintreten in den Schlafraum immer seltener ein. Nach etwa zwei Monaten kam kein Auswurf mehr und die Bronchitis war ausgeheilt. Die Erkältungsneigung war auch nicht mehr so dramatisch, jedoch mußte weiterhin auf Zugluft geachtet werden, aber nicht mehr jedes Lüftchen führte zu einer Erkältung.

Phosphor

Das chemische Element gelber Phosphor (P) bedeutet soviel wie „Träger des Lichts". Der Name bezieht sich auf seine Fähigkeit, selbst Licht zu produzieren. Häufig wird aus dieser Bezeichnung und dem Erscheinungsbild der Menschen, die Phosphor als Konstitutionsmittel benötigen, die Analogie „Phosphormenschen sind Lichtträger" abgeleitet.

Zunächst mag das zutreffen, da es sich um schlanke, hochgewachsene, sensible, mitfühlende, zarte Wesen handelt, mit heller Haut, feinen meist rötlich schimmernden Wimpern und Haaren und sanguinischem Temperament. Sie gehen auf die Menschen zu, suchen und finden leicht Kontakt, sind hilfsbereit und können zuhören, sie interessieren sich für die Probleme anderer Menschen. Sie können sich aber auch schnell wieder für neue, andere Dinge interessieren, die dann ihre ganze Aufmerksamkeit beanspruchen. Man könnte diese wechselnde Anteilnahme auch als „Strohfeuer" bezeichnen. Allerdings kann man diesen sympathischen Menschen kaum böse sein, wenn sie sich mit Begeisterung neuen Dingen zuwenden.

So ein „engelhaftes" Wesen benötigt kein Arzneimittel, es fehlt ihm ja eigentlich nichts. Es bringt Licht in die Welt und in die Herzen anderer Menschen. Aber auch diese Phosphor-Konstitutionen können krank werden. Wir können aus dem Habitus und dem Verhalten eines Menschen auf die Konstitution schließen, können erkennen, welche Stärken, aber auch welche Schwächen hinter der Konstitution stecken, um vorsorglich, präventiv tätig zu werden. Im Arzneimittelbild von Phosphor wird deutlich, daß die Menschen, die Phosphor homöopathisch im Krankheitsfall benötigen, häufig so aussehen, wie oben beschrieben.

Wie schauen nun die möglichen Krankheitssymptome aus, die das homöopathische Mittel Phosphor zur Heilung erfordern? Die eingangs erwähnte Sensibilität ist grundsätzlich sehr gut, kann aber auch Probleme bereiten. Sensible Menschen leiden intensiver, sind empfindlicher als andere, sind sehr verletzlich und verletzen sich auch tatsächlich leicht, körperlich wie seelisch. Die Überempfindlichkeit gegenüber allen äußeren Einflüssen ist sehr ausgeprägt. Fast alles kann sie krankmachen, wenn es lange genug auf sie einwirkt: Alleinsein, Wetterwechsel, Gewitter, Dämmerung, Lärm, Kino, spannende Romane und aufregende Geschichten. Überall ist ihre sensible Natur zu erkennen. Im Krankheitsfall kann auch das andere Extrem eintreten –

Gleichgültigkeit, Niedergeschlagenheit, sogar Wahnvorstellungen bis hin zum Irrsinn können beobachtet werden. Fast immer liegen bei Phosphor die Nerven blank. Die Überempfindlichkeit auf der körperlichen Ebene zeigt sich in vielen blauen Flecken, Hämatome treten schon nach festeren Berührungen und leichtem Druck auf. Nasenbluten und langes Bluten auch kleinster Schnitt- und Schürfverletzungen sind häufig und können mit Phosphor homöopathisch kuriert werden. Man sagt daher, „Phosphor ist mit Bluten verknüpft".

Damit ist – neben der extremen Sensibilität – das zweite Grundmuster von Phosphor genannt: Leichtblütigkeit. Durch das Wort „Sanguiniker" wird dieser Menschentyp sehr treffend beschrieben. Es handelt sich dabei um einen Temperamentstyp, der leichtblütig, lebhaft und von der Temperatur her eher warm und trocken ist, genau wie ihn das Phosphor-Arzneimittelbild zeigt.

Wie beschrieben, wirkt Phosphor auf das Nervensystem, zuerst anregend, dann vergiftend und lähmend. Weiterhin zersetzt Phosphor das Blut, die Gerinnungsfähigkeit wird vermindert, so daß Wunden länger und stärker bluten. Degeneration der Gewebe ist ein weiterer, wichtiger Aspekt des Mittels. Es handelt sich hierbei um die Degeneration der Schleimhäute und eine sogenannte fettige Degeneration fast aller inneren Organe, besonders aber von Leber, Herz und Nieren. Dadurch ist der Stoffwechsel schwer gestört, die Entgiftungsfunktionen von Leber und Nieren sind beeinträchtigt.

Fettleber, Herzbeutelentzündungen, Herzmuskelerweiterung und degenerative Nierenerkrankungen sind homöopathisch gut therapierbar, wenn andere wichtige Symptome zu Phosphor passen. So kann der Phosphorpatient beispielsweise bei Herzproblemen nicht auf der linken Seite liegen. Auch die Lunge ist betroffen, viele Homöopathen bezeichnen daher Phosphorpatienten als Schwindsuchtkandidaten, weil das Mittel häufig bei tuberkulöser Vorbelastung der Großeltern oder Eltern angezeigt ist. Auch kann der Patient selbst eine Tuberkulose durchgemacht haben, die zwar lange ausgeheilt ist, ihn aber als schwere Infektion konstitutionell geprägt hat und weitere, anschließend einsetzende Beschwerden mit bewirkt haben kann. Daher ist es wichtig, in jedem Krankheitsfall nach Auslösern und Ursachen zu fahnden. Jede Erkältung setzt sich in der Brust fest. Es besteht ein Enge- und Schwächegefühl in der Brust, man meint ein starkes Gewicht laste auf dem Brustkorb und schmerzhafter Husten stellt sich ein.

Bei Lungenentzündung ist Phosphor schon oft mit gutem Erfolg eingesetzt worden, natürlich nicht aufgrund der Diagnose, sondern aufgrund der Symptomähnlichkeit mit dem Phosphorarzneimittelbild. Daher ist immer dann an Phosphor zu denken, wenn Menschen, wie eingangs beschrieben, zur Behandlung kommen und von einschlägigen Vorbelastungen berichten. Bei Phosphor brennt es ähnlich häufig wie bei Sulfur oder Arsenicum. Ein charakteristisches Brennen erstreckt sich entlang der Wirbelsäule nach oben bis zum Kopf und wird als Blutandrang im Kopf beschrieben und vermittelt das Gefühl als ob es im Gehirn brennen würde. Dies kann als Vorzeichen eines Schlaganfalls gewertet werden und stellt einen bedrohlichen Zustand dar. Hier ist natürlich dringend eine weitere diagnostische Abklärung nötig. Nach Schlaganfällen kann Phosphor jedoch eingesetzt werden, um die aufgetretenen Lähmungserscheinungen zu bessern. Häufig brennt es auch nur zwischen den Schulterblättern oder an kleineren Körperstellen. Eventuell ist das charakterische Brennen auch ein Ergebnis des übererregten Nervensystems. Die Füße sind meist kalt, dafür sind die Hände angenehm warm. Viele Alterskrankheiten können durch Phosphor therapiert werden: Schwindel, Schwerhörigkeit bis Taubheit, Konzentrationsschwäche, Sehstörungen, Wetterfühligkeit.

Es gibt aber noch eine Reihe weiterer wertvoller Symptome aus dem Phosphor-Arzneimittelbild: Hunger stellt sich bald nach dem Essen wieder ein, es muß dauernd gegessen werden, sogar nachts tritt Hunger auf. Ebenfalls kommt es zu Hunger während Kopfschmerzen, die durch Essen gebessert werden, viel Durst nach kalten Getränken, die aber erbrochen werden, sobald sie im Magen warm geworden sind und zu einem Schwäche- und Leeregefühl im Magen und gesamten Unterleib. Besser fühlt sich der Phosphor-Patient wenn es dunkel geworden ist, er liegt vor allem auf seiner rechten Seite, als angenehm empfindet er kalte Speisen, Getränke und ein kühles Bad. Er legt sich gerne für einige Minuten hin (Katzenschlaf) und fühlt sich danach gut erholt. Ganz schlecht fühlt er sich vor und während Gewitter und in der Dämmerung. Längere körperliche und geistige Anstrengung sind nichts für ihn, er ist schnell überbelastet.

Ein Phosphor-Fall: Eine Patientin, 55 Jahre, klagte über eine eigentümliche Beschwerde, die seit etwa 20 Jahren immer wieder auftrat. In unregelmäßigen Abständen überfiel sie ein Zucken beider Arme, so daß diese praktisch hochgerissen wurden. Dieses Hochzucken war manchmal so stark, daß sie sich an Möbeln oder sonstigen Gegenständen angeschlagen und verletzt hatte. Jedenfalls hatte sie viele blaue Flecken an den Armen und auch sonst am Körper, von denen sie allerdings nie so recht wußte, woher sie gekommen waren. Das Zucken der Arme wurde jedesmal stärker, wenn sie sich aufregte, vor allem in Streßsituationen wurde es ganz schlimm.

Sie war eine äußerst hilfsbereite Person, was allgemein bekannt war, und so kam eine Gefälligkeit zur anderen, sie hatte immer und überall zu tun. Dazu war sie noch sehr nervös und unruhig, überempfindlich bei all den Dingen, denen sie sich nicht gewachsen fühlte. Dies betraf besonders behördliche Angelegenheiten. Aber auch in Ruhe und in harmonischen Situationen blieb das Zucken nicht vollständig aus, es war dann aber leichter und seltener anzutreffen.

Es war kein Auslöser zu finden, und es gab auch vor 20 Jahren nichts Ungewöhnliches, was damit hätte in Verbindung stehen können. Sie hatte oft über den Zeitpunkt nachgedacht und war immer wieder bei Arztbesuchen dazu befragt worden. Auch ihr

Mann bestätigte, daß das Zucken noch nicht vorhanden war, als sie geheiratet hatten. Es hatte sich zunächst ganz langsam entwickelt, und anfangs konnte die Patientin es immer noch durch Ruhe und Abschalten unter Kontrolle bringen. In den letzten Jahren war es aber immer schlimmer geworden. Daneben bestanden noch Halswirbelbeschwerden mit starken Verspannungen in der Halswirbel- und oberen Brustwirbelsäule. Sie klagte über ein Hitzegefühl zwischen den Schulterblättern und im Kopf, das sich bei Aufregung und Ärger verstärkte. Diese Beschwerden bestanden jedoch auch schon seit längerer Zeit. Hände und Füße waren warm. Sie war nicht kälteempfindlich, im Gegenteil, sie liebte die frische, kühle Luft, die auch insgesamt beruhigte und das Zucken vorübergehend zum Verschwinden bringen konnte. Seit zwei Jahren befand sie sich im Wechsel, der aber keine Beschwerden mit sich brachte. Früher hatte sie eher Probleme mit den Menses, sie dauerten zu lange und vor Eintritt der Regelblutung war sie psychisch sehr angeschlagen mit Weinen, Unruhegefühlen und verstärkten Zuckungen. Vor etwa 10–12 Jahren hatte sie mit Nierenbeckenentzündungen zu tun. Seitdem mußte sie die Nierengegend immer warmhalten, um Erkältungen vorzubeugen, was ihr auch gut gelang. Sie hatte dann später keine Nierenprobleme mehr. Die Frau war groß und schlank, hatte dunkles, rötlich-braunes Haar, leicht ergraut. Ärztlicherseits war alles nur Erdenkliche untersucht und therapiert worden, jedoch ohne den erhofften Erfolg.

Da homöopathisch gesehen, der individuelle Mensch immer der Mittelpunkt des Interesses ist, traten natürlich auch die psychischen und ganz persönlichen Symptome an die erste Stelle bei der Behandlung. Das Zucken war eigentlich nur deshalb interessant, weil es von einer überaus starken Empfindsamkeit und Überreiztheit zeugte. Streß, Nervosität, Unruhe, Eingespanntsein in viele Verpflichtungen, war der Alltag der Patientin – zumindest empfand sie ihn so, und das ist hier wichtig.

All diese Umstände verschlimmerten ihren Zustand. Die Hitzegefühle zwischen den Schulterblättern und im Kopf, die Vorliebe für das Kühle, die Blutungsneigung, die sich an blauen Flecken zeigte, der Körperbau und das Äußere der Patientin, alles sprach für das Grundmuster von Phosphor. Und letzlich findet man auch Phosphor in den speziellen Symptomen, die das Zucken selbst betrifft. Die Patientin nahm Phosphor LM 18 täglich 3 Tropfen, früh nüchtern, in etwas Wasser ein. Einige Wochen später berichtete sie: Etwa eine Woche nach Beginn der Einnahme von Phosphor merkte sie, daß sie Farben intensiver wahrnahm. Sie entdeckte die Farben, von denen sie zwar umgeben war, aber eigentlich nicht richtig wahrgenommen hatte, ganz neu. Alles um sie herum wurde farbiger und intensiver leuchtend. Diese subjektive Empfindung steigerte sich noch, und es kam ihr vor, als ob ein Schleier vor ihren Augen hochgezogen worden wäre. Plötzlich wurde ihr auch klar, warum sie die ganzen Jahre über mit den Armen gezuckt hatte. Ihr Mann war der Auslöser! Sie hatte erkannt, daß er sie über die ganzen Jahre hinweg im wahrsten Sinne des Wortes niedergehalten hatte. Er hatte sie so lange unterdrückt und innerlich zermürbt, daß sie ihre Umgebung nicht mehr richtig wahrgenommen hatte.

Solch eine Auseinandersetzung bedeutet natürlich eine schwere Ehekrise. Der Mann zog zu seiner Schwester, um in Ruhe zu überlegen, wie es weitergehen könnte. Erst danach bemerkte die Frau schließlich, daß sie überhaupt nicht mehr gezuckt hatte, trotz der extremen Anspannung. Nach einigen Wochen fruchtbarer Auseinandersetzungen kehrte schließlich wieder Ruhe ein, und das Ehepaar fand zu einem verbesserten Zusammenleben mit gegenseitiger Achtung und Zuneigung. Insgesamt hatte die Patientin das Mittel anfangs regelmäßig täglich, später dann in größeren Abständen über gut drei Monate eingenommen. Das Zucken trat nicht wieder auf.

Rhus toxicodendron

Rhus toxicodendron (Rhus), Giftsumach oder auch Giftefeu genannt, ist in Nordostasien und Nordamerika beheimatet. Seine

Auswirkungen auf den Menschen sind so gut bekannt, daß man ihm gerne ausweicht. Die leichteste Berührung der frischen Pflanze ruft Entzündungen auf der Haut hervor, die sogenannte Rhus-Vergiftung, was dazu geführt hat, daß die Pflanze in botanischen Gärten nach außen hin gut gesichert und eingezäunt gehalten werden muß.

Rhus führt also durch Hautkontakt zu Hautentzündungen, ja sogar zu Verbrennungen. Sie sind durch Rötung, Schmerz und Blasenbildung gekennzeichnet, und genau dies findet man im Mittelbild von Rhus. Alle möglichen Bläschenausschläge, Wundrose (Erysipel), Gürtelrose (Herpes zoster) und Nesselsucht (Urticaria) können durch Rhus behandelt werden, sofern noch weitere charakteristische Rhus-Symptome vorhanden sind.

Die Wirkung erstreckt sich aber nicht nur auf die Haut, sondern die Entzündungen von Rhus können praktisch alle Gewebe betreffen. Sogar Nervengewebe und das Gehirn können befallen sein. Reißende Nervenschmerzen mit Zerschlagenheitsgefühl, begleitet von Taubheitsgefühl und Schwäche in den Exremitäten sind die Folge. Lähmungsartige Schwäche mit Empfindungslosigkeit wird häufig beobachtet. Der Patient kann kaum mehr gehen, weil er den Boden nicht mehr unter den Füßen spürt, er spürt eine Schwäche in den Gelenken und muß sich hinlegen. Die Knochenhäute und Knochen werden ebenfalls erfaßt, sie fühlen sich wie zerschlagen an und sind sehr druckschmerzhaft. Oft werden die Schmerzen beschrieben, als ob jemand mit einem Messer an den Knochen schaben würde. Oder ein Schmerz wird empfunden, als ob die Sehnen von ihren Muskelansätzen abgerissen würden.

Rheumatische Schmerzen kommen in allen Muskeln und Gelenken vor. Diese Erkrankung ist ein weiterer, hervorragender Einsatzbereich für Rhus. Und gerade hierbei sind die immer wieder beobachteten Modalitäten von Rhus entscheidend: eine Besserung der Beschwerden bei leichter, fortgesetzter Bewegung, eine Verschlimmerung in Ruhe und am Anfang der Bewegung. Verschlimmerung zeigt sich aber auch wieder bei zu ausgedehnter, zu anstrengender Bewegung.

Somit kann der typische Rhus-Patient wie folgt charakerisiert werden: Er legt sich abends mit seinen rheumatischen Beschwerden erschöpft zur Ruhe. Sobald er in die Ruhe kommt, verschlimmert sich sein Zustand, er wird unruhig und muß sich bewegen. Er quält sich aus seinem Bett heraus mit starken Schmerzen und geht langsam im Zimmer auf und ab, wodurch die Schmerzen nachlassen. Man könnte auch sagen, daß er sich „warmläuft". Zuviel darf er sich nicht zumuten, denn er wird schnell erschöpft, was ihn wiederum zum Hinlegen zwingt ... und alles beginnt von vorne – die ganze Nacht hindurch.

Naßwerden, Durchnässung im Regen und generell naßkaltes Wetter verschlimmert ebenfalls alle Beschwerden. Das ist eine weitere wichtige Modalität von Rhus, die immer wieder in den Arzneimittelprüfungen vorkommt und in der Praxis bestätigt wird.

Weiterhin muß noch an Folgen von Überanstrengungen gedacht werden. Die leichte Überanstrengung des Rheumapatienten durch zu langes oder zu schnelles Bewegen wurde schon erwähnt. Stärkere Überlastungen können aber auch noch zu Herzbeschwerden führen, beispielsweise wenn man sich sehr anstrengende und lange Bergtouren oder andere „Gewaltmärsche" zugemutet hat. Dadurch kann sich sogar eine Herzbeutelentzündung oder auch Lungenfellentzündung entwickeln, falls noch weitere Rhus-Symptome wie Durchnässung und naßkalte Luft hinzukommen. Sportler benötigen aus diesen Gründen häufig Rhus, weil in Training und Wettkampf oft über Leistungsgrenzen hinausgegangen wird. Auch vorbeugend kann Rhus eingesetzt werden, falls starke Belastungen bei Wettkämpfen bevorstehen. Sportler verletzen sich bekanntlich auch häufig, leiden unter Prellungen, Verstauchungen, Zerrungen und Überdehnungen von Sehnen, Bändern und Muskeln und ähnlichen Problemen. Auch diese Beschwerden sind als eine Art Überanstrengung oder Überhebung anzusehen und passen sehr gut in das Rhus-Bild. Allerdings kann bei dieser Art von Beschwerden auch Arnika als ein Verletzungsmittel erfolgreich eingesetzt werden.

Weitere Anwendungsgebiete von Rhus sind Lumbalgien, Ischialgien und die ganze Palette der Wirbelsäulenprobleme mit Rückenschmerzen. Wenn die Modalitäten und die Verursachung auf Rhus hinweist, kann mit baldiger Heilung gerechnet werden. Auch Kopfschmerzen bei akuten, fieberhaften Erkrankungen mit dem Gefühl, daß das Gehirn bei Bewegung des Kopfes „wie lose hin- und herschwappt" sind ebenfalls gut mit Rhus zu behandeln. Ohren- und Augenentzündungen, ausgelöst durch naßkaltes Wetter oder Zugluft werden durch Rhus abgedeckt. Die typische Rhus-Erkältung beginnt mit Nasensymptomen wie bei Schnupfen und erstreckt sich über den Kehlkopf nach unten bis in die Bronchien. Dazu gesellt sich Heiserkeit und schmerzhafter Husten. Selbst Lungenentzündungen können in dieses Bild passen und Rhus erfordern. Bei Heiserkeit durch Überanstrengung des Kehlkopfes durch zu lautes, anstrengendes Reden hilft Rhus. Selbst bei Überanstrenung der Luftwege durch Spielen von Blasinstrumenten kann an das Mittel gedacht werden.

Auch bei einem so körperbezogenen Mittel wie Rhus kommen Störungen in der Psyche vor, aber dies sind Empfindungsstörungen, die mit dem fieberhaften Verlauf von Erkrankungen einhergehen. Nachts tritt meist Angst auf, es ist die Zeit der Ruhe, und Ruhe verschlimmert alle Beschwerden. Der Patient ist dabei ängstlich und gereizt, unruhig und nervös. Es kommt zu einem Bewegungsdrang, ähnlich wie bei Arsenicum, jedoch verbessert die Bewegung das Befinden nur bei Rhus. Bei Arsenicum verschlimmert sie es und schwächt den chronisch Kranken nur noch weiter. Wenn das Fieber zunimmt, tritt zusammenhangloses, hastiges Sprechen auf und manchmal auch das merkwürdige Symptom, daß der Kranke glaubt, vergiftet zu werden.

Nun zur Illustration ein Fallbeispiel für Rhus:

Ein männlicher Patient, 72 Jahre, kam wegen einer Gürtelrose (Herpes zoster) zur Behandlung. Die Gürtelrose ist eine Viruserkrankung, die sich nomalerweise einseitig über Rückenmarksnerven ausbreitet. Dadurch erscheint ein typischer Bläschenausschlag im Versorgungsbereich der befallenen Nerven, der sich wie ein Band von der Wirbelsäule über die betroffene Seite bis zur Brustmitte erstreckt. Mit dem Bläschenausschlag erscheinen sehr heftige Nervenschmerzen, die auch noch lange nach dem akuten Ausschlag bestehen bleiben können und wegen schlechter Therapiemöglichkeiten gefürchtet sind. Der Bläschenausschlag kann auch in einen hämorrhagischen Zustand übergehen, was besagt, daß Blutungen auftreten. Dies ist als eine Komplikation der Gürtelrose zu werten.

Im konkreten Fall handelte es sich um eine typische Postzosterneuritis, eine sehr schmerzhafte Nervenentzündung, die auch noch nach Abklingen des Ausschlags bestehen geblieben war. Die Erkrankung bestand zum Zeitpunkt der Anamnese etwa ein halbes Jahr. Der Patient hatte ein „Zoster oticus" – eine Gürtelrose im Kopf-/Ohrbereich – durchgemacht, wobei die linke Kopfseite mit Schwerpunkt Ohrmuschel und die ganze linke Halsseite betroffen waren. Der akute Ausschlag blieb etwa zwei Monate, er wurde mit Virostatica, Medikamente gegen Viruserkrankungen, behandelt.

Nach einem Monat, also etwa zur Halbzeit des akuten Ausschlags, waren leichte Blutungserscheinungen aufgetreten, was auf den Typus eines „Zoster hämorrhagicus" (Blutungszoster) schließen ließ. Schmerzmittel wurden laufend eingenommen, jedoch zeigten sich zunehmend Unverträglichkeiten seitens des Magen-Darmtraktes. Die Nervenschmerzen wurden als reißend, zuckend und hineinschießend beschrieben. Stellenweise war ein Taubheitsgefühl vorhanden. Kälte war sehr unangenehm, so daß sich der Patient sehr warm anziehen und speziell in der Winterzeit den Hals bis zu den Ohren mit wärmenden Schals einhüllen mußte. Früher war der Patient nicht sonderlich kälteempfindlich gewesen. Das Gehör des linken Ohrs war etwas beeinträchtigt und sehr empfindlich gegen laute, schrille Töne.

Angefangen hatte alles im Sommer, nachdem der Patient im Garten gearbeitet hatte. Offensichtlich hatte er stark geschwitzt, und da es bereits früher Abend war, schwang er sich mit der Arbeitskleidung auf sein Rad und fuhr etwa 15 Minuten nach Hause. Bei dieser luftigen Tour in verschwitzten Kleidern und bei Fahrtwind mußte es dann geschehen sein: Bereits am nächsten Tag spürte er die ersten Anzeichen von Nervenschmerzen. (Die Gürtelrose überrascht die Menschen oft wenn sie sich in einem Zustand verminderter Abwehrkraft befinden, also auch häufig ältere Menschen). Die auslösenden Symptome waren unübersehbar: Durchnässung durch Schweiß und Fahrtwind, eventuell sogar Überanstrengung durch Gartenarbeit, Kälteverschlimmerung und der typische Bläschenausschlag sowie die Nervenschmerzen. All dies führte zu dem Mittel Rhus toxicodendron, das als LM 18 verordnet wurde.

Der Patient nahm täglich früh nüchtern 5 Tropfen in etwas Wasser ein. Zuerst bemerkte er, daß sein Gehör besser wurde und die Empfindlichkeit auf schrille Töne nachließ. Dann klangen die Nervenschmerzen langsam innerhalb der nächsten vier Wochen ab. Die Kälteempfindlichkeit hielt sich noch lange. Schon wenn er nur etwas Zugluft abbekam, stellten sich die Schmerzen für kürzere Zeit wieder ein. Bei gutem Schutz durch entsprechende Kleidung traten aber keine Schmerzen mehr auf.

Letztlich legte sich die Kälteempfindlichkeit erst im nächsten Frühjahr, als es wärmer wurde. Da hatte sich der Patient aber bereits sehr an seinen „ewigen" Wollschal gewöhnt. Obwohl er keine Schmerzen mehr hatte, trug er ihn noch im ganzen Frühjahr sicherheitshalber weiter. Er hatte die Tropfen anfangs etwa einen Monat lang täglich eingenommen und, nachdem die Schmerzen abgeklungen waren, nur noch etwa 2mal wöchentlich für weitere zwei Monate.

Silicea

Kiesel oder Quarz, chemisch Siliziumdioxid (SiO_2), kommt in der Natur sehr vielfälig vor. Silizium ist neben Sauerstoff das meist verbreitete Element unserer Erde. Seine wichtigste chemische Verbindung ist die Kieselsäure, die als „Silicea" homöopathisch verwendet wird. Ihre Salze, die Silicate, sind in Anteilen von bis zu 90 % im Sand und Boden fast überall anzutreffen. Aber auch die Erdkruste mit ihren Gebirgen und selbst die Meeresböden bestehen hauptsächlich aus Silicaten. Kristallisiert findet sich Silizium daher auch in den vielfältigsten Formen der Gesteine. Es erscheint als Bergkristall, aber auch als Achat, Amethyst, Karneol, Jaspis, Onyx oder Opal, um nur einige wenige zu nennen.

Im Pflanzenreich kommt Kieselsäure insbesondere in Stengeln und Halmen vor, sie verleiht ihnen Festigkeit und Elastizität. Schachtelhalme, Gräser und Farne beispielsweise sind reich an Kieselsäure und werden dementsprechend auch phytotherapeutisch seit altersher genutzt. Durch Kieselsäure werden die Pflanzen widerstandsfähig und können Pilzinfektionen und andere Erreger abwehren, sie werden besser mit extremen klimatischen Situationen fertig und kleiden ihre Samen und Früchte in schützende Hüllen.

Nach der Beschreibung der Wirkungen von Kieselsäure, oder Silicea, in der Natur soll nun untersucht werden, ob sie ähnlich bedeutende Wirkungen auf die menschliche Entwicklung hat. In der Tat ist es so, daß das Bindegewebe des menschlichen Körpers reich an Kieselsäure ist. Für die Entwicklung des Menschen ist das Bindegewebe ebenso wichtig wie die Erdkruste für die Existenz des Planeten Erde: Es verleiht Form, Festigkeit und Widerstand, indem es feste Strukturen bildet und es gleichzeitig elastisch und beweglich erhält, so wie die Erdkruste unseren Planeten formt und gleichzeitig gegenüber dem mehr oder weniger flüssigen Inneren des Erdballs abtrennt und schützt.

Knorpel, Knochenhaut und Knochen sind ohne Bindegewebe und damit Kieselsäure nicht aufbaubar. Sehnen, Bänder und elastische schützende Häute, wie auch die jedes Organ einhüllenden Kapseln, brauchen Kieselsäure.

Homöopathisch bewirkt Silicea eine verbesserte Assimilation, d.h. Verwertbarkeit der Kieselsäure, und damit den Körperaufbau in den Entwicklungsjahren. Natürlich ist hierbei nicht nur Silicea vonnöten, aber das homöopathische Mittel spielt eine wesentliche Rolle bei der Koordination der verschiedenen, den Körper aufbauenden Mineralien und Spurenelemente. Wenn beispielsweise Rachitis auftritt und sich in der Kindheit die Knochen nicht richtig entwickeln, wenn sie zu weich oder zu hart, zu spröde, entzündet oder sogar vereitert sind, braucht der Körper Silicea, um die Schäden zu beheben. Silicea-Kinder wachsen langsam, bleiben relativ klein und lernen spät gehen. Sie sind kraftlos, da sie die Nahrungsmittel nicht richtig verwerten können. Eigentümlich ist auch, daß sich am Kopf die Schädelnähte und die Fontanelle relativ spät schließen. Auch die Zähne weisen Aufbaustörungen auf, insbesondere was das Dentin, den Zahnschmelz, der größtenteils aus Calciumsilicat besteht, betrifft.

All diese Erkrankungen sind auf Verwertbarkeitsstörungen von Kieselsäure zurückzuführen. Appetitmangel und Verdauungsschwäche zeigt sich am dünnen Körper und aufgetriebenen Bauch. Die Verdauung ist im gesamten Darmverlauf gestört, Verstopfung durch Untätigkeit des Rectums schließt das Bild ab.

Der Silicea-Patient hat eine ausgesprochen schlechte Heilhaut: Jede kleine Verletzung eitert. Die Haut weist Abszesse auf, Furunkel und Fisteln, das sind chronische, tiefliegende Eiterungen, die durch eine Öffnung – die eigentliche Fistel – an die Oberfläche treten und laufend Eiter absondern. Die Finger- und Zehennägel sind verkrüppelt, Nagelbetteiterungen und Narbenverhärtungen zeigen das Bild von Silicea, wie es aus den Arzneimittelprüfungen bekannt ist. Form und Verhärtung stehen hier in einem gestörten Verhältnis zueinander. Silicea kann bei diesen Beschwerden im Form- und Verfestigungsprozess regulierend eingreifen und chronische Eiterungen ausheilen.

Nun zu einem weiteren wichtigen Aufgabengebiet des Bindegewebes und damit Silicea, der körpereigenen Abwehr. So wie Kieselsäure die Widerstandskraft der Pflanzen gegen Pilze und Parasiten emöglicht, werden die für die menschliche Abwehr zuständigen weißen Blutkörperchen aus dem Bindegewebe im weiteren Sinne entwickelt. Sie sind einmal im Blut zu finden und im Falle einer Abwehrmaßnahme, zusammen mit anderen Abwehrzellen, unmittelbar im Infektionsgebiet, wo Schleim, Absonderungen und auch Eiter entstehen, wie im Beispiel der Fistelbildung. So hilft Silicea bei allen lange bestehenden Infektionen und Katarrhen, bei Zahnfleischabszessen, Entzündungen der Nebenhöhlen oder des Halses, der Mandeln oder anderer Drüsen. Häufig findet man einen guten Hinweis für Silicea durch Drüsenverhärtungen der Nacken-, Hals-und Ohrspeicheldrüsen, die sich nach jeder Erkältung verhärten.

Durch Silicea wird vor allem die Anfälligkeit für immer wiederkehrende Infekte genommen. Es ist daher hauptsächlich für chronische Erkrankungen geeignet. Der Silicea-Patient ist sehr kälteempfindlich, Kälte und Nässe sowie Zugluft sind seine erbittertsten Feinde. Daher kommt auch das Symptom, daß Silicea-Patienten immer eine Kopfbedeckung benötigen, im Sommer wie im Winter. Sogar nach Kopfwaschen erkälten sie sich leicht. Selbst ein Bad im Sommer ist bereits riskant. Charakteristisch ist zwar die Wärmebedürftigkeit, aber extreme Hitze wird auch nicht vertragen. Überhitzung bringt Schweiß hervor und dabei auch die Gefahr einer erneuten Erkältung. Der Schweiß ist bei Silicea übelriechend. Insbesondere Kopf- und Fußschweiße geben Anlaß zur Klage, weil sie durch Waschen praktisch nicht zu beseitigen sind. Werden Absonderungen und Schweiß durch äußere Maßnahmen unterdrückt, so können innere Erkrankungen wie Magen-Darm-Probleme, Asthma und Herzbeschwerden entstehen.

Silicea wird in solchen Fällen, ähnlich wie bei Sulfur mit seinen Hauterkrankungen, die ursprünglich unterdrückte Absonderung zurückbringen und die als Folge der Unterdrückung entstandenen Krankheiten beseitigen. Letztlich werden auch die alten Absonderungen durch Silicea ausgeheilt.

Auch in der Psyche taucht das Grundmuster von Silicea auf: Die Patienten sind sehr empfindlich gegen äußere Eindrücke, sie trauen sich nichts zu und haben Angst vor Mißerfolg und vor Versagen. Man könnte auch sagen, es fehle an Standhaftigkeit und an psychischer Widerstandskraft. Wie dargelegt wurde, vermittelt Silicea genau diese Widerstandskraft, macht die Menschen zuversichtlich und sicher, auch in schwierigen, stürmischen Situationen. Die Kinder sind meist dickköpfig, voller Widerspruchsgeist, sie sind eigensinnig, können sich aber nicht durchsetzen. Ihr Verhalten ist eher mit reizbarer Schwäche zu beschreiben.

Ein weiterer, sehr wichtiger Einflußbereich von Silicea ist die Anwendung bei Impffolgen. Wenn Impfungen nicht vertragen wurden oder Überreaktionen aufgetreten sind, kann Silicea harmonisierend wirken. Silicea verhindert, daß zum einen Impfschäden auftreten und sich zum anderen keine Folgekrankheiten festsetzen können. Zur Illustration des Silicea-Bildes sollen zwei Fälle, ein älterer und ein jüngerer Silicea-Patient, beschrieben werden.
Ein männlicher Patient, 45 Jahre, kam wegen einer Fistelbildung in homöopathische Behandlung. Die Fistel bestand seit etwa fünf Jahren und hatte sich im Anschluß an einen Verkehrsunfall gebildet. Er hatte am rechten Bein unterhalb des Kniegelenks mehrere Brüche erlitten, die operativ versorgt worden waren. Die Wunden verheilten jedoch nur sehr langsam, alles dauerte ziemlich lange und an Gehen und Belasten des Beines war nur mit starken Einschränkungen zu denken. Schließlich wurde eine Knochenmarkseiterung mit Fistelbildung diagnostiziert. Von einer erneuten Operation wollte der Patient zunächst nichts wissen, weil man ihm wegen des komplizierten

Bruches keine großen Hoffnungen machen konnte. Durch Antibiotika trat zwar jeweils Besserung ein, letztlich aber kam die Fistel immer wieder durch.

Der Patient war sehr kälteempfindlich. Zugluft war oft Auslöser von fieberhaften Infekten. Im Winter fühlte er sich insgesamt schlechter, er sehnte sich nach Wärme. Ebenfalls war eine Kopfbedeckung im Winter unbedingt erforderlich. Silicea, homöopathisch als LM 18 verordnet, 3 Tropfen täglich in etwas Wasser, brachte trotz der lange zurückliegenden Beschwerden einen Umschwung. Die Fistel sonderte zunächst besonders viel Eiter ab, was als Reaktion des Organismus auf Silicea, als sogenannte Erstverschlimmerung, gewertet wurde. Das Mittel wurde daraufhin für etwa eine Woche ausgesetzt und dann weiter nur jeden zweiten Tag eingenommen. Da der Organismus wieder aktiviert und sozusagen eine akute Erkrankung mit Ausscheidungsverbesserung provoziert wurde, konnte eine solche Erstverschlimmerung nur als positives Zeichen gewertet werden. Nach etwa vier Wochen klang die vermehrte Absonderung langsam ab, es eiterte jedoch noch immer leicht weiter, allerdings mit abnehmender Tendenz. Diese Besserung brachte den Patienten auch letztlich dazu, die Behandlung weiterzuführen. Insgesamt etwa zwölf Wochen nach Behandlungsbeginn wurde die Fistel trocken, schloß sich langsam und verheilte. Nach Ende der Eiterungen wurde Silicea nur noch 2mal wöchentlich und nach insgesamt vier Monaten noch 1mal wöchentlich, jeweils 3 Tropfen in etwas Wasser, eingenommen. Mit den Verletzungsfolgen aus den komplizierten Brüchen hat der Patient heute nur noch einige Probleme, was die Statik betrifft, aber in Bezug auf das Knochenmark ist alles gut verheilt. Zwei Jahre nach Behandlungsbeginn ist keine weitere Eiterung mehr aufgetreten.

Ein Mädchen, vier Jahre alt, kam wegen langandauernder Erkältungen zur Behandlung. Sie war ein sehr zierliches, dünnes Kind, sie blieb immer in Kontakt mit der Mutter, wirkte ängstlich und vorsichtig. Diesbezüglich angesprochen berichtete die Mutter, daß das Kind meist sehr anhänglich, zeitweise aber auch schon sehr bestimmt, fast dickköpfig sein könne. Die Erkältungen fingen an, nachdem das Kind mit anderthalb Jahren einen schweren fieberhaften Infekt durchgemacht hatte. Die Infekte wiederholten sich danach mit fast schon beunruhigender Regelmäßigkeit, so daß das Kind praktisch das ganze Jahr über, nur mit kurzen Zwischenräumen, erkältet war. Zur Zeit der Anamnese hatte es wieder einen kräftigen Husten mit reichlich Auswurf. Sehr empfindlich war der Kopf, es hatte ständig nachts Kopfschweiß. Bereits ein geringer Luftzug brachte den nächsten Infekt. Auch tagsüber war das Kind schnell am ganzen Köper feucht, wenn es sich nur etwas flotter bewegte. Das führte natürlich auch bei entsprechender Witterung zu Erkältungen, auch in der wärmeren Jahreszeit. Schon war das Silicea-Kind zu erkennen!

Es wurde natürlich noch mehr an Vorerkrankungen erfragt, insbesondere auch diejenigen der Eltern und der Großeltern. Das Wesentliche im vorliegenden Fall aber war das Wesen und die Erscheinung des Kindes, die Schweißneigung und die fast vollständige Widerstandslosigkeit gegen Kälte und alle möglichen Erreger.

Das Kind nahm Silicea LM 6 über eine Zeit von gut einem halben Jahr ein, 3mal wöchentlich, 1 Tropfen in etwas Wasser. Zunächst besserte sich das Verhalten des Kindes, es war nicht mehr so ängstlich und verzagt. Weiterhin wurde es zusehends kräftiger und entwickelte sich prächtig. Auffallend war am Anfang der Mitteleinnahme, daß der Schweiß einen intensiveren Geruch bekam, was der Mutter sofort auffiel. Nach etwa zwei Monaten „versiegte" der Schweiß langsam, wobei sich der Geruch auffallend besserte. Der Husten hatte sich bereits nach zwei Wochen gebessert und ließ dann ganz nach.

Nach nunmehr etwa einem Jahr Beobachtungszeit schwitzt das Kind ganz normal nur noch bei Anstrengung. Eine Erkältung ist in dieser Zeit nicht mehr aufgetreten. In solch einem Fall könnte man auch von einem „Konstitutionsmittel" sprechen, das die

Veranlagung und die kindliche Entwicklung verbessert. Allerdings steht in der Homöopathie das Ähnlichkeits- oder Simileprinzip immer an erster Stelle, d.h. das Bild der Krankheit muß dem Arzneimittelbild möglichst ähnlich sein.

Sulfur

Sulfur, Schwefel, ist das umfassendste Mittel der gesamten Materia Medica. Fast jede Erkrankung scheint durch Sulfur beeinflußt werden zu können. Daher ist es genaugenommen eines der schwierigsten Mittel, weil es natürlich immer homöopathisch, d.h. gemäß der Simile-Regel angewendet werden muß, um hilfreich zu sein. Die Leit- und Hauptsymptomatik muß Sulfur erfordern, man darf sich nicht durch die vielen Nebensymptome, die auf Sulfur hinzuweisen scheinen, irritieren lassen.

Vom Habitus her ist der Sulfurpatient ein schlaksiger Mensch mit schlechter Körperhaltung, der auf sein Äußeres keinen Wert legt. Man hat ihn oft als „Philosoph in Lumpen" bezeichnet, um die ihm eigene Intelligenz und seinen Hang zum Philosophieren herauszuheben und gleichzeitig sein schlimmes Outfit zu charakterisieren. Die Kleidung ist abgetragen und schmuddelig, genauso wie der Träger selbst, er wäscht und pflegt sich nicht, alles stinkt an ihm, nur scheint er es meist nicht zu bemerken. Eigenartigerweise ist er selbst sehr geruchsempfindlich, er empfindet schnell Ekel bei unangenehmen Gerüchen und manchmal kann er „sich selbst nicht riechen".

Diese Empfindungen führen aber nicht so weit, daß er etwa von sich aus seine Wäsche öfters wechseln würde! Was seine geistigen Fähigkeiten betrifft, so finden wir hier einen recht zwiespältigen Zustand vor. Einerseits kann er sich als Wissenschaftler geradezu besessen mit den kompliziertesten Zusammenhängen tage- und nächtelang befassen, kann revolutionäre Erfindungen machen und fast unlösbare Probleme lösen. Andererseits verrennt er sich in fixe Ideen und forscht selbstvergessen und vollständig von der Außenwelt isoliert als Sonderling die letzten Weisheiten der Welt aus. Das kann soweit führen, daß er die „normalen" Menschen verachtet, weil sie erstens nichts verstehen und ihn zweitens nicht sofort als Genie anerkennen. Daß ein solcher Mensch nicht mehr auf sein Äußeres achtet, ist leicht nachzuvollziehen.

Homöopathisch relevant ist aus diesen Zusammenhängen die Anwendung von Sulfur bei allen Formen von geistiger Überanstrengung, getrübtem Urteilsvermögen, religiösen Wahnvorstellungen, übersteigerter Ichbezogenheit und allen Spielarten der geistigen Verwirrung abzuleiten, vorausgesetzt, die übrigen Symptome passen zum Sulfurbild.

Neben diesen weltbewegenden Dingen leidet der Patient unter Verdauungsstörungen, kann die Nahrung nicht gut verwerten und magert ab. Oft achtet er auch überhaupt nicht auf die Qualität der Nahrung, er ißt irgendetwas bei der Arbeit und schlingt alles unachtsam hinunter. Häufig legt sich auch ein starkes Hungergefühl bereits vor dem Essen und wandelt sich zu einem alles erfassenden Ekel vor Nahrung. Das führt dann dazu, daß er häufig nur noch trinkt, denn Durst ist immer vorhanden. Diese Zusammenhänge haben zu der Feststellung geführt, daß der Sulfurpatient generell wenig ißt, aber viel trinkt. Mit Alkohol hat dieser Durst nicht viel zu tun, es besteht Vorliebe für kaltes Wasser.

Ein weiteres wichtiges Symptom ist Schwäche und ein Leeregefühl im Magen gegen 11 Uhr vormittags. Es handelt sich hierbei um eine Art Unterzuckerung, die zu diesem Zeitpunkt auftritt, etwa eine Stunde vor dem üblichen Mittagessen. Im Zusammenhang mit der Verdauung betrifft ein weiteres wichtiges Sulfursymptom den Stuhlgang: Stuhldrang treibt ihn aus dem Bett. Kaum erwacht, beginnt das Laufen zur Toilette, auch Durchfälle sind häufig zu beobachten. Dabei ist der Stuhl selbst scharf und wundmachend, so scharf, daß der After gerötet ist und fürchterlich brennt.

Damit sind wir bei weiteren Hauptsymptomen von Sulfur: Brennen und Hitze. Neben dem brennenden Stuhl hinterläßt auch der Urin gerötete und wunde Hautareale. Bei Erkältungen und Katarrhen brennt es die Schleimhäute wund und gerötete Augen, Nasenlöcher und Lippen zeugen vom Feuer des Schwefels. Es wurde schon von der Unsauberkeit des Sulfurpatienten und seinem unangenehmen Geruch berichtet.

Es paßt ganz gut in diesen Rahmen, daß auch all seine brennenden Absonderungen unangenehm riechen. Selbst durch Waschen kann der Gestank nur unbefriedigend gemildert werden. Weiterhin leidet der Sulfurpatient unter brennenden und heißen Fußsohlen, insbesondere im Bett, was dazu führt, daß er nur mit herausgestreckten Füßen einschlafen kann! Er benützt seine Füße sozusagen als „Kühlrippen". Aber auch am Kopf brennt es immer wieder. Kopf und Scheitelgebiet sind häufig anzutreffende „Feuerstellen" und sorgen dafür, daß er praktisch niemals eine Kopfbedeckung braucht und ihm auch sonst fast immer zu warm ist. Der Vollständigkeit halber sei noch bemerkt, daß alte Sulfurpatienten häufig dieses eigentümliche Brennen und auch das Hitzegefühl verloren haben und dann eher frieren und sich als kälteempfindlich bezeichnen.

Die ungeliebte Tätigkeit des Waschens wurde schon angesprochen und zu einem gewissen Grad ist es auch nachvollziehbar, wenn man bedenkt, daß alle Arten von Wasseranwendungen bei Hauterkrankungen vom Sulfurtyp eine Verschlimmerung herbeiführen. Junge Sulfurpatienten leiden oft unter Hauterkrankungen und daher ist es auch nicht verwunderlich, daß sie nicht ins Bad zu kriegen sind, sie wehren sich vehement, wenn es ans Waschen gehen soll. Dabei sind sie wegen ihrer Lebhaftigkeit, Abenteuerlust und Unbekümmertheit beim Spiel wirklich überfällig, was das Reinigen betrifft. Hauterkrankungen sind aber auch beim erwachsenen Sulfurpatienten mit die häufigste Erkrankung. Alle Arten von Hauterkrankungen mit und ohne Ausschlag kommen vor, Jucken begleitet die Hautprobleme auf Schritt und Tritt. Wärme in jeder Form, auch Bettwärme und

Zimmerwärme verschlimmert das Jucken, so daß gekratzt werden muß, bis es wund wird, blutet und brennt. Das Brennen scheint vorübergehend das Jucken zu lindern, bis das ganze wieder von vorne beginnt.

Sulfur spielt in der klassischen Homöopathie nicht zuletzt eine so wichtige Rolle, weil dieses Mittel an erster Stelle steht, wenn es darum geht, alte, unterdrückte Hauterkrankungen wieder hervorzubringen. Aber warum müssen die alten Hauterkrankungen wiederkommen? Ist es nicht gut, daß diese lästigen Leiden beseitigt wurden, daß endlich wieder Ruhe diesbezüglich herrscht? Wie bereits erwähnt geht man in der homöopathischen Theorie seit Hahnemann davon aus, daß eine Krankheit nur durch das Ähnlichkeitsprinzip geheilt werden kann. Wenn demnach eine Hauterkrankung durch eine äußere Behandlung mit Bädern und Salben oder innerlich mittels allopathischer Medikamente von der Haut verschwindet, wird sie nicht als geheilt, sondern als unterdrückt angesehen. Diese sogenannte Unterdrückung kann dann Ursache oder Auslöser für weitere Erkrankungen auf einem anderen körperlichen oder geistigen Gebiet sein. Wenn also das homöopathische Mittel Sulfur die Unterdrückung aufheben bzw. rückgängig machen kann, dann kann es auch die Folgekrankheiten heilen und so zu grundlegender Gesundheit zurückführen. Über allen Überlegungen steht aber letztlich das Ähnlichkeitsprinzip, d.h. daß das Krankheitsbild zum Bild des Kranken passen muß. Dazu ein Beispiel:

Ein 5jähriger Junge wurde von den Eltern in die Praxis gebracht und begann bereits im Wartezimmer, Hefte und Zeitschriften zu „verarbeiten", d.h. er blätterte und zerrte in fixem Tempo Seite für Seite und Heft für Heft auseinander, warf sodann ein Heft nach dem anderen zu Boden und wendete sich neuen Abenteuern zu: Er hängte Bilder ab, zog Kleidungsstücke anderer Patienen vom Garderobenhaken, öffnete Schirme und warf dabei eine Blumenvase um. Dann wollte er unbedingt die Zeitung eines älteren Herrn, der ebenfalls wartete, an sich nehmen. Die Eltern waren eine Art Putz- und Aufräumkommando. Sie wollten alles als nicht so schlimm ansehen, denn sie konnten sowieso nichts verhindern, was dem Herrn Sohn so gerade einfiel. Da beim Homöopathen keine Spritze drohte und auch kein Blut fließen sollte, ging das muntere Spiel im Sprechzimmer weiter.

Homöopathisch fällt natürlich eine solche Unruhe, „Unternehmungswut" und Ruhelosigkeit auf und bringt als psychische Symptomenreihe bereits erste Vorentscheidungen für die Mittelwahl. Gerade solche herausragenden psychischen Symptome, die charakteristisch und auch ganzheitlich sein sollen, lassen aus der Vielzahl der homöopathischen Mittel zumindest eine bestimmte Mittelgruppe deutlicher werden: Kinder, die sich ängstigen und in einer fremden Umgebung doch lieber ruhig, abwartend und zurückhaltend sind, brauchen andere Mittel. Doch der psychische Bereich ist nur einer von mehreren Symptomenbereichen, eine Wertung der Sympthome kommt erst nach der Fallaufnahme an die Reihe.

Das Kind litt seit etwa drei Jahren an einer Neurodermitis und es fiel bereits trotz seiner ungeheuren Betriebsamkeit auf, daß es sich häufig kratzte. Dabei war zu diesem Zeitpunkt nach Aussagen der Eltern die Neurodermitis ganz erträglich. Zu schlimmeren Zeiten mußten dem Jungen nachts die Hände verbunden werden, er „grub" sich förmlich in Haut und Gewebe durch unablässiges Kratzen hinein. Speziell dann sahen Ellenbeugen, Kniekehlen, aber auch der Haaransatz, die Augen, Ohren und Mund, der Hals- und Brustbereich schlimm aus.

Den Eltern war keine Neurodermitis in der Vorgeschichte bekannt, nur der Vater erinnerte sich, als Kind auch oft mit der Haut Probleme gehabt zu haben. Die Familie hatte die Ernährung umgestellt, es gab nur wenig Fleisch und Fisch, dafür aber ausschließlich vollwertige Produkte. Man hatte nämlich herausgefunden, daß Konserven, Fertiggerichte und Süßigkeiten sowie Haselnüsse die Neurodermitis verschlimmerten. Auch Wasseranwendungen, wie Waschen oder Baden war für die Haut ganz schlecht. Letztlich war die schlimme

Hauterkrankung aber immer präsent. Eine Frage – neben vielen weiteren natürlich – stand bei diesem Fall im Mittelpunkt: Warum zeigte sich die Erkrankung erstmals vor drei Jahren? Gab es etwa einen Auslöser? Die genaue Anamnese erbringt fast immer einen sogenannten zeitlichen Krankheitsplan von der Geburt bis zum Aufnahmezeitpunkt. Die genaue zeitliche Abfolge ist für die Anamnese unerläßlich, da wir wissen, daß viele Krankheiten sich erst entwickeln, nachdem akute Erkrankungen durch starke innere oder äußere Behandlung unterdrückt wurden. Es gab im konkreten Fall tatsächlich eine solche Vorgeschichte.

Im Alter von fast zwei Jahren hatte der Junge eine Serie von bakteriellen Infekten, die sich hinzogen und mit geringen zeitlichen Abständen durch Antibiotica behandelt wurden, so daß der Junge sich nicht erholen konnte. Zum Winterausklang klangen die Infekte durch weitere medikamentöse Maßnahmen dann langsam ab, bis im Frühling erste Anzeichen von juckendem Hautausschlag auftauchten. Zunächst wurde eine Pollenallergie diagnosiziert und mit Antihistaminika behandelt. Die ärztliche Diagnose Neuodermitis folgte dann nach etwa einem Jahr. Auch hier wurden laufend starke Medikamente innerlich wie äußerlich verabreicht, was bei der Schwere der Krankheit als unumgänglich angesehen wurde.

So wie der Fall lag, gab es nur ein Mittel: Sulfur. Die laufenden Unterdrückungen von Krankheitserscheinungen, der Hautbefund, die Modalitäten und nicht zuletzt die psychischen Symptome hatten weitestgehende Ähnlichkeit mit dem Arzneimittelbild Sulfur. Der Junge nahm Sulfur LM 6 ein, dreimal wöchentlich 2 Tropfen in etwas Wasser. Unter weiterhin eingehaltener Diät und leichten, pflegenden Salben änderte sich zunächst nichts am Krankheitsbild des Jungen: Die Haut juckte, er kratzte, und alle warteten auf den nächsten großen, schlimmen Schub. Nach etwa drei Wochen setzten vermehrt Absonderungen aus den aufgekratzten Stellen ein, fleischwasserfarbige, flüssige Absonderungen, die schnell eintrockneten und einen hellen Schorf zurückließen. Wenn der Schorf weg-gekratzt wurde, trat weitere Flüssigkeit aus. Gleichzeitig ließ das Jucken mehr und mehr nach und die pflegenden Salben konnten langsam abgesetzt werden. Dann wurde das Mittel nur noch zweimal und schließlich nach drei Monaten einmal wöchentlich eingenommen. Die Haut besserte sich zusehends und auch nach drei Jahren Nachbeobachtungszeit ist die Neurodermitis nicht mehr aufgetreten.

Homöopathie
bei Kindern

Homöopathie bei Kindern

Überfüllte Wartezimmer, wenig Zeit, nicht Ernstnehmen der Beobachtungen und Fragen der Eltern, schnelle Verschreibungen von Medikamenten, Unterdrückung von Problemen anstelle von Heilung – das ist der Alltag in einer kinderärztlichen Praxis. Allergien und sonstige chronische Erkrankungen sind stark am Zunehmen, Infekte kehren trotz Behandlung immer wieder zurück, psychische Auffälligkeiten bei Kindern sind weit verbreitet. Bereits Kleinkinder erhalten nicht selten bei Schlafproblemen oder Hyperaktivität schon Beruhigungsmittel, viele Schulkinder stehen heute regelmäßig unter Medikamenten, auch Psychopharmaka sind keine Seltenheit. Zu Recht macht sich Unzufriedenheit bei den Eltern breit, und die Sorge der Eltern um das Wohl ihrer Kinder regt zum Nachdenken darüber an, welcher Weg in der medizinischen Behandlung der Kinder eingeschlagen werden soll. Es ist keine Seltenheit, daß Eltern bei der ersten Vorstellung in einer homöopathischen Praxis erzählen, daß das Kind bereits im ersten Lebensjahr bis zu 6mal Antibiotika wegen immer wiederkehrender Infekte erhalten hat, daß die Infekte aber immer bald danach wieder auftreten. Gerade der Mißbrauch von Antibiotika in den ersten Lebensjahren ist enorm weit verbreitet und führt oft zu weitaus größeren Problemen. Schon heute klagen immer mehr Ärzte über eine zunehmende Resistenz gegenüber Antibiotika, und es stellt sich die Frage, was denn den Kindern in Zukunft helfen soll, wenn sie wirklich einmal darauf angewiesen sind?

Was ist nun der Unterschied einer guten homöopathischen Behandlung? Homöopathie behandelt nicht eine isolierte Krankheit oder einzelne Krankheitssymptome. Sie behandelt den ganzen Menschen. Weder eine einseitige körperliche noch eine rein psychische Sichtweise kann die Lösung sein. Der Mensch muß als Einheit aus Körper, Geist und Seele verstanden werden. Dieser Zusammenhang der drei Ebenen des menschlichen Seins besteht bereits am Anfang unserer Entwicklung. Psychi-

sches Erleben und körperlicher Ausdruck läßt sich bereits bei
Babys nicht trennen. Dies zu erkennen erfordert aber viel Zeit
und ein feines Gespür für die Lebensgeschichte eines Menschen. Dies kann sicherlich nicht nach einer 10minütigen Behandlungsdauer abgeschlossen sein.
Deshalb ist dieses Kapitel nicht als Anleitung zur Selbstbehandlung gedacht, es soll vielmehr Eltern über gute Formen der
Behandlung aufklären und soll gleichzeitig zeigen, was die
Homöopathie für Kinder in unserer Zeit zu bieten hat.

Kinder in unserer Zeit

Jede Zeit hat ihre spezifischen Probleme. Gerade in den letzten
50 Jahren haben große Umwälzungen stattgefunden. Auch derzeit finden große Veränderungen statt. Die Zukunft erst wird zeigen, wohin sie führen. In der ersten Hälfte dieses Jahrhunderts
war das Leben geprägt von Mangel und der Angst um das eigene Überleben. Zwei Kriege bedrohten die Menschen in ihrer
Existenz. Es ging um das Überleben – rein körperlich und ma-
teriell. Essen, Kleidung, Schutz und Wohnraum- das alles war
keine Selbstverständlichkeit. Diese Grundbedürfnisse waren
auch nur einigermaßen zu erhalten, wenn alle Mitglieder innerhalb des Familienverbandes zusammenhielten, sich gegensei-
tig halfen, versorgten und beschützten.

Heute besteht eine große Diskrepanz zwischen Überfluß auf der
einen Seite, und Mangel an existentiell Wichtigem auf der anderen Seite. In dieser Diskrepanz leben die Kinder heute. Der Überfluß zeigt sich vor allem im materiellen Bereich. Ganze Herden
von Kuscheltieren bevölkern die Betten und Sofas, die Kinder-
zimmer quellen über von Spielsachen, oft ist das Angebot so
groß, daß die Kinder gar nicht mehr wissen, womit sie spielen sollen. Die Kleiderschränke sind gefüllt. Auch der Tisch kann reichlich gedeckt werden. Es ist nicht mehr die Frage, ob es genug zu
essen gibt, sondern es geht eher darum, was das Kind denn gerne mag, oder ob es das Essen auch verträgt. Für Unterhaltung ist

reichlich gesorgt. Das Fernsehen bringt täglich so viele Sendungen, der Alltag so viele Reizüberflutungen, daß Kinder völlig überfordert werden und all diese Eindrücke oft nicht mehr verarbeitet werden können. Die meisten Kinder in unserer Zeit leben in diesem materiellen Überfluß. Gleichzeitig wird aber auch der Mangel an den grundlegenden Bedürfnissen der Kinder immer deutlicher. Platz für kindliche Bewegung wird immer eingeschränkter. Wo früher Wiesen zum Austoben waren, stehen heute Industriezentren, wo die Straße zum Fußballspielen und Fangenspielen Raum gab, rasen heute Autos mit überhöhter Geschwindigkeit durch die Wohngebiete. Ballspielen und Radfahren in Innenhöfen ist meist ebenso verboten, wie das Betreten der Rasenflächen, und Mitbewohner wollen durch schreiende Kinder nicht gestört werden. Freizeit wird nicht mehr spontan aus den kindlichen Bedürfnissen heraus gelebt, sondern sie muß geplant und organisiert werden. Es fehlt am Notwendigsten – an sauberer Luft, reinem Wasser, gesunden Böden und damit auch an gesunden Lebensmitteln. Gerade Kinder erleben diese Situation als bedrohlich und sie geben ihrer Angst um die Umwelt und damit ihrer eigenen Zukunft auch in Gefühlen von Ohnmacht und Wut Ausdruck.

Die Zerstörung unseres Lebensraumes geht einher mit der Zerstörung der Schutzschicht unseres Planeten, des Ozons. Es scheint so, als ob zeitgleich auch die Zerstörung unserer persönlichen Schutzschicht – unseres Immunsystems – stattfindet. Es gibt keinen Raum mehr für kindliche Lebensäußerungen - es gibt keine Zeit mehr, um Krankheiten durchzustehen. Alles soll funktionieren, Störendes muß schnell beseitigt werden. Dies führt zu Unterdrückung sowohl im Seelischen als auch im körperlichen Bereich mit weitreichenden Folgen.

Die Zukunft braucht neue Ansätze, sie benötigt Anstrengungen auf allen Ebenen. Unter ökologischen Gesichtspunkten bedarf es intensiver Bemühungen um den Erhalt unserer Natur, gesellschaftspolitisch eines Bewußtseins um die wirklichen Bedürfnisse von Kindern. Ebenso sind im gesundheitlichen Bereich Bemühungen nötig um die Erhaltung und Verbesserung des gesundheitlichen Zustandes der Kinder. So kann Homöopathie für Kinder selbstverständlich nicht isoliert gesehen werden, sondern muß eingebettet sein in Bemühungen um die gesamte Schöpfung. Die Homöopathie stellt in diesem Rahmen einen wichtigen Baustein dar zur Wiederherstellung und Erhaltung der Gesundheit von Kindern. Kinder sollen ihre Welt von morgen einmal gestalten können, für sich selbst und für ihre eigenen Kinder. Dazu braucht man Menschen, die möglichst gesund sind – geistig, seelisch und auch körperlich. Dazu kann Homöopathie einen wichtigen Beitrag leisten.

Die homöopathische Behandlung von Kindern

WAS BEWIRKT EINE HOMÖOPATHISCHE BEHANDLUNG BEI KINDERN?

Ziel einer homöopathischen Behandlung ist immer die Heilung, und zwar schnell, sanft, dauerhaft, ohne Nachteile für den Menschen. Homöopathie will also das Kind gesund machen. Viele Eltern haben Sorge, daß ihre Kinder mit den homöopathischen Mitteln umgekrempelt werden, daß sie fremdbestimmt werden und am Ende nicht mehr sie selber sind. Dem ist nicht so. Jedes Kind stellt von Beginn seines Lebens eine unverwechselbare Persönlichkeit dar, und so soll es selbstverständlich auch bleiben. Manche Eltern beschreiben diese Individualität bereits, wenn sie auf die Schwangerschaft zurückblicken: „Er hat so viel gestrampelt im Bauch, konnte sich gar nicht ruhig halten, und so ist er heute auch noch. Er liebt das Rennen und Toben, er war halt schon immer ein lebendiges Kind". So, wie Eltern ihre Kinder auch nicht nach ihren Vorstellungen und nach ihren eigenen ungelebten Träumen formen , sondern ihnen helfen sollen, ihr eigenes Selbst zu entwickeln, also zu dem Mensch zu werden, der sie werden können, genauso zielt eine homöopathische Behandlung nicht darauf ab, das Kind als Persönlichkeit zu verändern, sondern das Ziel einer Behandlung ist, daß das

Kind zu einem inneren Gleichgewicht finden kann, daß es sich möglichst ungestört entwickeln kann, und seine Begabungen und seine Kreativität leben kann. Selbstverständlich kann es auch nie darum gehen, die gesunden Anteile des Kindes zu verändern. Nur das, was aus dem Gleichgewicht geraten ist, braucht Unterstützung zu seiner Gesundung. Deshalb ist die Grundfrage einer Behandlung immer: „Was ist es überhaupt, was behandelt werden muß?"

Anhand von einigen Beispielen kann dies deutlicher werden. Das übermäßig schüchterne Kind soll seine Sensibilität bewahren können, jedoch in seinem Selbstvertrauen so gestärkt werden, daß es teilhaben kann am Leben und an der Gesellschaft. Es sollte so stark werden, daß es sich nicht in die Isolation zurückziehen muß. Der Rabauke soll natürlich auch nicht zum Duckmäuser werden, denn seine Lebendigkeit und Kraft gibt dem Kind ja die Möglichkeit, das Leben in sich aufzunehmen. Wenn es dabei aber andere Menschen überrennt und nur noch sich selbst sieht, wird es irgendwann zur Folge haben, daß keiner mehr mit so einem Rabauken etwas zu tun haben will. Der „Beisser" einer Kindergruppe muß andere Formen der Aggression und des Auf-sich-aufmerksam-machens finden, ansonsten wird er die Ablehnung der anderen schmerzlich zu spüren bekommen. Für das übermäßig brave Kind ist es der Weg in die Heilung, wenn es unbequemer wird und sich auch einmal wehrt.

Auf der körperlichen Ebene zielt die homöopathische Behandlung auf eine Stärkung des Immunsystems ab, die Abwehrkraft des Organismus wird deutlich höher. Die Erfahrung des homöopathischen Alltags zeigt, daß dies mit den konstitutionellen Mitteln sehr gut zu erreichen ist. Die Infektanfälligkeit geht deutlich zurück. Bei Kindern sind diese Ziele leichter zu erreichen, da diese in der Regel noch nicht so tief erkrankt sind. Die Krankheitsgeschichte verläuft noch nicht so lange Zeit, und Kinder haben oft noch nicht so viele unterdrückende Behandlungen erfahren wie Erwachsene. Aus diesem Grund lohnt sich eine homöopathische Behandlung für Kinder ganz besonders.

Ziel ist es, daß Kinder frei werden von geistigen, seelischen und körperlichen Beschwerden, damit sie die Hürden der Entwicklung mit all ihren Krisen leichter und besser überstehen und ihre Zukunft befriedigend gestalten können.

BEISPIEL EINER HOMÖOPATHISCHEN BEHANDLUNG

Peter wurde im Alter von zwei Jahren mit dem Problem eines kruppartigen Husten vorgestellt. Dieser Husten trat besonders nachts zwischen 24 und 2 Uhr auf. Schon des öfteren mußte deshalb der Notarzt angerufen werden, auch cortisonhaltige Medikamente konnten im Notfall nicht umgangen werden. Dazu hatte Peter ganz häufige Erkältungen und immer wieder unklare fieberhafte Infekte. Schon allein an diesen Beschwerden wurde deutlich, daß ihm nur ein chronisches Mittel helfen konnte, denn seine allgemeine Abwehr Krankheitserregern gegenüber war soweit herabgesetzt, daß er immer wieder krank wurde.

Nun ist besonders wichtig, was die Mutter alles an ihrem Kind beobachtet hat. Sie erzählte über sein Eßverhalten. Peter hatte Appetit für drei. Er vertilgte riesige Portionen, besonders liebte er alles, das tierisches Eiweiß enthält, wie Fleisch, Wurst, Eier, Milchprodukte. Er aß sehr gierig. Dementsprechend hatte er auch etwa drei bis fünfmal täglich Stuhlgang, der After war oft rot. Er war groß und schwer für sein Alter. Während die Mutter ihren Sohn beschrieb, fiel auf, daß er mit Bauklötzchen einfach so herumwarf. Auf sein Verhalten hin befragt, erzählt die Mutter, daß er nie still saß und immer in Aktion sein mußte. Er konnte sich auch nicht mit einem Spielzeug beschäftigen, fing etwas an, ließ es liegen, nahm das nächste. Er war sehr laut, er mußte immer mit dem, was er nicht tun sollte, provozieren. Seine Unruhe zeigte sich schon beim Wickeln, er strampelte dauernd so heftig, daß die Windel nur schwer hin zu bekommen war, auch trat er der Mutter oft in den Bauch. Wenn er etwas nicht durfte oder wollte, dann warf er sich einfach auf den Boden, er war sehr stur, er gab nicht nach. Wenn die Mutter „Nein" sagte, konnte es passieren, daß er zu seiner größeren Schwester ging und diese dann schlug. Überhaupt schlug und biß er sehr gerne. Andererseits konnte er sehr freundlich und charmant sein. In seiner körperlichen Entwicklung war Peter immer spät dran, er lief erst mit eineinhalb Jahren, die Zähne kamen spät, auch die Sprache entwickelte sich sehr spät. Ansonsten aber war er eher ängstlich, kletterte nicht gerne auf Rutschen und hatte Angst vor Hunden. Er hatte Einschlafprobleme, des weiteren noch Hautprobleme.

Dies war die Erstaufnahme, und es wurde deutlich, daß es zwei Hauptbereiche gab, in denen das Kind Hilfe brauchte. Zunächst war es der psychische Bereich, der ins Auge sprang, die große Unruhe, Sich-nicht-kontrollieren-können, das aggressive Losgehen auf andere. Dieses Verhalten trug auch dazu bei, daß die ganze Familie sehr belastet wurde. Der zweite Bereich war die große Erkältungsanfälligkeit. Peter erhielt nun ein homöopathisches Mittel und wurde insgesamt etwas stabiler. Die Mutter sagte, er könne nun etwas leichter gelenkt werden, sei nicht mehr ganz so starr. So konnten wir das Mittel weiter wirken lassen. Nach einigen Monaten bekam Peter wieder einen Krupp-Husten. Die Eltern riefen dieses Mal nicht den Notarzt, sondern wir gaben dem Kind das Mittel, das für die aktuelle Situation des Hustens passend war. Das Mittel half sofort, und Peter konnte durchschlafen. Ab diesem Zeitpunkt hatte Peter keine gefährlichen Krupp-Hustenanfälle mehr. Alle zwei Monate etwa kam die Mutter mit ihrem Kind zu den Kontrollterminen, wobei sehr deutlich wurde, daß das psychische Verhalten des Kindes immer noch ähnlich war wie zu Beginn der Behandlung. Er hatte also das am besten passende Mittel – sein Simillimum – noch nicht erhalten. Das passiert in der Praxis öfter. Gerade bei Kindern sind die Arzneimittel nicht so leicht zu erkennen. Die besonderen Eigenheiten der Persönlichkeit entwickelt sich noch, wir sind viel mehr auf Beobachtungen angewiesen. Manches läßt sich auch nur schwer erkennen. Peter war immer noch unbändig, warf und biß, konnte sich nicht ruhig verhalten, konnte nicht richtig spielen. Er bekam einige gut gewählte Mittel, aber der Erfolg wollte sich noch nicht einstellen. Immer wieder besprach man, wie Peter sich in den verschiedenen Situationen verhalten hatte, und so wurden nach und nach die Besonderheiten des Kindes gesammelt.

Nach einiger Zeit erhielt Peter ein Mittel, das ihm dann wirklich helfen konnte. Drei Wochen nach der Einnahme wurden seine Zornanfälle und sein Schlagen etwas geringer. Zwei Wochen später konnte er besser spielen, konnte einfach mal bei etwas bleiben. Er schlief etwas besser und sein übermäßiger Appetit ging zurück. Dazwischen hatte er einmal Fieber, aber es mußte nicht behandelt werden, er schaffte es so. Eine Besserung hatte also auf allen Ebenen stattgefunden.

Dieses Beispiel verdeutlicht, daß eine Behandlung nicht damit abgetan ist, einmal die Erstaufnahme durchzuführen, ein Mittel zu geben und zu glauben, dann liefe alles bestens. Man braucht Zeit und Geduld, das Kind immer besser zu beobachten und kennenzulernen. Wir müssen die Reaktion auf ein gegebenes Mittel regelmäßig überprüfen, wir müssen, falls nötig, auch akut das Kind behandeln, wir müssen die Behandlung solange fortführen, bis das eine Mittel gefunden ist, das das Kind psychisch in ein harmonisches Gleichgewicht bringt und das es auch körperlich stabilisiert. Ist die Behandlung an diesem Punkt angekommen, kann eine Behandlungspause eingelegt werden bis zu dem Zeitpunkt, wo das Kind entweder anfängt, in altes Verhalten zurück zu fallen oder wo das Kind neue Probleme entwickelt, die einer Unterstützung bedürfen.

FÜR EINE HOMÖOPATHISCHE BEHANDLUNG GEEIGNETE ERKRANKUNGEN

Zunächst einmal behandeln wir in der Homöopathie nicht eine Krankheit mit einem bestimmten Namen, sondern wir behandeln den ganzen Menschen mit all seinen spezifischen Krankheitssymptomen. Dies gilt selbstverständlich auch für Kinder. Deshalb können die nächsten Zeilen auch nur verstanden werden als kleine Orientierungshilfe für Eltern, die überlegen, ob sie mit ihrem Kind eine homöopathische Behandlung aufnehmen wollen. Auf der körperlichen Ebene sind es gerade die chronischen Erkrankungen, die den Menschen in der Zukunft zu schaffen machen werden. Die Zunahme dieser chronischen Erkrankungen kann man sehr deutlich an den Kindern erkennen. Die Neigung zu wiederkehrenden Infekten steht damit im Vordergrund. Infekte im Hals-Nasen-Ohren-Bereich sind homöopathisch sehr gut behandelbar, ebenso auch Erkrankungen der Bronchien. Auch Asthma bei Kindern spricht gut auf homöopathische Mittel an. Bei allen Formen der Allergie, bei denen schulmedizinische Medikamente oft nur unterdrückend, bestenfalls lindernd wirken können, besteht eine gute Chance, daß mit homöopathischen Mitteln eine wirkliche Heilung erreicht werden kann. Besonders bei Kindern, die unter Neurodermitis leiden und bereits alle Formen von Behandlung von der Ernährungsumstellung bis hin zu psychologischer Schulung der Eltern ausprobiert haben, kann man unter der homöopathischen Behandlung eine erstaunlich schnelle Besserung erzielen. Probleme im Verdauungstrakt, also Koliken, Durchfälle, Verstopfung, Nahrungsmittelunverträglichkeiten werden durch homöopathische Mittel schneller und umfassender geheilt, als es andere Medikamente je schaffen.

Gerade bei Problemen auf der psychischen Ebene helfen die homöopathischen Mittel, daß die Kinder in ein gesundes Gleichgewicht zurückfinden können. Dies ist um so wichtiger, da sie mit ihrem Verhalten oft an die Grenzen der Erwachsenen stoßen, oder sich auch die Kontakte zu anderen Kindern zerstören. Aggressivität und Hyperaktivität sind häufige Gründe, weshalb Kinder in Behandlung kommen. Gelingt es, das passende Mittel zu finden, kann die gesamte Familie entlastet werden. Konzentrationsstörungen und Einschlafstörungen sind oft Ausdruck von inneren Konflikten bei Kindern, ebenso wie Eßstörungen oder auch Einnässen. Wenn die Mittel auf dem Hintergrund der zugrunde liegenden Konflikte verschrieben werden, überwinden Kinder ihre Probleme und werden wieder frei für eine ungestörte Weiterentwicklung, sie werden frei für ihre Lebendigkeit.

Auch schwere Erkrankungen können durch homöopathische Behandlung eine Besserung erfahren, in manchen Fällen ist sogar eine Heilung möglich. Am Beispiel von Epilepsie soll dies aufgezeigt werden. Oberste Richtlinie für jede Behandlung ist die Verantwortung für den Menschen, der zu uns in homöopathische Behandlung kommt. Kinder, die unter Krampfanfällen leiden, sind normalerweise auf antiepileptische Arzneimittel eingestellt. Diese Medikamente dürfen selbstverständlich nicht abgesetzt werden. Es wird versucht, anhand der homöopathischen Anamnese das passende Mittel für das Kind zu finden. Dieses Mittel wird das Kind dann zusätzlich zu seinen schulmedizinischen Medikamenten erhalten. Wenn es gelingt, daß es dem Kind unter dem homöopathischen Mittel besser geht, so wird jeder Neurologe froh darüber sein, wenn die antiepileptische Medikamente reduziert werden können. Dies sollte jedoch immer nur in Absprache mit dem behandelnden Neurologen erfolgen. Eltern, die ihr Kind homöopathisch behandeln lassen möchten, müssen jedoch mit einer längeren Behandlungsdauer rechnen. Nicht immer ist eine Heilung möglich, aber oft kann eine Besserung des Allgemeinbefindens erreicht werden.

KÖNNEN ELTERN IHRE KINDER SELBST BEHANDELN?

Grundsätzlich besteht bei uns derzeit eine große Tendenz zur Selbstbehandlung. Der Markt bietet immer mehr Bücher unter dem Titel „Selbstheilung" an. Diese Versprechungen sind in aller Regel zu hoch gegriffen und appellieren eher an unsere Allmachtsphantasien als an unsere Realität. Es ist immer schwierig, in der eigenen Familie zu behandeln. Man ist zu nahe am Geschehen, die Gefühle sind so dominant, so daß man sich leicht mit den anderen Personen verstrickt. Auch Homöopathen selbst behandeln in der Regel nicht ihre eigenen Kinder und ihre Ehepartner. Grundsätzlich sollten Eltern ihre Kinder nicht selbst behandeln, wenn Erkrankungen immer wieder kommen, z.B. öftere Ohrenentzündungen, dauernde Erkältungen, mehrmals Husten, wiederkehrendes Fieber. Solche Erkrankungen können durch Selbstbehandlung im akuten Fall nicht geheilt werden, höchstens kann mit Glück einmal eine Besserung erreicht werden. Wiederkehrende Krankheiten sind Zeichen dafür, daß die allgemeine Abwehrlage nicht stark genug ist. Deshalb fallen Krankheitserreger auf fruchtbaren Boden, können sich vermehren und dann kann die Krankheit zum Ausbruch kommen. Ein akutes Mittel kann zwar momentan helfen, jedoch wird es nicht die zugrunde liegende Schwäche der allgemeinen Abwehrlage auflösen. Die Behandlung der wiederkehrenden Infekte braucht viele Kenntnisse, die man aber in den Selbstbehandlungsbüchern nicht finden kann.

Grundsätzlich sollten Eltern ihre Kinder nie selbst behandeln, wenn sich das Kind in chronischer homöopathischer Behandlung befindet. Wenn Eltern bei einer akut auftretenden Erkrankung dem Kind ein Mittel geben, unterbrechen sie damit die chronische Behandlung. Deshalb sollte in diesen Situationen immer der behandelnde Homöopath befragt werden, damit man sehen kann, ob das Kind überhaupt eine Behandlung braucht. Falls dies der Fall sein sollte, muß genau überprüft werden, ob das Kind in dieser jetzigen Situation ein akutes Mittel braucht oder eventuell sogar sein chronisches Mittel. Eltern können also dann versuchen, ihr Kind selbst zu behandeln, wenn es sich um ein sonst gesundes Kind handelt, das keine größeren Beschwerden hat, das nur jetzt gerade einen leichten akuten Infekt hat. Sie sollten sich Zeit lassen, nicht sofort etwas geben, sondern sich den Zustand erst einmal entwickeln lassen und das Kind dabei genau beobachten. Dies ist die Voraussetzung dafür, daß ein Mittel korrekt erkannt werden kann.

Hat sich nun ein passendes Mittel gezeigt, so können sie ihrem Kind das Mittel geben, jedoch sollten Eltern keine höheren Potenzen als C 30 verwenden. In der Zeit nach der Mittelgabe muß das Kind weiter beobachtet werden, um die Reaktion auf das gegebene Mittel zu überprüfen. Wenn ein homöopathisches Mittel passend ist, so kann man eine Besserung sowohl auf der psychischen Ebene erkennen als auch im körperlichen Bereich. Homöopathische Mittel erzielen mit kleinsten Anstößen große

Wirkung. Deshalb ist es auch falsch, zu glauben, man hätte eventuell zu wenig von dem Mittel gegeben. Wenn ein Mittel nicht wirkt, so muß es abgesetzt, und das Kind muß weiter beobachtet werden. Zeigt sich ein neues Mittel, so kann man es geben. Falls keine Besserung eintritt, so sollte ein erfahrener Homöoapath hinzugezogen werden.

Krisenzeiten der kindlichen Entwicklung – Symptome und ihre psychosomatische Bedeutung

DIE ZEIT DER SCHWANGERSCHAFT

Die Schwangerschaft stellt eine äußerst sensible Zeit für die Entwicklung eines Kindes dar. Mutter und Kind sind untrennbar miteinander verbunden. Was die Mutter erlebt, erlebt automatisch auch das Ungeborene. Das Kind ist bei weitem nicht so abgeschirmt, wie man das früher angenommen hatte. Je weiter die Wissenschaft fortschreitet, desto mehr wird deutlich, wie stark bereits das Ungeborene auf alles reagieren kann, und wie stark es beeinflußt wird. So beginnt die Behandlung des Kindes mit der Behandlung der Mutter während der Schwangerschaft. Geht es der Mutter gut – sowohl psychisch als auch körperlich, so kann sich auch das Kind in ihr besser entwickeln. Deshalb ist es das Ziel jeder homöopathischen Behandlung während der Schwangerschaft, dazu beizutragen, daß die werdende Mutter in ein harmonisches Gleichgewicht findet und daß Störungen sanft behoben werden. Eine gute Vorbeugung ist, wenn sich sowohl der Mann als auch die Frau bereits vor dem Eintreten einer Schwangerschaft in konstitutionelle Behandlung begeben.

Zunächst ist während einer Behandlung in der Schwangerschaft der psychische Zustand der werdenden Mutter entscheidend. Wie geht es ihr mit dem werdenden Kind? War das Kind gewünscht oder bringt es alle Lebenspläne durcheinander? Welche Gefühle hat die Mutter, welche Sorgen, welche Ängste? Hierbei geht es nicht um eine Bewertung, ob etwas gut oder schlecht ist, sondern es geht um ein ehrliches Wahrnehmen der Situation. Wie steht der werdende Vater zur Schwangerschaft, wie ist die Beziehung zwischen dem werdenden Elternpaar? Da die homöopathischen Arzneimittel besonders auf der geistig-seelischen Ebene wirken, sind sie hervorragend geeignet, die psychischen Prozesse in dieser Zeit zu begleiten. Dazu bedarf es jedoch keiner Interpretation von außen, sondern genaues Zuhören, Nachfragen ist nötig, um den wirklichen Zustand der Schwangeren zu erkennen.

Diese seelisch-geistigen Zustände sind es, die im Vordergrund stehen, danach erst betrachten wir die körperlichen Veränderungen. Darauf wird das korrekte Mittel in erster Linie abgestimmt. Da man besonders während der Schwangerschaft äußerst vorsichtig sein muß mit jeglichen Medikamenten, weil sie auch die Gefahr der Schädigung des Kindes in sich tragen, sind gerade die homöopathischen Mittel in höheren Potenzen besonders gut zur Behandlung geeignet, denn sie enthalten keinerlei chemische Substanzen mehr. Eine Selbstbehandlung in der Schwangerschaft sollte nicht erfolgen, denn es bedarf guter Fachkenntnisse, um die Zustände richtig wahrzunehmen.

Es gibt viele Möglichkeiten, wie das homöopathische Mittel gewählt wird. So kann es sein, daß während der Schwangerschaft die eigenen Symptome einer Frau, die sie bereits vorher hatte, noch deutlicher hervortreten. Dies wäre ein Beispiel dafür, daß die Frau ihr chronisches Mittel, das sie schon vorher benötigte, auch in dieser Zeit braucht. Auch ist es möglich, daß die Frau in einen akuten neuen Zustand eintritt, der mit einem akuten Mittel behandelt werden muß oder sich das Kind über den Körper der Mutter ausdrückt, so daß die Mutter die Symptome des Kindes selbst übernimmt. Eine Mutter, die Vegetarierin war, mußte beispielsweise in der Schwangerschaft Fleisch essen, und genau dieses Kind ist der einzige in der Familie, der Fleisch ißt. Anhand dieser Beispiele kann man ersehen, wie differenziert vorgegangen werden muß. Medikamente gehen in der Schwangerschaft automatisch auf das Kind über, ebenso wie Alkohol oder Nikotin. Dasselbe geschieht aber auch mit den Gefühlen. Homöopathische Mittel haben aufgrund ihres Freiseins von chemischen Inhaltsstoffen keine negativen Auswirkungen auf Mutter und Kind. Sie stellen sehr wirkungsvoll und behandeln auch die Psyche mit. Sie stellen eine Chance für Mutter und Kind dar, besser zueinander zu finden, sie können den Weg öffnen für die Geburt und das Leben miteinander. So können Störungen bereits am Anfang behoben werden.

Hauptbeschwerden auf der körperlichen Ebene sind in der Schwangerschaft meist das Erbrechen und die große Übelkeit. Es ist normal, daß sich in den ersten Monaten der Schwangerschaft durch die hormonellen Veränderungen leichte Beschwerden einstellen. Oft kann die Übelkeit alleine durch Veränderungen der Essens – und Lebensgewohnheiten so behoben werden, daß es zu keinen größeren Beeinträchtigungen kommt. In diesen Fällen kann auf eine Behandlung verzichtet werden. Stellt sich eine Besserung des Zustandes aber nicht ein, so sollte die werdende Mutter ein homöopathisches Mittel für ihren Gesamtzustand erhalten, danach kann die Übelkeit zurückgehen und das gesamte Allgemeinbefinden wird sich deutlich bessern. Es soll an dieser Stelle noch einmal betont werden, daß die Schwangere nicht das Mittel nur für die Übelkeit erhalten sollte, sondern ein Mittel für ihren Gesamtzustand, d. h. für ihre psychische Verfassung und ihre körperlichen Beschwerden.

FRÜHE TRENNUNGEN VON MUTTER UND KIND

Die Geschichte des kleinen Maximilians zeigt, wie sich frühe Trennungen des Kindes von der Mutter auswirken und welche Folgen dies für die weitere Entwicklung haben kann. Maximilian kam mit einer Kiefer-Gaumen-Spalte auf die Welt. Zum Glück durfte er die ersten zwei Stunden bei seien Eltern bleiben, so konnte eine erste Beziehung hergestellt werden. Danach aber wurde er in die Intensivstation zur genauen Untersuchung gebracht. Die Mutter durfte nicht mit, sondern mußte auf der Wöchnerinnenstation bleiben. Am nächsten Tag wurde Maximilian in ein spezielles Kinderkrankenhaus verlegt, das ca. 100 km vom Wohnort der Familie entfernt lag. Die Eltern begleiteten zwar ihr Neugeborenes in die Kinderklinik, aber dort war es nicht vorgesehen, die Mutter mit aufzunehmen, es gab für eine Wöchnerin kein Bett. Da es der Mutter aber nicht möglich war, stundenlang neben dem Kind zu stehen, fuhr sie wieder nach Hause und der kleine Sohn blieb alleine in der Klinik zurück. Tags darauf kam die Mutter wieder und erhielt nun doch einen Platz neben ihrem Kind. Endlich waren sie zusammen, und die Mutter konnte ihr Neugeborenes in den Arm nehmen. Aufgrund seiner Kiefer-Gaumen-Spalte war es Maximilian auch nicht möglich, an der Brust zu saugen. So ging die Milchbildung bei der Mutter bald zurück und Maximilian wurde mit der Flasche ernährt.

Nach vier Monaten war die erste große Operation nötig. Auch hier fand eine Trennung zwischen Mutter und Kind statt. Erst am Tag nach der Operation war die Mutter wieder bei ihrem Kind und blieb dann bis zur gemeinsamen Entlassung. Nach dieser Trennung dauerte es ca. 2–3 Tage, bis Maximilian wieder den innigen Kontakt zur Mutter aufnahm, den er vor der Operation hatte. Es hatte den Anschein, als hätte sich das Kind ganz in sich zurückgezogen. Mit viel Liebe und vor allem ständigem Dasein schaffte es die Mutter, daß das Kind nicht nur seine körperliche Wunde durch die Operation, sondern auch die psychische durch das Verlassenwerden verarbeiten konnte. Von da an ging die Entwicklung erst einmal ungestört voran.

Als Maximilian neun Monate alt war, ersuchte die Mutter um homöopathische Hilfe für ihren Sohn, da er plötzlich die Milch erbrach. Das war sehr eigenartig, denn er bekam immer dieselbe Milch und es gab sonst keine Probleme damit. Sobald die Mutter ihm das Milchfläschchen gab, erbrach Maximilian, gab sie ihm aber Reisschleim, so behielt er die Nahrung. Gleichzeitig war das Kind auch in seinem Verhalten verändert, er weinte viel, nichts war ihm recht, er mußte dauernd jammern. Die Mutter dachte zuerst an einen Magen-Darm-Infekt, aber ein akutes Magen-Darm-Mittel wollte nicht so richtig helfen. Dadurch wurde deutlich, daß das Problem tiefer liegen muß. Also versuchte man, den eigentlichen Grund zu erforschen. Genaue Nachfragen ergaben, daß die Mutter aus beruflichen Gründen zwei Tage nicht zu Hause war. Zwei Tage und zwei Nächte waren zuviel für Maximilian. Sein altes Trauma der Verlassenheit war dadurch wieder aufgerissen worden und hatte ihn völlig aus dem Gleichgewicht gebracht, sowohl auf der psychischen Ebene mit Weinen, Jammern, Nicht-spielen-können, als auch auf der körperlichen Ebene mit Erbrechen. Diese Reaktion konnte selbst durch die Anwesenheit des Vaters nicht aufgefangen werden. Nun wurde auch verständlich, warum Maximilian zwar Reisschleim vertrug, aber die Milch nicht. Es hatte eine Störung in der Mutter-Kind-Beziehung stattgefunden, und die Milch steht in seiner Grundbedeutung für „Mutter". Deshalb hatte das Kind die Milch nicht mehr vertragen. Nachdem diese Zusammenhänge deutlich wurden, erhielt Maximilian ein homöopathisches Milchmittel, und von da an ging es bergauf. Nach der Gabe des Mittels schlief Maximilian einige Stunden, danach fing er wieder an zu spielen, seine allgemeine Stimmung wurde viel besser und er vertrug auch wieder seine Milch. Die Mutter kennt nun die Stellen genau, bei denen es bei ihrem Sohn besonders leicht zu psychischen Verletzungen kommen kann, und sie kann ihr Verhalten besser darauf abstimmen. Selbstverständlich kann die Mutter in Zukunft nicht ständig bei ihrem Kind bleiben, aber sie kann die Zeiten ihrer Abwesenheit so gestalten, daß es auch ihr Sohn verkraften kann, ohne wieder in sein altes Trauma gestoßen zu werden.

Die weitere Entwicklung von Maximilian war sehr positiv. Die Infektneigung ging deutlich zurück, er wurde „anspruchsvoller", er brachte seine Bedürfnisse lautstark zum Ausdruck, er konnte die Mutter aber auch wieder loslassen, ohne Schäden zu erleiden. Auch sein Hautausschlag, den er vorher hatte, wurde nach dem Mittel um vieles besser.

Frühe Trennungen von der Mutter sind für Kinder immer traumatische Erfahrungen. Darauf hat uns die Natur nicht eingestellt. Das Kind erlebt sich in den ersten Monaten noch nicht als eigenständiges Wesen, sondern als Einheit mit der Mutter. Ist die Mutter weg, so verliert das Kind einen Teil seines Selbst. Die Mutter bedeutet für das Kind die Sicherheit. Ist die Mutter weg, so entsteht Leere, und das Kind ist gezwungen, sich an sich selbst festzuhalten. Dies ist in der frühen Entwicklung eine Überforderung. Das Gefühl der Verlassenheit setzt sich fest. So selbstverständlich diese Aussagen sind, so leicht werden sie im Alltag vergessen. Der elterliche Wunsch, selbst wieder mehr Freiraum für sich zu erhalten, mal ein paar Tage für sich Urlaub zu machen, ist zwar nachzuvollziehen, jedoch können die Folgen für die Kinder sehr weitreichend sein. Längere Abwesenheit der Eltern ist für Kinder unter drei Jahren immer eine Überforderung, die schwere gesundheitliche Störungen nach sich ziehen kann. So treten danach oft Schlafstörungen, Entwicklung von Ängsten, Durchfälle, Verstopfung, Aggressivität, fieberhafte Infekte und vieles mehr auf.

Die notwendige Entlastung für Eltern sollte in den Alltag integriert werden, denn ein paar Stunden tagsüber oder einen Abend kann das Kleinkind bei liebevoller Betreuung ohne Schaden überstehen. Besonders kritisch ist die Zeit des Abstillens, wo die Frau wieder ihre körperliche Freiheit erlebt. Hier ein paar Tage Urlaub von der Familie einzulegen kann monatelange Fürsorge für das Kind gründlich zerstören. Dies sind Situationen in den ersten Lebensjahren, die Eltern selbst beeinflussen können. Hat das Kind eine stabile Grundlage, so trägt es diese Sicherheit in sich und kann daraufhin auch vertrauensvoll in das Leben und in die Welt hineingehen. Wie am Beispiel von Maximilian deutlich wurde, muß das Kind zu seinem Überleben manchmal sofort nach der Geburt in die Intensivstation gebracht werden. Das Grundtrauma des Verlassenseins kann hier niemand verhindern. Homöopathisch aufbereitete Milchmittel können oft notwendig werden, wenn es im Leben des Kindes solche frühen Störungen gegeben hat. Kaum ist das Kind auf der Welt, ist der Saugreflex vorhanden. Das Kind trinkt bereits in der ersten halben Stunde nach der Geburt an der Brust der Mutter, und so kann die Einheit Mutter-Kind wieder hergestellt werden. Die Mutter garantiert die erste Versorgung, sie garantiert die Existenz des Kindes. Die optimale Zusammensetzung der Brustmilch hilft, daß das Kind satt, sicher und geborgen ist. In der Muttermilch sind zudem alle Antikörper enthalten, die das Immunsystem des Neugeborenen aufbauen. Wenn in dieser Phase Störungen auftreten, daß die Mutter das Kind nicht annehmen kann oder daß das Kind von der Mutter getrennt wird, so entstehen die tiefen Gefühle der Verlassenheit, die Menschen oft ein Leben lang begleiten.

Die homöopathische Behandlung kann helfen, daß diese Störungen abgemildert werden. Dazu ist es aber nötig, die Geschichte jedes Kindes sehr tief zu verstehen, sonst kann dem Kind nicht wirklich geholfen werden. Die Sensibilität der Eltern für diese Zusammenhänge kann dadurch so gestärkt werden, daß sie für die Zukunft ihres Kindes Vorsorge treffen können und sich diese Traumen möglichst nicht mehr in diesem Ausmaß ereignen. Die Auswahl eines homöopathischen Mittels muß dieses Trauma ebenso mit berücksichtigen wie auch die spezifische Art, wonach das Kind auf diese Situation reagiert hat und welche Symptome die Lebenskraft nach außen gebracht hat.

GESCHWISTER

Wenn in eine Familie ein weiteres Kind hineingeboren wird, so ist dies für alle Familienmitglieder nicht ganz einfach. Es muß zu einer neuen Rollenverteilung gefunden werden und jeder muß sich erst an die veränderte Situation anpassen. Gerade für erstgeborene Kinder ist dies besonders schwierig, denn sie werden von ihrem Thron gestoßen. Mutter und Vater, die bisher nur diesem Kind die ganze Aufmerksamkeit widmen konnten, wenden sich nun einem anderen Wesen zu. Das neue Kind beansprucht die Eltern, und es bleibt die Frage „Wo bleibe ich?" Aber nicht nur das erstgeborene Kind, sondern jedes Kind muß erst seinen neuen Platz finden. Dies ist nicht immer leicht. Oft ist auch mit der Geburt des Geschwisterchens eine Trennung von der Mutter verbunden. Viele Mütter sind ca. 5–7 Tage lang nach der Geburt in der Klinik. Dann kommt die Mutter zurück und bringt auch noch das andere Kind mit. Das schafft Unsicherheit für die bereits anwesenden Kinder. Eifersucht entsteht, und dahinter steckt oft die Angst, von der Mutter nicht mehr geliebt zu werden. An dieser Stelle fangen viele Kinder an, wieder in ein Verhalten zurückzufallen, das ihrem Entwicklungsstand eigentlich nicht mehr entspricht. Sie möchten wieder gewickelt werden, auch am Busen trinken, sich in das Babybettchen legen oder sie fangen an, wieder in der Babysprache zu sprechen. Einnässen, Daumenlutschen, Nuckeltuch, Schlafstörungen, Zornausbrüche, Aggressionen sind keine Seltenheit. Was können Eltern in diesen Situationen tun?

Eltern müssen die Not ihrer vorgeborenen Kinder verstehen, müssen das Kind annehmen mit seinen jetzigen Problemen, müssen die Bedeutung des Verhaltens des Kindes erkennen. Die größeren Kinder brauchen erst einmal wieder ihre Sicherheit in der Beziehung zu den Eltern. Eltern sollten auch nicht in die Falle tappen, daß sie das Kind zu sehr in der Helferrolle loben, dies führt sonst dazu, daß das Kind sein Selbst verliert, den großen Helfer spielt, um sich so die Liebe von Vater und Mutter zu erhalten. Auch der aggressive Ausdruck muß erlaubt sein. Das Kind muß sagen dürfen, was es denkt. Es ist für Eltern zwar nicht leicht, wenn sie hören müssen, daß ein Kind sagt: „Das Baby soll weg", aber es ist für Kinder sehr erleichternd, wenn sie ihre negativen Gefühle zum Ausdruck bringen können. Das macht den Weg auch frei für positive Gefühle.

Das Beispiel von Matthias zeigt, wie Homöopathie Kindern helfen kann, diese Situationen besser zu verarbeiten. Matthias ist das zweite Kind und kam in homöopathische Behandlung wegen schwerer Neurodermitis. Die Mutter beschrieb ihre Beziehung zu diesem Kind als besonders innig. Als die Mutter mit dem dritten Kind schwanger war, wurde die Neurodermitis um vieles schlechter. Matthias war sehr eifersüchtig auf das Baby. Er hatte noch viele andere Probleme, aber das Auffälligste war wirklich, wie er auf die erneute Schwangerschaft der Mutter reagierte. In ihm herrschte die Trauer, die Wut und der Schmerz über den vermeindlichen Verlust seiner Mutter. Da es der Mutter in dieser Schwangerschaft insgesamt nicht sehr gut ging, mußte sie sich noch mehr auf sich selbst zurückziehen. Es war also nicht mehr viel Platz für Matthias in dieser Zeit.

Matthias erhielt ein homöopathisches Mittel, das diesen Kummer zum Inhalt hatte. Der kleine Bruder war zum Zeitpunkt der Erstaufnahme von Matthias eineinhalb Jahre alt. Zwei Wochen nach der Einnahme erzählte die Mutter, daß Matthias plötzlich anfing, mit seinem kleinen Bruder zu spielen. Er fing an, den Bruder zu akzeptieren und ihn als das zu sehen, was er ja schließlich auch war, nämlich ein wunderbarer Spielpartner. Heute sind die beiden ein Herz und eine Seele. Die Haut verschlechterte sich in den ersten Wochen nach der Mitteleinnahme. Da dies als Erstverschlimmerung zu verstehen war, stellte es für uns ein gutes Zeichen dar, und dies bestätigte sich auch in den folgenden Wochen. Die Haut wurde von Woche zu Woche besser. Aber auch sonst wurde es viel leichter, mit Matthias zurecht zu kommen. Er wurde insgesamt viel ausgeglichener, seine Entwicklung machte einen Sprung nach vorne, er spielte konzentrierter, und er hörte auf einzunässen. Seine Reaktion war nun auf allen Ebenen sehr positiv, und an der Mittelwirkung wurde deutlich, daß die Beurteilung seiner inneren Konflikte, die zur Wahl des Mittels geführt hatten, richtig waren. Die Neurodermitis verschwand innerhalb weniger Monate. Leichte Rückfälle ereigneten sich, als die Mutter phasenweise wenig Zeit für ihn hatte, aber er erholte sich jedesmal bald wieder. Danach kam es zu keinem Rückfall mehr.

Man muß genau beobachten, wie sich eine veränderte Situation auf ein Kind auswirkt, welche Symptome die Lebenskraft versucht, nach außen zu bringen. Manche Kinder ziehen sich zurück, zeigen ihren Schmerz nicht. Sie brauchen ein Mittel für ihren stillen Kummer. Andere Kinder überreagieren bei jeder kleinen Situation, sie brauchen ein Mittel, das diesen hysterischen Aspekt berücksichtigt. Andere Kinder fangen hingegen bei jeder kleinsten Situation zu weinen an, und wieder andere gehen in die Aggression, brauchen deshalb ein Mittel für die Eifersucht, die sich in die Aggression umwandeln kann. Diese Beispiele zeigen, wie individuell die Mittel gewählt werden müssen, damit sie dem einzelnen Kind mit seinen speziellen Problemen Hilfe versprechen können.

VERLUST VON GELIEBTEN PERSONEN

Wenn wir Menschen verlieren, die wir lieben, so ist dies auch für uns Erwachsene sehr schmerzlich. Um wieviel mehr aber leiden die Kinder darunter. Sie brauchen einfühlsame Menschen, die sie in ihrem Schmerz begleiten, damit dieser Verlust nicht zu einem Trauma mit gesundheitlichen Folgen werden muß. Beinahe jede dritte Ehe wird geschieden, und unendlich viele Kinder werden aus ihrem gewohnten Umfeld gerissen. Jedes Kind liebt beide Elternteile und so geraten Kinder automatisch in den Konflikt mit hinein. Ist das Kind beim Vater, so vermißt es die Mutter, ist es bei der Mutter, so fehlt der Vater. Auch wenn Eltern sich sehr bemühen, so werden doch immer wieder die Kinder in die Auseinandersetzungen der Eltern mit hineingezogen. Eltern sollten dies unbedingt vermeiden. Die Probleme der Eltern sollten von den Erwachsenen selbst ausgetragen werden. Auf keinen Fall sollten Eltern bei ihrem Kind über den Partner schimpfen, dies führt zu einem Mißbrauch der Kinder und bringt sie in Loyalitätskonflikte.

Da in der Trennungsphase die Eltern in der Regel mit ihren eigenen Schwierigkeiten beschäftigt sind, können sie ihren Kindern meist nicht den Halt geben, der eigentlich nötig wäre. Kinder stehen mit ihrem Schmerz und ihrem Kummer alleine da. Nicht nur psychische Schwierigkeiten, auch gesundheitliche Probleme treten verstärkt in diesen Zeiten auf, was ja auch nicht verwunderlich ist. Die Seele ist verletzt, und die Lebenskraft wird dadurch enorm geschwächt. Danach treten körperliche Störungen auf. Die häufigsten Störungen in diesen Zeiten sind emotionaler Rückzug, Depressionen, Selbstvorwürfe, denn Kinder denken oft, sie könnten daran schuld sein, daß die Eltern sich nicht mehr vertragen. Häufig sind Infekte, Hautausschläge, Magen-Darm-Störungen, Schlafstörungen, Sprachstörungen, Daumenlutschen und Einnässen Folgeerscheinungen.

Maria erlebte die Trennung der Eltern, als sie elf Jahre alt war. Sie wurde sehr empfindlich, lief wegen kleinen Streitereien mit ihrer Mutter weg, zog sich in ihr Zimmer zurück, wollte auch keinen Trost. Maria konnte abends stundenlang nicht mehr einschlafen, konnte sich in der Schule nicht mehr konzentrieren, hatte häufig Kopfschmerzen. Sie fing an, an ihren Fingernägeln zu kauen und hatte viele Erkältungen. Ihre ganze Abwehrkraft war geschwächt, und so war es auch nicht verwunderlich, daß sie oft krank war. Diese Trennungssituationen erfordern neben der Beachtung der körperlichen Beschwerden, daß der tiefe Kummer verstanden wird, den das Kind erleidet. Maria erhielt das homöopathische Kummermittel Natrium-muriaticum. Danach wurde sie körperlich wesentlich stabiler, der Schlaf wurde wieder besser, sie konnte auch wieder lachen und wurde der Mutter gegenüber wieder offener.

Selbstverständlich kann ein homöopathisches Mittel nichts an den elterlichen Konflikten verändern. Das Mittel kann dem Kind jedoch helfen, leichter durch die schwierige Zeit hindurch zu finden. Es gibt dem Kind die Kraft, daß es an dieser Situation nicht zerbrechen wird. Die Auswahl des korrekten Mittels erfolgt einerseits durch das Erkennen der psychischen Situation des Kindes und andererseits anhand der spezifischen Reaktion des Kindes auf diesen Konflikt. Es gibt viele Kummermittel, aber jedes wird sich etwas anders zeigen. Wenn die Reaktion des Kindes sowohl psychisch als auch körperlich übereinstimmt mit einem Mittel, wie wir es aus den Arzneimittelprüfungen kennen, so kann das Mittel die Heilung ermöglichen.

Aber nicht nur Trennungen sind der Anlaß für diese Reaktionen. Manchmal müssen Kinder den Tod einer geliebten Oma verkraften und werden dadurch auf schmerzliche Weise mit dem Thema Tod konfrontiert. Sie werden sich damit bewußt, daß auch die Mutter oder sie selber vom Tod bedroht werden können. Auch das kann zu gesundheitlichen Störungen führen.

DER EINTRITT IN DEN KINDERGARTEN

Der Beginn des Kindergartens bedeutet für ein Kind, den ersten ganz großen Schritt der Ablösung von der Mutter zu vollziehen und sich regelmäßig für eine bestimmte Zeit von der Mutter zu trennen. Im Vorfeld bereits stellt sich die Frage, ob das Kind schon in der Lage ist, diese Trennung zu verkraften oder ob die gesellschaftliche Meinung, was ein Kind schon leisten soll, der Persönlichkeit des Kindes widerspricht. Elterliches Ideal ist heute oft eine frühe Selbständigkeit ihrer Kinder. Der Wunsch vieler Eltern ist, daß das Kind kein Klammerkind werden möge, es sich früh lösen möge und es früh hineinwachsen soll in den Kontakt zu Gleichaltrigen. Manchmal werden Kinder an dieser Stelle überfordert. Wenn Kindern wenig Trennungsängste in der frühen Kindheit zugemutet wurden, wenn sie sich behutsam in die Loslösung hineinentwickeln durften, und wenn sie mitbestimmen durften, was sie verkraften können oder auch noch nicht, dann können sich Kinder in der Folgezeit auch leichter lösen. Je mehr Eltern ihre Kinder hinein schubsen möchten in eine Selbständigkeit, die die Kinder noch nicht erbringen können, um so schwieriger werden die Trennungen, desto mehr Angst tritt auf, desto mehr Sicherheit brauchen die Kinder wieder von ihren Eltern, und um so mehr klammern sich diese Kinder fest.

Was kann Homöopathie an diesen Stellen bewirken? Zuerst einmal ist die psychologische Begleitung der Eltern nötig, die dazu beitragen soll, ihr Kind genau zu verstehen. Es geht nicht darum, generelle Aussagen zu machen oder die gesellschaftlichen Ansprüche, was sein soll oder sein muß zu bekräftigen, sondern eine Bewußtheit für das eigene Kind zu schaffen. Dazu erhält das Kind sein individuelles chronisches Mittel, das ihm helfen kann, zu seiner eigenen inneren Stärke zu finden und zu einer seelischen Ausgeglichenheit. Wenn die vorhandenen Defizite aufgefangen werden können, kann das Kind seine Neugierde entwickeln, und es kann leichter in die Welt hineingehen. Ein Pulsatilla-Kind kann durch sein Mittel stabiler und unabhängiger von den Hilfestellungen der Mutter werden. Dann kann es leichter loslassen und in die Gruppengemeinschaft hineinfinden. Ein Calcium-Kind braucht für alles seine Zeit. Seine Entwicklung ist langsamer als bei anderen Kindern. Wenn dieses Kind zu früh in den Kindergarten hineingezwungen wird, so kann es dickköpfig werden und sich einfach strikt weigern, wieder hinzugehen. Für dieses Kind kann es vielleicht besser sein, noch ein Jahr zu warten, bis es von sich aus bereit ist, den nächsten Schritt zu tun. Ein Sulfur-Kind ist ganz anders, es ist offen, will etwas erleben, zu Hause wird es ihm zu langweilig. Für dieses Kind ist es gut, endlich auf Forschungsreise in die Welt zu gehen. Konstitutionelle Mittel können hier sehr hilfreich sein, damit die Kinder zu ihrem inneren Gleichgewicht finden können.

SCHULWECHSEL

Die Einschulung bringt meist weniger Probleme mit sich als ein Schulwechsel. Gerade der Übergang von der Grundschule in das Gymnasium scheint hier besonders schwierig zu sein.

Anna kam in Behandlung wegen akuter Übelkeit, Schwäche und Schwindel. Zunächst erhielt sie ein Mittel für den akuten Infekt. Bereits an dieser Stelle ist die Frage wichtig : Warum ist das Kind gerade jetzt anfällig? Homöopathen wissen sehr genau, daß nicht Bakterien und Viren die Ursache für eine Erkrankung sind, sondern daß einer Erkrankung immer Störungen auf einer nicht materiellen, sondern geistig-seelischen Ebene vorausgehen. Was brachte nun Anna in die Schwäche? Das Mittel konnte nur kurzzeitig helfen, dann kehrte die Schwäche wieder zurück. Dies kann das Zeichen dafür sein, daß das akute Mittel nicht ganz korrekt gewählt war, es kann aber auch der Hinweis dafür sein, daß das Problem tiefer liegt und noch nicht gut genug erkannt wurde. Also versuchte man herauszufinden, in welcher Situation Anna sich gerade befand. Circa sechs Wochen vor der akuten Erkrankung hatte Anna die Schule gewechselt und mit der ersten Klasse des Gymnasiums begonnen. Da die Anzahl der Schüler so groß war, gaben einige Lehrer den Kindern zu verstehen, daß sie froh darüber seien, wenn einige Kinder die Schule wieder verließen. Die vermittelte Grundbotschaft war also: „Du sollst von hier verschwinden". Zudem hatten die Lehrer noch keine echte Verbindung zu den Kindern, sie kannten nicht einmal die Namen der einzelnen Kinder. Auch bezüglich der Schulleistungen bestand ein großer Druck. Zuvor war Anna in einem kleinen Dorf in die Grundschule gegangen, hatte eine herausragende Position in der Klasse und war bei allen Kindern beliebt. Nun war sie nicht nur jeder Position enthoben, sie war eine „Namenlose".

Wenn man sich auch nur ein wenig in die Lage des Kindes versetzt, kann man verstehen, wie sehr Anna unter dieser jetzigen Situation leiden mußte. Daraufhin erhielt Anna ihr homöopathisches Mittel und wurde wieder fröhlich. Die körperlichen Probleme verschwanden. Als sich das Wochenende seinem Ende zuneigte, wurde ihr allerdings wieder übel, und die Schwäche kehrte zurück. Daraufhin besprach die Mutter noch einmal die Situation mit ihrer Tochter. Anna weinte und erzählte, wie sehr die schulische Situation sie unter Druck setzte. Danach aber kam ihre Stärke wieder und sie sagte: „Ich laß mich doch nicht von der Schule werfen. Ich will mich durchbeißen". Von da an konnte sie wieder zur Schule gehen. Das homöopathische Mittel gab ihr die Kraft, ihre Probleme zum Ausdruck zu bringen. Das homöopathische Gesetz der Heilung sagt, daß die Heilung von innen nach außen erfolgt. So verlief es auch bei Anna. Ihr inneres Problem konnte sie nach außen zum Ausdruck bringen. Dadurch kam ihre Kraft wieder, sie konnte ihre Schwäche überwinden.

Andere Kinder haben unter Umständen andere Probleme in derselben Situation. Homöopathische Arbeit bedarf also einer genauen Beobachtungsgabe, Einfühlsamkeit und Verständnis für innerpsychische Vorgänge. Kinder können oft gut Auskunft geben über sich, wenn wir ihnen nur genau zuhören, wenn wir ihrem Erleben und ihren Gefühlen Raum geben und ihnen nicht unsere Sicht der Welt aufdrängen. Meist brauchen die Kinder in diesen schwierigen Situationen keine akuten Mittel für die akute Erkrankung unter der sie leiden, sondern sie brauchen das Mittel, das das dahinterliegende psychische Problem mitberücksichtigt. Was bedeutet es für ein Kind, das vorher immer nur Einser geschrieben hat und nun die ersten Vierer erhält? Wie fühlt sich ein Kind, das vorher beliebt war und nun keine Beachtung mehr erhält? Dies sind nur einige wenige Beispiele dafür, wie tief die Veränderungen doch gehen, wie sehr am Selbstvertrauen der Kinder gerüttelt wird, und welch große Anpassungsleistung sie vollbringen müssen. Dies geht nicht immer ohne Störungen ab. Das Verstehen der gesamten psychischen Situation eröffnet uns erst den Zugang zu den Erkrankungen, die Kinder an diesen Stellen bekommen. Es hilft uns, Mittel zu verschreiben, die die Kinder wieder in ein stabiles Gleichgewicht bringen.

PUBERTÄT

Alle Zeiten, in denen unsere Positionen und unser Selbstverständnis in Frage gestellt werden, sind krisenhafte Zeiten. Dies gilt in ganz besonderer Weise für die Pubertät. Das Sich-Loslösen vom Elternhaus, das Herauswachsen aus der Kindheit bringt oft viele Schwierigkeiten mit sich. Auch für Eltern ist diese Zeit nicht leicht, denn ihre Vorstellungen werden mißachtet und ihre Werte in Frage gestellt. Die Ablehnung und Zurückweisung der Eltern ist für Jugendliche oft nötig, um ihre eigenen Positionen zu finden. Wie möchten sie einmal „Mann" oder „Frau" sein? Die Orientierung übernehmen nun anstelle der Eltern andere. Fernsehen, Zeitschriften, das Film- oder Popidol ist nun die Welt, an der sich der Jugendliche orientiert. Die Freundesclique wird überaus wichtig, gleichzeitig kann sie aber auch zum Zwang werden, genau so zu werden und sich so zu verhalten, wie es in der Gruppe „cool" oder „stark" ist. Gerade die Gruppe der gleichgeschlechtlichen Freunde spielt hier eine große Rolle. Die Entwicklung der Geschlechtsmerkmale stürzt viel Jugendliche in Konflikte und die widersprüchlichsten Gefühle treten auf. Stolz und Scham, Neugierde und Unsicherheit, Angst und Erwartung stehen nebeneinander und wechseln einander ab.

Wenn bei den Mädchen die erste Periode eingesetzt hat, wird dieser Konflikt besonders sichtbar. Das sexuelle Interesse erwacht, und die ersten Enttäuschungen müssen verarbeitet werden. Gerade Eßstörungen haben ihren Beginn oft in der Pubertät, denn die Diskrepanz, wie der Jugendliche sein möchte und sich andererseits selbst erlebt, ist groß. Auch Lernstörungen treten in dieser Zeit vermehrt auf. „Sich-anstrengen" konkurriert mit „Fun haben". Überzogene Selbstgefühle können die eigenen inneren Unsicherheiten überdecken. Akne tritt auf und damit verbunden ist häufig die Angst, wie man nun vor den anderen dasteht. Dies kann zu Rückzug führen, zum Sich-verstecken-wollen vor den Blicken der anderen. Kommen Jugendliche in Behandlung, so muß mit ihm im Gespräch herausgefunden werden, wie sich die veränderte Situation der Pubertät gerade auf ihn auswirkt, welche Probleme sich für ihn stellen und wie sie sich auch körperlich bemerkbar machen. Hier wird wieder deutlich, daß es kein spezifisches Pubertätsmittel gibt. Das individuell auf den Jugendlichen abgestimmte Mittel kann helfen, daß die Probleme der Pubertät leichter durchlebt werden können, daß Jugendliche sich über sich selbst klarer werden, daß sie besser herausfinden, was für sie wirklich wichtig ist. Es hilft ihnen, das Selbstvertrauen in sich zu finden, anstatt es auf fragwürdigen äußeren Meinungen aufzubauen. So können Jugendliche, die bereit sind, homöopathische Begleitung anzunehmen, ihren eigenen Weg leichter finden und diesen auch mutiger gehen.

Ausgewählte Mittel für Kinder

PULSATILLA – DIE WIESENKÜCHENSCHELLE

Die Pflanze Pulsatilla ist ein Hahnenfußgewächs und gehört in die Gattung der Anemonen. Sie lebt auf trockenen Wiesen, sonnigen Hügeln und steinigen Hängen. Die Pflanze sieht zart und lieblich aus, ein weicher Flaum umgibt ihre Stengel und Blüten. Ihre Blüten haben eine Glockenform, das Köpfchen ist gesenkt. Pulsatilla ist eine nachgiebige Pflanze. Bei Windstößen schließt sie ihre Blütenkelche und legt sich mit dem Wind auf den Boden. Bald aber richtet sie sich auf und öffnet ihre Kelche wieder dem Licht. Sie ist eine der ersten Pflanzen, die im Frühling blüht, manchmal sogar ein zweites Mal im Herbst. Sie kann warme, stickige Räume nicht gut vertragen, ebenso zu große Sommerhitze. Nässe, die sich von unten her anstaut, tut ihr ebenfalls nicht gut. Gießt man die Pflanze zu sehr, geht sie ein. Im folgenden wird deutlich werden, wie sich die Kennzeichen dieser Pflanze auch bei den Kindern zeigen, die sie als homöopathisches Mittel brauchen.

Pulsatilla-Kinder sind sehr anhänglich und liebebedürftig. Sie tun viel dafür, damit sie diese Liebe auch erhalten. Sie lieben die körperliche Nähe, das Schmusen, Liebkosen, Gestreicheltwerden, wollen gerne in den Arm genommen werden.
Sie sind angenehm in ihrem Wesen, liebe und nachgiebige Kinder. Sie wollen es Mutter und Vater rechtmachen, denn damit können sie die Zuwendung und Sicherheit erhalten, nach der sie sich sehnen.

Pulsatilla-Kinder brauchen immer die Bestätigung, geliebt zu werden. Auch sonst brauchen sie viel Lob und Aufmerksamkeit. Sie sind unsichere Kinder, die sich nicht so viel zutrauen, die Hemmungen haben, neue Dinge auszuprobieren. Im Kontakt mit anderen Menschen sind sie eher vorsichtig und zurückhaltend. Wenn die Mutter mit ihrem Pulsatilla-Kind in die Spielgruppe geht, wird das Kind sich an ihr festhalten, es will bei der

Mutter sitzen und wird erst einmal Zeit brauchen, sich auf diese Situation einzustellen. Wird das Kind aber nicht gedrängt und hat es Zeit, sich auf das Gegenüber einzustellen, dann kann sich das Kind öffnen und auch sehr zutraulich werden und kommt gut mit den anderen Kindern zurecht. Weil das Kind hilflos und schüchtern ist, wird es erst einmal nicht antworten, wenn jemand auf es zugeht. Es wird eher verschämt auf den Boden schauen oder sich hinter der Mutter verstecken. Das Kind weiß nicht, was es antworten soll, die Stimme wird leise, und es wird der Mutter vielleicht ins Ohr flüstern: „Du sollst das sagen".

Pulsatilla-Kinder sind sehr ängstlich, die größte Angst aber ist, daß sie verlassen werden könnten. Da sie so hilflos und unsicher sind, ist dies auch verständlich. Schon bei kleinen Anlässen kommt diese Angst hoch und das Kind fängt an zu weinen. Die Mama geht vielleicht nur kurz aus dem Raum, um sich ein Taschentuch zu holen, und schon hat das Kind Angst. Angst hat das Kind auch vor allem, was seine Sicherheit sonst noch bedrohen könnte. Dunkelheit ist ihm unheimlich. Auch Ängste vor Räubern und Gespenstern sind groß, deshalb kann das Kind schreckliche Geschichten überhaupt nicht vertragen, will vielleicht auch keine Märchen hören. Um diese Ängste abzumildern, braucht das Kind die Nähe von Mutter und Vater. Das Weinen löst jedoch bei den Eltern eher Mitleid aus, es ist ein sanftes Weinen, kein Schreien. Das Kind braucht den Trost, muß in den Arm genommen werden, dann ist die Welt auch bald wieder in Ordnung und das Kind kann schnell wieder lachen.

Lachen und Weinen liegt bei den Pulsatilla-Kindern überhaupt nahe beieinander. Die Stimmung kann sehr schnell wechseln. Diese Wechselhaftigkeit besteht nicht nur im Lachen und Weinen, sie zeigt sich auch in der Unentschlossenheit, und sie läßt sich auch körperlich beobachten. Schmerzen treten mal hier auf und dann wieder dort, sie sind einmal da und dann verschwinden sie wieder, einmal fühlen sie sich so an und dann wieder ganz anders. Pulsatilla-Kinder brauchen die frische Luft, und ihre körperlichen Beschwerden bessern sich auch im Freien. Mütter erzählen, daß sie schon mit ihrem ganz kleinen Baby mit dem Kinderwagen nach draußen mußten, dann ging es dem Kind um veles besser. Husten, Schnupfen, alles bessert sich an der frischen Luft.

Pulsatilla-Kinder sind hitzeempfindlich. Sie vertragen überheizte Räume nicht, warme stickige Luft ist nicht gut für sie. Die Sommerhitze wird ebenfalls nicht gut vertragen, das Kind kann Kopfschmerzen dadurch bekommen. Diese Hitzeempfindlichkeit zeigt sich auch nachts. Die Kinder vertragen die Wärme nicht, die sich in den abgeschlossenen Schlafsäcken aufstaut. Alles wird zu warm und zu stickig, außerdem werden die Füße viel zu heiß und das Kind will sie zum Abkühlen nach draußen strecken. Die Kinder sind in der Regel durstlos, obwohl sie einen trockenen Mund haben. Auch im Fieber oder bei Magen-Darm-Störungen wollen die Kinder nur ganz wenig trinken. Erkältungen können sehr leicht auftreten, besonders durch plötzlichen Wetterwechsel oder wenn sich das Kind durchnäßt hat. Der Schnupfen hat dicke, gelb-grüne Absonderungen, die aber die Nasenflügel nicht wund machen. Die Nase ist verstopft, aber wenn das Kind an der frischen Luft ist, fängt die Nase an zu laufen, und es geht dem Kind dann besser. Auch an den Augen kann eine dicke, gelb-grüne Schleimbildung auftreten, und das Kind leidet an Tränenfluß. Die Ohren können oft beteiligt sein. Das Kind verträgt dabei aber keine Wärme am Ohr, deshalb werden die Schmerzen in der Bettwärme auch schlechter. Auch Husten begleitet oft eine Erkältung. Er wird abends im Bett schlimmer, und hindert das Kind am Einschlafen.

Oft leiden die Kinder auch an Magen-Darm-Infekten. Wenn sie zu reichhaltig oder zu fett gegessen haben, kommt es zu Störungen. Dies kann z.B. nach zu viel Milcheis leicht der Fall sein, ebenso nach dem Genuß von Schweinefleisch. Einnässen oder eine Blasenschwäche kann ebenfalls ein Problem sein, besonders dann, wenn das Kind Dinge erlebt hat, die ihm Angst machen oder auch wenn es sich erkältet hat. Der Schlaf kann leicht gestört werden. Schlafengehen heißt, daß das Kind sich von den Eltern trennen muß. Das ist für ein Pulsatilla-Kind sehr schwer. Es will von den Eltern nicht weg und kommt deshalb jede Nacht ins Elternbett. Es will in den Schlaf gewiegt werden, will gestreichelt werden, am besten, die Mutter legt sich noch daneben. Wacht das Kind auf, so schreit es sofort nach der Mutter. Hat das Kind etwas falsch gemacht, so kann es nicht einschlafen. Es macht sich Sorgen, ob die Eltern es jetzt noch gern haben. Ein Pulsatilla-Kind alleine zu lassen oder in sein Zimmer wegzuschicken bedeutet, es einem Trauma auszusetzen. Das Kind wird mit vermehrter Angst und vermehrtem Klammerverhalten reagieren.

CALCAREA CARBONICA –
DER KALK DER AUSTERNSCHALE

Für die Herstellung des Mittels Calcarea carbonica, auch genannt Calcium carbonicum, werden die inneren, schneeweißen Teile aus den zerbrochenen Schalen der Auster verwendet. Die Austernschale ist sehr hart. Dies deutet darauf hin, daß sie eine große Schutzfunktion hat. Das Fleisch der Muschel ist sehr weich. Solch ein Lebewesen kann leicht verletzt werden, davor muß die harte Schale schützen. Die innere Ausstattung des Muschelhauses ist überaus prächtig, die Auster ist sogar in der Lage, aus einem Sandkorn, das eindringt, durch Perlmuttumhüllung eine wunderschön glänzende Perle hervorzubringen. Der Schatz also liegt im Inneren. Der Kalkstoffwechsel hat gerade in der kindlichen Entwicklung besondere Bedeutung für das Wachstum, die Knochenentwicklung und das Laufenlernen. Das Kalzium ist im Organismus wichtig für den Stoffwechsel der Zellen, für die Skelettmuskulatur, für das Nervensystem und es wirkt auch auf das Herz. Der größte Teil des Kalkes befindet sich im Knochensystem. Lebensmittel, die dem Menschen das nötige Kalzium liefern, sind vor allem die Milch, Milchprodukte, Gemüse und Vollkornprodukte. Oft aber besteht das Problem nicht in einem Mangel an zugeführtem Kalzium, sondern darin, daß der Körper das vorhandene Kalzium aus der Nahrung nicht richtig aufnehmen und verwerten kann. Das homöopathische Mittel Calcarea carbonica kann hier hilfreich sein, es kann dazu beitragen, daß es zu einer Regulierung des Kalk-Stoffwechsels kommt.

An Kindern, die Calcarea carbonica als homöopathisches Mittel benötigen, fällt zunächst die äußere Erscheinung auf. Es sind nette, freundliche, gemütliche Kinder. Sie haben einen großen Kopf und eine blasse Gesichtsfarbe, aber bei Anstrengung werden sie schnell rot. Sie kommen oft schon mit überdurchschnittlich viel Gewicht auf die Welt. Sie nehmen schnell an Gewicht zu, werden rund und schwer. Gleichzeitig haben sie eine schlaffe Muskulatur. Die Mütter erzählen, daß die Kinder recht zufrieden sind. Wo man sie hinsetzt, bleiben sie sitzen. Sie sind träge und wollen sich nicht gerne bewegen. Die Langsamkeit ist das herausragende Kennzeichen der Calcium-Kinder. Sie brauchen viel Zeit, um Neues aufzunehmen und zu begreifen. Sie sind sehr genau, und das geht nicht so schnell. Sie müssen jede Information genau aufnehmen und begreifen, und erst wenn der erste Schritt richtig fest verinnerlicht ist, kann der nächste erfolgen. Diese Langsamkeit können wir in allen Bereichen beobachten, beim Lernen, beim Spielen, beim Sport. Calcium-Kinder haben es deshalb nicht leicht in unserer Welt, in der alles so schnellebig geworden ist, denn bei diesem Tempo können sie nicht mithalten. Dafür aber sind sie sehr genau. Sie prüfen und testen neue Informationen, sie müssen alle ihre Erfahrungen einordnen können. So wie das Kalzium dem Organismus Struktur gibt, so braucht auch ein Calcium-Kind diese Struktur für sein Leben. Und dafür arbeiten die Kinder sehr hart. Spiel findet auf diese Weise statt, und deshalb erstaunt es auch nicht, daß die Kinder als Babys bereits Steck-, Form- und Farbenspiele sehr lieben. Calcium-Kinder bleiben an ihrem Spielzeug und brauchen ihre Zeit, bis sie das erreicht haben, was sie ausprobieren. Da sie für ihre Unternehmungen ihre eigene Zeit brauchen, können es diese Kinder auch nicht verkraften, wenn sie von ihrer Arbeit weggeholt oder unterbrochen werden. Sie wollen ihre Dinge zu Ende bringen, und wenn sie den Raum dafür nicht erhalten, macht sie das sehr zornig. Dann werden sie dickköpfig. Sie haben ihren Eigensinn und können dann sogar beißen oder schlagen. Sie lassen sich schwer zu etwas zwingen und bleiben hartnäckig an ihren Vorstellungen hängen. Calcium-Kinder sitzen in Spielgruppen einfach nur da und betrachten das Geschehen. Aber wer glaubt, das Kind tue nichts, der hat sich getäuscht. Innerlich arbeitet das Kind, es nimmt alles auf, sortiert und strukturiert.

Calcium-Kinder sind sehr empfindsam. Wenn sie im Fernsehen etwas Aufregendes sehen, so nimmt sie das sehr mit. Schreckliche Geschichten können sie nicht verkraften, dies kann zu ausgeprägten Schlafstörungen führen. Sie können sich auch sonst viele Sorgen machen, um die Zukunft und um die Gesundheit. Sie haben Angst vor Tieren, besonders Insekten und Käfern, Mäusen und Hunden, vor Dunkelheit und Gespenstern. Sie sind lärmempfindlich und erschrecken leicht. Ganz besonders empfindlich aber sind sie für Kritik, und sie haben große Angst davor, ausgelacht zu werden.

Auch körperlich zeigt sich die Langsamkeit bei Calcium-Kindern. Sie sind in ihrer Entwicklung allgemein langsamer, alles braucht seine Zeit. Sie fangen spät zu krabbeln und zu laufen an, die Zahnung kommt ebenfalls verspätet, sie geht häufig einher mit großen Schmerzen. Des weiteren kann es zu vorzeitiger Kariesbildung kommen. Auch die Sprachentwicklung geht langsam voran. Selbst der Stuhlgang dauert lange. Tagelange Verstopfung ist keine Seltenheit, jedoch scheint dies das Kind nicht zu stören. Der Kopf ist groß, die Fontanellen schließen sich sehr spät. Das Kind fängt sehr leicht an zu schwitzen, besonders am Hinterkopf und am Hals. Während des Schlafes und durch Anstrengung ist dies besonders stark ausgeprägt. Milchschorf und krustige Ausschläge sind weit verbreitet. Später kann das Kind auch leicht Kopfschmerzen bekommen, besonders nach geistiger Anstrengung, also meist nach der Schule. Da das Kind leicht schwitzt und sich die Mütze vom Kopf reißt, kann es sich schnell erkälten. Die Nase läuft dauernd, auch wenn das Kind gesund ist. Bei Erkältungen verstopft sich die Nase und verhindert die normale Atmung. Die Polypenbildung ist meist ein zusätzliches Problem. Die Augen sind mitbeteiligt, häufig sind die Tränengänge verstopft und es kommt zu dicken, gelben Schleimabsonderungen mit Verklebung der Augen. Auch die Ohren werden durch die Erkältungen in Mitleidenschaft gezogen. Ohrenschmerzen, Flüssigkeitsansammlungen und damit verbunden auch Schwerhörigkeit tritt auf. Auch **Ausschläge** hinter den Ohren bilden sich. Halsentzündungen mit Schwellung der Halsdrüsen, Wucherung der Rachenmandeln begleiten die Infekte. Der Mund bleibt im Schlaf geöffnet, Soor tritt häufig auf, entzündete Schleimhautstellen im Mund machen dem Kind Beschwerden. Die Erkältungen schlagen sich auf die Bronchien. Das Kind bekommt leicht Husten, und besonders durch nass-kaltes Wetter erkältet sich das Kind leicht.

Essen ist eine Lieblingsbeschäftigung des Calcium-Kindes. Alle Lebensmittel, die Stärke enthalten – also Kohlenhydrate – bevorzugt das Kind. Eier – besonders weiche – mag es besonders gerne. Nicht selten essen die Kinder auch unverdauliche Dinge, wie Kalk, Erde, Bleistifte, manche kratzen auch den Putz von den Wänden und essen ihn. Fleisch lehnen die Kinder oft ab, und Milch vertragen sie häufig sehr schlecht. Nach Milch kommt es zu Aufstoßen und saurem Erbrechen. Das Erbrochene riecht sauer. Der gesamte Verdauungstrakt ist in Mitleidenschaft gezogen. Der Bauch ist oft dick und aufgetrieben, auch kommt es häufig zu Koliken. Durch die Schwäche des Bindegewebes treten auch häufig Nabel- und Leistenbrüche auf. Die Nägel sind brüchig, haben weiße Flecken, sind sehr weich und spalten sich. Hände und Füße fühlen sich kalt an. Die Kinder gehen oft mit Socken ins Bett, jedoch werden die Füße dann so warm, daß sie sie aus dem Bett herausstrecken möchten. Auch Vollmond bringt das Kind durcheinander.

CHAMOMILLA

Die Kamille ist eine weit verbreitete Pflanze, die in Europa und Asien wächst. Sie bevorzugt sonnige Standorte. Die Kamille ist so allgemein gebräuchlich geworden, daß sie fast allen Kräutertees beigemischt wird. Wir sollten allerdings nicht vergessen, daß es sich bei der Pflanze um ein Heilkraut handelt, eine medizinische Pflanze, die deshalb nicht für den täglichen Genuß eingesetzt werden sollte. Hahnemann wies schon vor 170 Jahren darauf hin, daß die Kamille eine starke Arznei ist und wirklich nur dann eingesetzt werden soll, wenn der menschliche Organismus eindeutig danach verlangt. Das bedeutet, es müssen Symptome vorhanden sein, die darauf hinweisen, daß genau dieses Mittel nötig ist. Nur wenn das der Fall ist, dann kann das homöopathische Mittel Chamomilla heilen – sonst nicht.

Wie verhält sich nun ein Kind, was hat es für Symptome, wenn Chamomilla als Heilmittel angezeigt ist?
Chamomilla hat starke Auswirkungen auf das Nervensystem und führt zu einer Überempfindlichkeit. Auffallend ist diese Überempfindlichkeit in der gemütsmäßigen Verfassung der Kinder. Sie werden extrem empfindlich, ärgerlich und reizbar, ungeduldig und wegen Kleinigkeiten sehr zornig. Sie reagieren überaus heftig und werden sehr launisch. Für Eltern ist der Umgang mit ihrem Kind, das Chamomilla braucht, sehr schwierig. Wie sehr sie sich auch bemühen, es wird ihnen nicht gelingen, den Bedürfnissen ihres Kindes zu entsprechen. Das Kind will die Flasche, dann wirft es die Flasche wieder weg, dann fängt es aber zu weinen an, und die Mutter soll die Flasche doch wieder holen. Nichts paßt. Es hat den Anschein, als könnten sich diese Kinder selbst nicht leiden. Das Einzige, was eventuell helfen kann ist, das Kind auf dem Arm herumzutragen. Woher kommt dieses Verhalten?

Diese Reizbarkeit und Ärgerlichkeit hat ihre Ursachen in der großen Schmerzempfindlichkeit, die durch die Überempfindlichkeit des Nervensystems hervorgerufen wird. Dies führt dazu, daß die Schmerzen nicht ertragen werden können, der Schmerz treibt also zur Verzweiflung und führt auch zum Zorn über diese Schmerzen. Dieser Gemütszustand ist immer vorhanden, wenn Kinder das homöopathische Mittel Chamomilla brauchen.

Es ist ein Mittel, das oft bei akuten Erkrankungen helfen kann, so z.B. bei Erkrankungen im Magen-Darm-Trakt, Ohrenschmerzen oder Zahnungsschmerzen. Bei Beschwerden des Verdauungstraktes kommt es zu starken Koliken. Nach dem Essen ist der Bauch aufgetrieben, er kann sich auch hart anfühlen. Oft können Kinder bei diesen Beschwerden auch keine Berührung ertragen. Auch Aufstoßen und Erbrechen sind möglich. Wenn sich das Kind aufregt, wird alles noch schlimmer. Eine Wärmflasche für den Bauch kann dem Kind helfen. Das Chamomilla-Kind hat dabei oft auch Durchfall. Der Stuhl hat eine grüne Farbe, ist wäßrig oder schleimig, auch unverdaute Nahrungsreste sind darin enthalten. Der Geruch des Stuhles ähnelt oft faulen Eiern, auch kann der Po durch den Stuhl wund werden. Bauchschmerzen und Durchfall treten häufig zusammen auf. Die Beschwerden verschlimmern sich oft auch nachts, das Kind schreit, will nicht berührt werden und biegt seinen Körper im Schmerz nach hinten durch.

Chamomilla ist ein großes Mittel bei der Zahnung. Die Schmerzen treten anfallsweise auf, verschlimmern sich durch Wärme, also z.B. durch das warme Milchfläschchen. Nur kalte Getränke können vertragen werden. Oft kann man förmlich sehen, auf welcher Seite der Zahn durchkommt, denn dort wird die Wange des Kindes rot, während die andere Seite blaß aussieht. Begleiterscheinung ist oft Durchfall. Herausragend ist das Chamomilla-Gemüt mit seinem Zorn und seiner Reizbarkeit, egal, um welche sonstige Beschwerde es sich handelt.

Ausgewählte Problemfelder und ihre homöopathische Behandlung

DER FIEBERHAFTE INFEKT

Bekommt ein Kind Fieber, so geraten die Eltern schnell in Panik und verabreichen ihrem Kind zu dessen Senkung Zäpfchen. Dies ist jedoch nur sinnvoll, wenn das Fieber über 39,5° ansteigt oder wenn das Kind zu Fieberkrämpfen neigt. Hier kann ein Einlauf ebenso wirksam sein oder Wadenwickel, ohne daß eine medikamentöse Unterdrückung stattfinden muß. Kinder, die zu Fieberkrämpfen neigen, sollten chronisch behandelt werden, damit diese Neigung zurückgehen kann. Fieber ist nur ein Zeichen innerhalb eines Krankheitsgeschehens und sollte deshalb auch nicht isoliert von den restlichen Symptomen des Kindes gesehen werden. Im Fieber liegt eine große Heilkraft. Die Körpertemperatur wird erhöht, was dazu führt, daß sich Krankheitserreger nicht mehr ungebremst vermehren können. Unterdrücken wir das Fieber, so nehmen wir dem Organismus die Chance, sich aus eigener Kraft wieder zu stabilisieren. Selbstverständlich sollte ein Kind, das Fieber hat, auch ärztlich untersucht werden. Wenn das Kind dazu noch starke Kopfschmerzen oder Nackensteifigkeit bekommt, sollte sofort ein Arzt hinzugezogen werden, denn dies könnten Hinweise auf eine Meningitis sein. Des weiteren muß das Kind in seinem gesamten Verhalten beobachtet werden. Wie hat sich das Kind verändert? Wie reagiert es? Hat das Kind Angst? Schwitzt es oder friert es? Worauf reagiert das Kind besonders empfindlich? Mag das Kind etwas trinken, wenn ja, mag es lieber kalte Getränke oder warme? Will das Kind alleine sein oder braucht es die Gesellschaft der Mutter? Was hat es sonst noch für Beschwerden? Gibt es einen Grund, warum das Kind erkrankt ist? Dies alles kann wichtig für die Auffindung des richtigen Mittels sein.

Zwei Mittel – Aconit und Belladonna – sollen nun kurz dargestellt werden. Sie können sehr hilfreich bei kindlichen Fieberinfekten sein. Die Mittel können jedoch nur dann helfen, wenn das Kind ganz ähnliche Symptome aufweist, wie wir sie nun am homöopathischen Arzneimittel kennenlernen.

Aconitum napellus (Aconit), Sturmhut, blauer Eisenhut

Der Name des Mittels zeigt uns bereits an, wie die Zustände erscheinen, nämlich ganz plötzlich, „wie im Sturm" und sehr heftig. Der Grund, warum das Kind krank wurde, liegt häufig darin, daß es einem kalten Wind ausgesetzt war oder daß es einen großen Schreck erlitten hat. Die Erkrankung beginnt meistens nachts, nachdem das Kind schon kurz geschlafen hat oder gegen Mitternacht. Das Kind wird unruhig, wälzt sich im Bett hin und her und kann auch sehr ängstlich werden. Meist schwitzt das Kind nicht, die Haut fühlt sich heiß und trocken an, das Gesicht kann auch sehr rot sein. Dazu kann das Kind großen Durst entwickelt, und es bevorzugt kalte Getränke. Des weiteren kann sich auch eine große Schwäche entwickeln, so daß das Kind fast nicht mehr aufstehen kann. Aconit ist ein Mittel für diese Zustände. Wird es am Anfang einer solchen Erkrankung gegeben, so kann das Kind schnell gesund werden. Oft ist das Kind am nächsten Tag wieder vollkommen in Ordnung.

Belladonna – die Tollkirsche

Belladonna ist Aconit in vielem sehr ähnlich. Auch bei Belladonna beginnt die Krankheit sehr plötzlich und heftig. Belladonna-Zustände können ausgelöst werden, wenn Kinder sehr geschwitzt haben, und der Kopf ganz naß geworden ist. Dies passiert natürlich leicht im Winter unter den Wollmützen, die sich die Kinder dann vom Kopf reißen. Dadurch kommt es zu einer schnellen Abkühlung, und das Kind kann krank werden. Die Krankheit beginnt oft am Nachmittag. Das Gesicht ist sehr heiß und auch sehr rot, die Hitze ist förmlich zu spüren, aber Hände und Füße fühlen sich oft sehr kalt an. Die Augen sehen glasig aus und die Pupillen sind vergrößert. Das Kind wird sehr empfindlich gegenüber Licht und Geräuschen, auch Erschütterungen kann es nicht ertragen, und Zuckungen der Glieder können auftreten. Es kann zu Fieberdelirien kommen, das Kind sieht Gestalten, Gespenster oder Tiere und kann wilde Träume haben. Vielleicht fängt das Kind auch an, um sich zu schlagen und zu beißen. Auch Kopfschmerzen sind nicht selten. Der Puls ist so heftig, daß man die Ader am Hals pochen sehen kann.

OHRENSCHMERZEN

Belladonna ist wie auch Aconit auch ein wichtiges Mittel bei plötzlich einsetzende Ohrenschmerzen, besonders wenn diese durch kalte Zugluft entstanden sind. Die Symptome sind so, wie sie beim Fieber oben beschrieben wurden. Wir sehen also die Verschlimmerung nachts, verbunden mit der Unruhe und mit Angst.

Belladonna besitzt ebenfalls die plötzlich einsetzenden Ohrenschmerzen, die kommen und gehen, also intervallmäßig auftreten können. Häufig ist das rechte Ohr betroffen. Man darf das Ohr nicht berühren, aber Wärme kann dem Kind helfen. Eine Gabe Belladonna kann bereits eine große Besserung bringen und die Schmerzen reduzieren.

Chamomilla ist ebenfalls sehr wichtig bei Ohrenschmerzen. Da das Kind sehr empfindlich auf die Schmerzen reagiert, wird es sehr heftig schreien. Oft ist eine Wange rot, die andere sieht blaß aus. Das Kind wird sehr launenhaft, die Eltern können ihm nichts recht machen. Die Kinder sind äußerst empfindlich auf Berührung an den Ohren und vertragen auch keinen Wind.

Pulsatilla ist auch ein häufig notwendiges Mittel bei Ohrenschmerzen. Das Kind hat ebenfalls heftige Schmerzen, aber es wird nicht so stark schreien wie bei Chamomilla, sondern eher weinen. Es möchte gerne in den Arm genommen werden und gestreichelt werden. Das Kind ist durstlos und im Freien werden die Ohrenschmerzen besser. Wärme kann Pulsatilla nicht vertragen. Oft treten die Ohrenschmerzen auf, wenn das Kind sich erkältet hat. Selbstverständlich sollte der Verlauf der Entzündung vom Arzt kontrolliert werden. Sehr oft kann jedoch der Einsatz von Antibiotika vermieden werden, da Ohrenschmerzen durch homöopathische Mittel sehr schnell besser werden, die Schmerzen zurückgehen und die Entzündungen sehr gut ausheilen.

HUSTEN

Ipecacuanha – die Brechwurzel

Ipecacuanha ist besonders dann ein sehr gutes Hustenmittel für Kinder, wenn der Husten so stark ist, daß das Kind anfängt zu würgen und zu erbrechen oder auch oft zusätzlich Übelkeit besteht. Es kann auch zu Kurzatmigkeit kommen und man hört ein Rasseln in der Brust, jedoch bringt das Kind den angesammelten Schleim nicht heraus. Der Husten kann sich nachts verschlimmern, krampfhafte Hustenanfälle mit Atemnot quälen das Kind und hindern es am Schlaf. Manchmal kommt auch noch Nasenbluten dazu. Das Gesicht ist blaß und das Kind wird sehr erschöpft durch den Husten.

Spongia – gerösteter Meerschwamm

Auch der Spongia-Husten kann sich recht erstickend anfühlen, jedoch ist eine große Trockenheit vorherrschend. Es ist besonders geeignet bei kruppartigem Husten, denn gerade Kehlkopf und Luftröhre sind stark mitbetroffen, alles wird eng, zieht sich zusammen, und Atemnot tritt ein. Der Hals fühlt sich sehr trocken an und insgesamt auch sehr rauh, große Heiserkeit ist vorhanden. Der Klang des Spongia-Hustens ist sägend. Wenn das Kind etwas trinkt oder ißt, besonders, wenn es sich um Warmes handelt, dann wird der Husten besser. Nachts ist der Husten meist besonders schlimm.

Rumex – der krause Ampfer

Ein Kind, das Rumex als Hustenmittel braucht, wird besonders über ein ständiges Kitzeln im Hals klagen. Dieses Kitzeln löst den dauernden Hustenreiz aus. Dazu kommt eine extreme Empfindlichkeit gegenüber kalter Luft. Wenn das Kind kalte Luft einatmet, kommt es unwillkürlich zum Hustenreiz. Der Husten verschlimmert sich auch, wenn man den Kehlkopf berührt.

Ergänzende Begleitmaßnahmen zur Behandlung

Die beste Unterstützung der Behandlung von Kindern ist, wenn Eltern für sich selbst in Behandlung gehen. Oft suchen Eltern nach neuen Wegen für ihre Kinder, sie sehen, daß die herkömmlichen Behandlungen ihren Kindern nicht wirklich helfen können. Deshalb nehmen sie homöopathische Behandlung auch gerne an. Oft sehen dann die Mütter, wie gut ihren Kindern diese Behandlung tun kann, und sie überlegen, auch für sich etwas zu tun. Väter kommen relativ selten und meistens erst viel später. Das Kennenlernen der Eltern mit ihren Problemen, ihrer psychischen und sozialen Situation kann sehr viel dazu beitragen, daß die Behandlung der Kinder leichter möglich wird.

Die beste homöopathische Behandlung kann nicht zum gewünschten Erfolg führen, wenn die eigentlichen Probleme des Kindes darin begründet sind, daß eine Elternbeziehung gestört ist und das Kind täglichen Streit und ungute Stimmung miterleben muß. Wenn Eltern für sich selbst etwas tun, entlastet dies das Kinder sehr. Ihre Entwicklung kann viel leichter werden, und schwierige Kinder können weniger problematisch werden. Elterliche Probleme können auch der Grund dafür sein, daß das Kind immer wieder krank wird, und somit die Eltern in der gemeinsamen Sorge um dieses Kind zusammengehalten werden. Sind Eltern in ihrer Beziehung gesichert, können sie ihr Elternsein besser leben und die Kinder können sich angstfreier entwickeln. So sollte die elterliche Behandlung eigentlich noch vor der Behandlung der Kinder stehen. Eltern werden dann freier für ihre Kinder und für das Wahrnehmen deren Bedürfnisse. Das Gespräch mit den Eltern auch während der homöopathischen Behandlung ihrer Kinder ist sehr wichtig. Das Ziel dabei ist es, eine Sensibilität für die empfindlichen Stellen ihrer Kinder zu verstärken. Es geht darum, die Persönlichkeit des Kindes besser verstehen und annehmen zu lernen und hellhörig zu werden dafür, wann das Kind auch überfordert wird. Werden Kinder überfordert, schwächt dies ihre Lebenskraft, sie werden schneller krank. Wird zu viel Gehorsam verlangt, können Kinder sich selbst nicht leben, erhalten sie zu viel Freiheit, können sie andere in ihren Wünschen nicht respektieren, werden zu viele Erwartungen gestellt, so besteht der Zwang, immer besonders gut zu sein. Können Eltern die empfindsamen Stellen ihrer Kinder achten und berücksichtigen, helfen sie ihren Kinder, gesund zu bleiben.

Selbstverständlich hat die Homöopathie nicht den Anspruch, dies alles alleine bewirken zu wollen. Es gibt zusätzlich viele therapeutische Angebote, die sehr nützlich sind. Krankengymnastik kann entwicklungsverzögerten Kindern helfen, sich besser weiterzuentwickeln, Logopädie kann gerade vor der Einschulung helfen, daß Kinder nicht zum Gespött der anderen werden, Spieltherapie ist bestens geeignet für Kinder, die seelische Probleme haben. Familiäre Probleme brauchen oft eine Eheberatung oder Familientherapie. Kinder bringen die Themen zum Ausdruck, die in Familien gelöst werden müssen. Wenn Eltern dafür offen sind und diese Probleme aufarbeiten, helfen sie sich selbst und auch ihren Kindern.

ABSCHLIESSENDE BEMERKUNGEN

Homöopathie bei Kindern versucht, die Kinder auf einer sehr tiefen Ebene zu verstehen. Dies ist selbstverständlich nicht immer leicht. Dazu gehört die Lebensgeschichte eines jeden einzelnen Kindes, das Umfeld, in dem das Kind jetzt lebt und seine ganz persönliche Situation. Eine solche Behandlung braucht Zeit und Geduld. Eine Erstaufnahme ist immer der Beginn eines gemeinsamen Weges. Jedes Treffen hilft, das Mosaik zusammenzusetzen, das Kind immer besser kennenzulernen, um die genaue Problematik des Kindes zu verstehen. Dieses tiefe Verstehen ist manchmal am Anfang noch nicht möglich. Eltern sind oft enttäuscht, wenn nach dem ersten Mittel noch nicht passiert, was sie sich gewünscht haben. An diesen Stellen brechen manche die Behandlung ab. Das ist sehr schade, nur wer geduldig die Behandlung fortsetzt, kann den Erfolg auch sehen. Homöopathie ist keine „Wundermedizin", und deshalb geht eine Heilung auch nicht über Nacht. Es gilt, das konstitutionelle Mittel zu finden, also das Mittel, das den ganzen Menschen widerspiegelt mit all seinen Stärken und Schwächen, mit seiner ganz spezifischen Art zu sein. Dieses Mittel führt dazu, daß große Entwicklungsschritte geschehen können, und daß Kindern geholfen werden kann, sich geistig, seelisch und körperlich gesund zu entwickeln. Dies ist die eigentliche Prophylaxe für eine möglichst störungsfreie Zukunft unserer Kinder.

Homöopathie und seelische Störungen

Homöopathie und seelische Störungen

Historische Aspekte

In den letzten 200 Jahren ist im Bereich von Psychiatrie und Psychotherapie viel geschehen. Als Initiatoren der großen Veränderungen werden immer wieder Psychiater wie Charcot, Bleuler oder auch Freud genannt. Wer aber die gesamte Literatur der Medizin aufmerksam studiert, dem wird auffallen, daß es nicht nur „Schulmediziner" waren, die diese Veränderungen bewirkt haben. Die „Irren" von ihren Ketten zu befreien, war nicht nur Charcots Idee, sondern vor allem große Homöopathen, wie etwa Hahnemann oder Jahr, haben dies schon vor ihm gefordert. Und lange vor Freud hat Gallavardin in Paris eine Praxis speziell zur Behandlung von Süchten und Perversionen betrieben. Vor allem unter Freuds Einfluß hat sich auch in der Lehrpsychiatrie viel geändert. Die Psychiater um die Jahrhundertwende haben noch nicht in unseren heutigen großen Kategorien (Psychosen, Neurosen, endogene Depressionen, Manien, Psychosomatosen) gedacht. Für die Homöopathen, die schon immer auch „psychiatrische" Patienten behandelt haben, spielen neben der richtigen Mittelwahl vor allem noch eine passende Menschenführung, Diät und, wenn der akute Zustand vorüber ist, eine Behandlung des eigentlichen Hintergrundes – des psorischen Hintergrundes – eine große Rolle.

Die „eisernen Ketten der Irren" in den psychiatrischen Anstalten zu Charcots Zeiten sind inzwischen durch „pharmazeutische Ketten" ersetzt worden. Noch vor nicht zu langer Zeit war die menschenverachtende Elektroschockbehandlung üblich. Jeder Leser, der einmal in einer psychiatrischen Anstalt war, weiß, wie wenig Wert noch heute in vielen dieser Einrichtungen auf passende Menschenführung und Diät gelegt wird.

Der homöopathische Arzt
und sein psychiatrischer Patient heute

Moderne Ärzte sind gewohnt, in Reparaturkategorien zu denken: Hier ist ein Symptom, das muß mit dem passenden Mittel möglichst schnell beseitigt werden. So verführerisch diese Einstellung ist, so gefährlich ist sie auch. Akute, schwere Symptome brauchen ein Mittel, das ihnen schnell hilft. Und wenn sich kein passendes homöopathisches Mittel finden läßt, kann man in Ausnahmefällen auch einmal vorübergehend zu einem der modernen Psychopharmaka greifen. Aber wenn die akute Symptomatik abgeklungen ist, ist der Patient noch nicht geheilt. Jetzt beginnt erst die Hauptarbeit der eigentlichen Behandlung, die Arbeit an der konstitutionellen Anlage, die eine Nachreifung und echte Gesundung im somatischen und psychischen Bereich bewirken soll.

Die sogenannten akuten Fälle stellen sicher die Ausnahme dar. Meist kann man sofort mit der Konstitutionsbehandlung beginnen. Häufig ist das „akute" Mittel zugleich auch das Konstitutionsmittel, wie bei vielen Wochenbettpsychosen oder Pubertätskrisen. Das beldeutet aber, daß die oberflächliche Symptomatik des Patienten häufig noch einige Zeit bestehen bleibt, da die Konstitution sozusagen von innen nach außen heilen muß. Mit oberflächlicher Symptomatik können auch Gemütssymptome gemeint sein, denn auch innerhalb der Gemütssymptome gibt es zentrale und mehr periphere.

Das Zentrum der Gemütssymptome ist etwas, was man mit Vitalität, Lebensenergie oder Lebenswillen bezeichnen könnte, und eine positive Veränderung in diesem Bereich ist das sicherste Zeichen einer richtigen Mittelwahl. Peripher sind fast immer neurotische Symptome, das sind reflexhaft eintrainierte pathologische Verhaltens- und Erlebensmuster durch unbewältigte Erlebnisse aus der Vergangenheit. Je besser ein Symptom psychodynamisch erklärbar ist, desto peripherer ist es meist.

Viele Patienten leiden gerade unter diesen peripheren Symptomen am meisten und möchten natürlich vor allem diese beseitigt haben, z. B. Angstpatienten ihre Ängste.

Wenn man Patienten mit seelischen Störungen homöopathisch behandelt, wird es fast immer notwendig sein, den Patienten mehr Gesprächsmöglichkeiten einzuräumen, als dies bei der Behandlung mit modernen Psychopharmaka üblich ist. Heilung im psychischen Bereich bedeutet Nachreifung, Auseinandersetzung mit Liegengebliebenem, bisher nicht Beachtetem. Dazu braucht der Patient einen geduldigen, verständnisvollen, erfahrenen Begleiter, dem er sich in seinen für andere oft unverständlichen Nöten anvertrauen kann. Die wesentliche Grundvoraussetzung jeder Therapie psychischer Störungen ist auch hier die Liebe und das Verständnis, das man seinen Patienten entgegenbringt.

Es hat sich eingebürgert, die seelischen Störungen, genau wie die körperlichen, mit Diagnosen zu bezeichnen. Das erweckt den Eindruck, als würde es sich hier um isolierte Krankheitsbilder handeln, wie etwa ein gebrochenes Bein. Die sogenannten Diagnosen, wie „Neurose", „Schizophrenie", „Depression", „Psychose" usw., betreffen aber immer nur die ins Auge fallende, meist vordergründige Symptomatik. Dies hat damit zu tun, daß wir oft die eigentliche Ursache der Krankheiten nicht kennen, oder nicht von Anfang der Behandlung an kennen und daß die Kostenträger trotzdem wissen möchten, was behandelt werden soll. Die Diagnosen sind für den Homöopathen meist von untergeordnetem Wert.

Sehr viel wichtiger ist der Auslöser der Krankheit, die sogenannte Verursachung. Traurigkeit nach Liebeskummer beispielsweise ist etwas völlig anderes als Traurigkeit ohne zunächst erkennbare Ursache. Oder eine Psychose nach Kokainrausch benötigt sicher ganz andere Arzneimittel als eine Psychose nach Liebeskummer.

Der Mensch als Einheit von Seele, Körper und Geist

Der Mensch ist eine Einheit von Seele, Körper und Geist. Jede Sparte der Medizin, die bei ihrer Behandlung nicht von dieser Tatsache ausgeht, ist nicht in der Lage, einen Menschen wirklich zu heilen. Sie kann allenfalls defekte Organe „reparieren" wie es z. B. in der Unfallchirurgie geschieht, störende Symptome unterdrücken wie in der klassischen Psychiatrie, erforderliche fehlende Substanzen ersetzen wie z. B. Insulin, in gestörte Regelmechanismen eingreifen wie etwa mit blutdrucksenkenden Mitteln oder Konflikte analysieren wie es in der Psychoanalyse geschieht. Dem Menschen als Gesamtpersönlichkeit werden all diese Heilungsversuche aber nicht gerecht, auch wenn sie den Anspruch erheben zu heilen. Heilen heißt, dazu zu verhelfen, heil zu werden und ein Mensch kann nicht teilweise heil sein. Entweder er ist es insgesamt oder er ist es nicht.

Immer schon haben Heiler beobachtet, daß praktisch jede Krankheit eine Krankheit des gesamten Menschen mit seiner Körper-Seele-Geist-Einheit ist und daß man am schnellsten zum Ziel kommt, wenn man diese Tatsache berücksichtigt und nicht nur die offensichtlichsten Symptome zu beseitigen versucht.

HEILUNG VON KÖRPER UND SEELE

Was mit Heilung von Körper und Seele gemeint ist, läßt sich am besten an Beispielen verdeutlichen, wie sie einem täglich in der Praxis begegnen können:

Grippe

Bei einer Grippeepidemie, die mit Kopf-, Nacken- und Gliederschmerzen, Schwindel, Fieber und Durstlosigkeit einhergeht, wendet sich ein Teil der Patienten an seinen Schulmediziner, ein anderer an einen Homöopathen. Der Schulmediziner wird die Kopfschmerzen „bekämpfen", das Fieber zu senken versuchen und ein Mittel gegen den Schwindel geben. Was der Schulmediziner nicht sieht, und falls er es doch bemerken sollte, nicht beachtet, sind die begleitenden Gemütssymptome der Grippe: vielleicht eine etwas auffällige Anhänglichkeit des Patienten an seine Angehörigen, eine Ängstlichkeit oder ein Gefühl einer Hilflosigkeit, das deutlich über das hinausgeht, was man bei einer harmlosen Grippe erwarten würde. Vielleicht ging der Grippe auch noch voraus, daß der Patient am Tag vor dem Ausbruch der Krankheit in einer Situation war, die ihn sehr erschreckte.

Nach Gabe der schulmedizinischen Mittel werden die körperlichen Symptome im Regelfall langsam vergehen, vielleicht sich auch verändern. Treten Komplikationen nach der Sicht der Schulmedizin auf, so kann eine Grippe in Ausnahmefällen auch einmal zu einer Herzmuskelentzündung oder einer Hirnhautentzündung führen. Dann wird der Patient ins Krankenhaus eingewiesen und dort mit Cortison und Antibiotica behandelt. Manchmal überlebt er diese Komplikation, manchmal nicht.

Das beschriebene Krankheitsbild paßt genau auf ein homöopathisches Arzneimittelbild: Gelsemium. Nach der ersten Gabe von Gelsemium, gleichgültig ob Hoch- oder Tiefpotenz, wird sich der von einem Homöopathen betreute Patient wohler fühlen, sich sicher sein, daß er bald gesund werden wird. Er wird wieder gut schlafen und das Fieber wird sinken. Manchmal reicht eine einzige Gabe einer Tiefpotenz aus, manchmal muß sie wiederholt werden. Es kann auch sein, daß sich die Symptomatik ändert, in diesem Fall muß ein neues Mittel gesucht werden. Der Symptomenwandel wird in dem beschriebenen Fall – bei dem das Mittel das passende ist – aber nie so vor sich gehen, daß lebenswichtige Organe angegriffen werden, sondern die Kranheit „wandert sozusagen von innen nach außen".

Seelischer Schock

Ein Patient erfährt, daß sein Bruder einen Autounfall hatte und lebensgefährlich verletzt ist. Er kommt in eine Art seelischen Schock, zieht sich zurück, geht nicht mehr zur Arbeit und wird zunehmend apathischer. Im Laufe von einigen Tagen entwickelt er Ängste vor anderen Menschen und hat Phantasien, sich von einer Brücke zu stürzen. Einen Arztbesuch lehnt er ab. Immer, wenn er aus dem Haus gehen soll, bekommt er Durchfall.

Der Schulmediziner würde in diesem Fall eine anxiolytisch (angstlösend) wirkende Substanz geben, ein Antidepressivum oder einen Tranquilizer und überlegen, ob der Patient wegen der Suizidgefahr in die Psychiatrie eingewiesen werden muß. Dort würde er mit den gleichen Mittelgruppen behandelt. So würde sich allmählich im Laufe von Wochen der Zustand des Patienten wieder normalisieren.

Für einen Homöopathen wäre der Fall klar. Der Patient braucht eine Hoch- oder LM-Potenz von Gelsemium. Ein Leitsymptom für die Gabe von Gelsemium sind „Folgen von schlechten Nachrichten". Zu Gelsemium passen auch die spezifischen Ängste und der Durchfall aufgrund von Erwartungsängsten. Eine einzige Gabe von Gelsemium, gleichgültig ob als C 30 oder LM 6, wird den Patienten seine innere Mitte wiederfinden lassen, er wird in die Lage kommen, sich um den Bruder zu kümmern und die Situation zu meistern.

Was die beiden fiktiven Fälle, die zur alltäglichen Arbeit einer Arztpraxis gehören, aufzeigen sollen, ist:

1. Es gibt keinen prinzipiellen Unterschied zwischen körperlicher und seelischer Krankheit. Die Unterscheidung zwischen Körperkrankheiten und Störungen im seelisch-geistigen Bereich ist von der Medizin willkürlich gezogen, um die Patienten bestimmten Arztgruppen zuordnen zu können, die sie sozusagen gezielt behandeln können.

2. Auch bezüglich der Heilmittel gibt es keine Unterscheidung zwischen Körperheilmitteln und Seelenheilmitteln. Allerdings hat jedes Mittel gewisse bekannte Hauptwirkungssphären, und diese können mehr im Geistigen liegen oder mehr auf Körperorgane bezogen sein. Häufig hat dies aber damit zu tun, daß wir die anderen Wirkungssphären der Arzneimittel noch zu wenig kennen. In beiden beschriebenen Fällen war das Heilmittel Gelsemium, trotz sehr unterschiedlicher Symptomatik.

3. Die Wahl der Potenz bei der Mittelgabe spielt eine untergeordnete Rolle. Vielleicht gibt es so etwas wie eine „optimale" Potenz.

4. Wenn das Mittel richtig gewählt ist, ist normalerweise schon nach der ersten Gabe eine Veränderung feststellbar.

HEILUNG DES GEISTES

Bei den bisherigen Beispielen wurde der geistige Aspekt der menschlichen Einheit aus Körper, Seele und Geist noch nicht erwähnt. Alle Behandlungsmethoden, ob Schuldmedizin oder auch die naturheilkundlichen, die diesen Aspekt außer Acht lassen, sind nicht in der Lage, Menschen wirklich zu helfen, „heil" zu werden. Der Mensch ist auch ein spirituelles Wesen, ist in eine geistige Welt eingebunden.

Hahnemann selbst hat von der „geistartigen" Wirkung seiner Arzneien gesprochen. Sein bekannter Satz an seinem Lebensende: „Die Vorsehung schuldet mir nichts, aber ich verdanke ihr alles" läßt darauf schließen, daß er nicht so materialistisch dachte, wie ihn einige Menschen heute gerne sähen.

Ganz konkret bedeutet das, daß in einer länger andauernden Behandlung seelischer Störungen das Transzendente, das „Göttliche", die „Vorsehung", oder wie man es auch immer bezeichnen mag, irgendwann einmal direkt oder indirekt zur Sprache kommen soll. Erst durch die Erkenntnis seiner Eingebundenheit in die geistige Welt erhält der Mensch meist die nötige Distanz zu seinen überwertig erlebten Alltagsproblemen.

Was hat das Ganze nun mit Homöopathie zu tun? Sehr viel, denn in alten Zeiten war Arzt und Priester dieselbe Person, und bei Naturvölkern ist der Schamane der eigentliche Heiler. Die Schamanen haben nicht nur Beziehung zur Geistwelt, sondern sie kennen meist auch die Wirkungen der Pflanzen des betreffenden Gebietes. Der Sprung zur „geistartigen Wirkung" der homöopathischen Arzneien ist hier nicht weit.

Die Schamanen wirken normalerweise in Gesellschaften mit einheitlicher Glaubensvorstellung, und wenn sie Geister rufen, besteht in der betreffenden Gesellschaft Konsens darüber, daß dies möglich und hilfreich ist. In unserer Kultur, in der die verschiedensten Vorstellungen über das Transzendente ihren Raum haben, erfordert es viel Taktgefühl und Respekt von Seiten des Arztes vor der Ansicht des Gegenübers, möchte er dem Patienten hier Hilfestellungen geben.

Homöopathische Behandlung von Neurosen

DER BEGRIFF „NEUROSE"

Neurosen sind Krankheiten, die sich in psychischen, charakterlichen oder körperlichen Symptomen äußern und die ihre Entstehung im wesentlichen unverarbeiteten inneren Konflikten oder bestimmten sozialen Einflüssen verdanken. Sie treten in für sie speziell charakteristischen auslösenden Situationen und mit dafür spezifischen Symptomen auf.

Eine passende Behandlung für Neurosen kann nur darin bestehen, dem Patienten zu ermöglichen, sein Reifungsdefizit aufzuholen, d. h. die unverarbeiteten Konflikte zu lösen.

Die Entwicklung eines Individuums, körperlich wie seelisch, ist ein dauernder Wandlungsprozeß auf verschiedenen Ebenen. Philosophen, Dichter, Denker und auch Begründer psychotherapeutischer Richtungen haben immer wieder versucht, für den psychischen Anteil dieses Wandlungsprozesses Ziele zu formulieren. Auch wenn dieses Vorgeben von Zielen partiell ganz hilfreich sein kann, so birgt es doch eine Gefahr in sich: Es verschließt die Augen für oft völlig anders geartete Wege, die ein Individuum einschlagen muß, um seinem, von der Vorsehung im Einklang mit dem Kosmos gesetzten Endziel entgegenzugehen. Ein besserer Weg erscheint mir, an den Punkten zu arbeiten, an denen der Wandlungsprozeß gehemmt ist. Dies gilt für Homöopathen und Psychotherapeuten gleichermaßen.

Jede Gabe eines homöopathischen Arzneimittels bedeutet einen Anstoß zu einer Wandlung, körperlich wie seelisch, in einer bestimmten Richtung, entweder kurzzeitig oder auch langfristig. Heilung ist nur ein Spezialfall dieses Wandlungsprozesses. Homöopathische Mittel, speziell in hohen Potenzen, sind Informationsträger für Heilinformationen. Der Unterschied zu einem psychotherapeutischen Gespräch, das auch Heilinformationen vermitteln soll, ist nur ein gradueller. Die Kernfrage ist daher: Wann ist Psychotherapie, wann Homöopathie, wann sind beide gleichzeitig angezeigt?

KRANKHEIT, KONFLIKT UND ENTWICKLUNGSHEMMUNG

Eine Hemmung oder Störung der seelischen Entwicklung ist nicht notgedrungen identisch mit einer Krankheit. Hahnemann definiert Krankheit so: „Wenn der Mensch erkrankt, so ist ursprünglich nur diese geistartige, in seinem Organismus überall anwesende, selbsttätige Lebenskraft (Lebensprinzip) durch den, dem Leben feindlichen, Einfluß eines krankmachenden Agens verstimmt". Heilung geschieht durch die „im inneren Wesen der Arzneien verborgene geistartige Kraft, Menschenbefinden umzuändern und daher Krankheiten zu heilen".

Wenn Krankheiten also durch den Einfluß eines krankmachenden Agens entstehen und sich durch eine Verstimmung der Lebenskraft äußern, so sind Entwicklungshemmungen und psychische Störungen nur teilweise Krankheiten in diesem Sinne und daher auch nicht immer der Wirkung unserer Arzneien zugänglich. Konflikte, wie etwa die festgefahrene Psychodynamik eines Ehekonfliktes, müssen im psychischen oder zwischenmenschlichen Bereich gelöst werden und können nicht homöopathisch behandelt werden. Allenfalls die vielleicht begleitende „Verstimmung der Lebenskraft" ist homöopathischen Arzneien zugänglich.

Meist führt ein chronischer, ungelöster Konflikt sekundär zu einer erheblichen Beeinträchtigung der Befindlichkeit bis hin zu psychosomatischen Störungen, was wiederum den Patienten zusätzlich hindert, seinen Konflikt zu lösen. So entsteht ein Teufelskreis, den man homöopathisch oder psychotherapeutisch angehen kann.

Die meisten chronischen Neurosen haben mehrere solcher „Teufelskreise" und brauchen im Laufe einer langen Psychotherapie unterschiedliche homöopathische Mittel bei den verschiedenen Konfliktkonstellationen. Das jeweils indizierte Mittel hilft immer nur so lange, bis der betreffende Konflikt innerlich gelöst ist.

Manche Patienten stecken wirklich in schwierigen dauerhaften Problemen. Hier können homöopathische Mittel ebenfalls nur kurzzeitig die Symptome nehmen. Häufig treten in solchen Fällen nach einiger Zeit immer wieder neue Symptome auf, die auf andere Heilmittel hinweisen, aber an eine Heilung ist nicht zu denken. Daher ist es wichtig, sich vor einer homöopathischen Therapie ein genaues Bild der Konfliktlage und dem sozialen Umfeld des Patienten zu machen. Manchmal sind solche Konflikte dem Patienten selbst nicht einmal bewußt, da er sie, um nicht ständig unter unerträglicher Spannung zu stehen, verdrängen mußte.

Diese wirklich unlösbaren Konflikte dürfen allerdings nicht mit den scheinbar unlösbaren Konflikten verwechselt werden, die nur deshalb nicht gelöst werden, weil der Patient nicht die Kraft dazu hat. In solchen Fällen können homöopathische Mittel tatsächlich manchmal Wunder wirken.

THERAPEUTISCHES VORGEHEN

Nehmen wir an, ein Patient käme unter dem Symptomenbild einer Angstneurose in die Praxis. Aus psychotherapeutischer Sicht würde man versuchen, Zusammenhänge zwischen Symptom, Auslöser und Vorläufern in der Vergangenheit zu suchen. Als Homöopath würde man nach Modalitäten für das Auftreten der Symptome fahnden und versuchen, den konstitutionellen „Schwachpunkt" des Patienten zu finden. Hätte das Gemütssymptom deutliche Modalitäten im homöopathischen Sinn (z. B. Ängste bei bestimmten Wetterlagen, zu bestimmten Uhrzeiten, etc.), so wäre auf alle Fälle zunächst das passende homöopathische Mittel indiziert.

Wäre umgekehrt das Symptom psychodynamisch gut erklärbar, d. h. das Symptom würde zum Auslöser und zur Vorgeschichte des Patienten passen, so würde man dem Patienten, unabhängig von etwaiger homöopathischer Behandlung, zunächst eine Psychotherapie anraten, in der diese Zusammenhänge bearbeitet werden könnten. Denn selbst wenn man auf Grund anderer Kriterien ein passendes homöopathisches Mittel verschreiben würde, würde der Patient über kurz oder lang jemanden brauchen, mit dem er seine Hauptkonflikte bearbeiten könnte. „Was der seelischen Erfahrung zugänglich ist, kann nicht durch ein homöopathisches Mittel beseitigt werden" meint in diesem Zusammenhang Whitmont, ein bekannter amerikanischer Psychotherapeut und Homöopath.

Ist eine psychische Symptomatik nicht psychodynamisch erklärbar und weisen Modalitäten und Auslöser des Leitsymptoms nicht auf ein bestimmtes homöopathisches Mittel hin, so scheint es am sinnvollsten, das passendste homöopathische Mittel zunächst nach anderen Kriterien auszuwählen und nach der Gabe zunächst abzuwarten, wie sich das Bild weiter entwickelt: Die Symptomatik kann vergehen und ein Folgemittel notwendig werden, oder es kann sich letztlich doch eine Psychotherapie als notwendig herausstellen, weil psychodynamische Faktoren auftauchen, die man vorher nicht sehen konnte.

Wilhelm Reich hat herausgefunden, daß Erinnerungsspuren von Affekten nicht nur im Gehirn, sondern auch in anderen Körperzellen, beispielsweise Muskeln, gespeichert werden können. Über eine Veränderung der Körperempfindung können diese Erinnerungen manchmal dem Bewußtsein zugänglich gemacht werden. Speziell die Veränderung des Körperempfindens ist ein wesentliches Wirkprinzip homöopathischer Arzneimittel.

Dies ist der tiefere Grund für die häufige Beobachtung, daß nach Gabe eines passenden homöopathischen Mittels alte psychische Wunden wieder aufbrechen und dann psychotherapeutisch bearbeitet und so endgültig geheilt werden können. Beispiele hierfür sind Ereignisse wie Kummer, Schreck, Kränkung, Schwangerschaft und Wochenbett, für deren pathologische Folgen wir eine große Zahl von Arzneimitteln kennen. Bei genauer Beobachtung kann man regelmäßig feststellen, daß die Wirkung der Arzneimittel in solchen Fällen über die Lösung eines durch das Ereignis blockierten Reifungsprozesses geht. Die Möglichkeit, nach Gabe von Natrium muriaticum zu weinen, unterdrückten Kummer zu äußern oder die lange fällige Wutäußerung nach Staphisagria oder Colocynthis sind Beispiele.

DIE REAKTION AUF DIE MITTELGABE

Ob ein Mittel wirkt, läßt sich bei guter Beobachtung normalerweise etwa 2–3 Tage nach der Mittelgabe relativ sicher beurteilen. In Psychotherapien ändert sich sichtbar das Klima in den

Analysestunden. Ein Patient, der bisher beispielsweise die meiste Zeit mit Symptomklagen verbrachte, legt plötzlich das eigentliche Problem auf den Tisch. Oder aber – auch recht häufig kommt es zu einem Übertragungskonflikt: Der Patient überträgt einen alten, unverarbeiteten Konflikt und dessen nicht realitätsgerechte Gefühle und Einstellungen nicht immer nur auf seine übrige Umgebung, sondern plötzlich „hautnah" auf den Therapeuten, was die Bearbeitung und Lösung wesentlich erleichtert. Der Patient riskiert plötzlich etwas in der Beziehung, er wagt sich an unangenehmere Dinge.

Auch Erstverschlimmerungen sind nicht selten. Sie können bei Suizidgefahr erhebliche Schwierigkeiten bereiten. Läßt man das homöopathische Mittel abends einnehmen, so träumen die Patienten oft lebhaft und zum Mittelbild passende Trauminhalte. Das Unbewußte formt aus der Fülle möglicher Traumbilder das zum Mittelbild passende.

Manchmal sprechen die Patienten die Mittelwirkung auch direkt an, wie: „Nach den Kügelchen habe ich immer eine Erleuchtung" oder: „Heute geht es mir wieder richtig gut".

Hahnemann meinte, daß die Wirkung einer gut gewählten Arznei innerhalb von 8–10 Tagen auftreten würde. Man kann also etwa davon ausgehen, daß, wenn nach rund zwei Wochen keinerlei Veränderung festzustellen ist, das Mittel – weshalb auch immer – nicht gewirkt hat.

Sieht der Homöopath einen Patienten nicht zu fest vereinbarten Terminen zwei- bis dreimal in der Woche, wie es im Rahmen einer Analyse geschieht, so ist es sinnvoll, Telefontermine wenigstens einmal in der Woche zu vereinbaren und auf diese Weise mit ihm in Kontakt zu treten.

Homöopathische Behandlung
von Psychosen

DIE SITUATION DER PSYCHOSEPATIENTEN HEUTE

Die Homöopathie hat schon immer Psychosen behandelt, seitdem sie existiert. Allerdings muß man sagen, daß das mit sehr unterschiedlichem Erfolg geschah. Wenn man Fallberichte liest, die üblicherweise von erfolgreichen Behandlungen sprechen, ist man geneigt anzunehmen, die Homöopathie sei immer erfolgreich bei dieser Art von Krankheitsbildern. Aber homöopathischen Heilungen, die an ein Wunder zu grenzen scheinen, stehen auch völlig erfolglose Behandlungsversuche gegenüber.

Die Homöopathie muß sich auch immer an den anderen, zur Zeit gängigen Behandlungen messen lassen. Heute, in der Zeit der Psychopharmakontherapie, ist es im Regelfall relativ schnell möglich, auffällige psychotische Symptome zum Verschwinden zu bringen. Dabei wird allerdings eine durch das Psychopharmakon bedingte Persönlichkeitsveränderung in Kauf genommen. Die Patienten – um einen landläufigen Ausdruck zu gebrauchen – „spinnen" zwar nicht mehr, aber sie sind nicht geheilt und oft auch arbeitsunfähig. Meist sind sie lediglich so gedämpft und angepaßt, daß sie ihre Umgebung mit ihren Phantasien und Vorstellungen nicht mehr beunruhigen und beanspruchen.

Manche psychotischen Patienten leiden unter ihren Vorstellungen. Meist beunruhigen diese Vorstellungen aber vor allem die Umgebung, und diese drängt auf eine „Behandlung", deren Ziel es sein sollte, die Patienten wieder „normal" zu machen. Ein großer Teil der Psychotiker leidet nicht unter der Psychose. Nicht wenige möchten sogar gerne in diesem Zustand verbleiben und weigern sich, die Psychopharmaka zu nehmen, weil sie spüren, wie sehr ihnen diese Mittel auch ihre Lebendigkeit rauben.

Wird ein leicht psychotischer Patient in eine psychiatrische Klinik eingewiesen, so bedeutet dieser Umgebungswechsel in ein Milieu mit fremden, psychotischen, depressiven oder durch Medikamente schwer gedämpften Menschen normalerweise eine so erhebliche seelische Belastung, daß er dann ohne „Behandlung" in einen schwer psychotischen Zustand kommt. Aus diesem Grund gibt es kaum psychiatrische Anstalten, die die Patienten erst einmal in einem gepflegten Milieu beobachten, um dann zu entscheiden, welche Therapie wirklich angezeigt ist. Es ist fast die Regel, daß die Symptomatik kurz nach der Klinikaufnahme mit hohen Psychopharmakadosen „niedergeknüppelt" wird.

Es ist ein großer Glücksfall, wenn der Patient mit seiner ersten Psychose und ohne Psychopharmaka zum Homöopathen kommt. Wenn der Patient noch in einer Umgebung lebt, die durch seine Phantasien nicht geängstigt ist und die versucht, seiner Krankheit Verständnis entgegenzubringen, sind die besten Chancen für eine Heilung durch die homöopathische Behandlung gegeben.

HOMÖOPATHISCHE BEHANDLUNG VON MIT PSYCHOPHARMAKA VORBEHANDELTEN PERSONEN

Meist ist die Situation anders: Die Patienten haben mehrere Klinikaufenthalte hinter sich, sind auf Psychopharmaka „eingestellt" und suchen nach Möglichkeiten, diese loszuwerden, um ihre Lebendigkeit wiederzubekommen. Manchmal leiden sie auch unter erheblichen Nebenwirkungen der Medikamente.

Während Patienten, die noch keine Psychopharmaka nahmen, häufig gute Behandlungserfolge hatten, sind diese bei der letzteren Konstellation eher unbefriedigend. Das Psychopharmakon bewirkt eine Symptomunterdrückung und eine Umstellung des Gesamtorganismus. Setzt man es ab, so kommt häufig die alte Symptomatik nach einiger Zeit wieder, die Umgebung des

Patienten reagiert wie immer, und ein erneuter Klinikaufenthalt mit erneuten hohen Dosen von Medikamenten und großer seelischer Belastung ist die Folge. Da die homöopathischen Mittel, richtig gegeben, keine Symptome unterdrücken, kann man nicht einfach eine Behandlungsmethode gegen die andere austauschen. Die Psychose ist im Regelfall Folge eines bestimmten Anlagefaktors und einer langen lebensgeschichtlichen Entwicklung. Sie kann nicht binnen weniger Tage ausheilen.

Aus diesem Grund kann man folgendermaßen vorgehen: Zunächst wird mit dem Patienten die niedrigst mögliche Psychopharmakadosis ausgetestet. Im ständigen Kontakt mit dem Patienten wird das Medikament ganz langsam reduziert bis zu einem Punkt, an dem das Mittel noch einen gewissen Schutz vor der Psychose bietet, aber ihn nicht mehr so stark beeinträchtigt. Die Dosis kann in Zusammenarbeit mit dem Patienten jederzeit wieder erhöht werden, wenn die Gefahr einer erneuten psychotischen Symptomatik besteht. Meist werden die Patienten von den Psychiatern „zur Sicherheit" etwas zu hoch eingestellt. Aus der Sicht des Psychiaters mag dies sinnvoll sein, der Homöopath, will er später beobachten können, was seine Arzneimittel bewirken, muß diese Sicherheit durch den ständigen Kontakt mit dem Patienten gewährleisten. Diese Phase dauert normalerweise einige Wochen. Während dieser Zeit wird auch die Erstanamnese gemacht, und man lernt den Patienten in seinen Reaktionen kennen.

In der nächsten Phase verabreicht man zusätzlich zum Psychopharmakon ein geeignetes homöopathisches Mittel in einer LM-Potenz und testet, wie dieses trotz des Psychopharmakons wirkt. Normalerweise wird eine Wirkung deutlich.

Dieses Verfahren ist ungleich schwieriger als eine homöopathische Behandlung „von Anfang an". Manche Patienten können im Laufe der Zeit auf das Psychopharmakon ganz verzichten, andere kommen mit einer sehr geringen Dosis aus ohne jede Beeinträchtigung ihrer Vitalität.

Im allgemeinen bleibt aber eine gewisse Labilität oder „Psychosegefährdung". Es ist wichtig, mit dem Patienten eine Art „Krisenmanagement" zu vereinbaren, denn man möchte ja eine erneute Klinikeinweisung mit den entsprechenden Folgen unter allen Umständen verhindern.

VORGEHEN BEI NICHT VORBEHANDELTEN PSYCHOSEN

Ist der Patient nicht mit Psychopharmaka vorbehandelt, so ist in der Regel das Auffinden des richtigen homöopathischen Mittels als auch die Kontrolle des Behandlungsverlaufs viel einfacher.

Das Vorgehen entspricht dem in der klassischen Homöopathie üblichen, mit einer eingehenden Erstanamnese, bei dem auch die Angehörigen mit einbezogen werden sollten.

Patient und Angehörige müssen darüber aufgeklärt werden, daß die Heilung einige Zeit in Anspruch nehmen wird und nicht mit einem Verschwinden der psychotischen Symptomatik verwechselt werden darf. Alle Beteiligten, Patient, Angehörige und Arzt müssen bereit sein, während der Behandlung auftauchende Krisen durchzustehen.

Je klarer umrissen der Auslöser für die Psychose ist, desto größer sind die Chancen, daß dem Patienten mit Hilfe der Homöopathie dauerhaft geholfen werden kann. Solche Auslöser können Schreck- oder Schockerlebnisse sein, aber auch Krisen, die mit Operationen oder Hormonumstellungen, wie in der Schwangerschaft, einhergehen.

Zum Abschluß dieses Kapitels soll ein seit rund 15 Jahren dank Homöopathie beschwerdefreier Fall einer Wochenbettpsychose gegeben werden. Es ist sozusagen ein „klassischer" Fall, was die Krankengeschichte und auch was das gewählte Arzneimittel betrifft.

FALLDARSTELLUNG

Die Patientin hatte erste Probleme in den 70er Jahren nach einer akuten Überforderung am Arbeitsplatz. Damals war sie an eine Stelle versetzt worden, der sie nicht gewachsen war und sie entwickelte zunehmend Ängste, Zittern, Schlafstörungen und nächtliche Unruhezustände. Nach einem achtwöchigen Aufenthalt in der Psychiatrie war sie angeblich „geheilt" entlassen worden. Damals war die Diagnose „Psychose" gestellt worden.

Die Diagnose kann angezweifelt werden, denn es lag wohl eher ein Überforderungssyndrom auf körperlicher und geistiger Ebene mit schweren Schlafstörungen und Erregungszuständen als Folge des Schlafentzugs vor. Ein Wechsel des Arbeitsplatzes und ein normaler Urlaub mit anfänglicher vorsichtiger Gabe von Schlafmitteln nachts hätte wohl den gleichen „Heilungseffekt" gehabt.

Anfang der 80er Jahre wurde ihr erstes Kind geboren. Die Geburt dauerte über 20 Stunden, mit Vakuumextraktor und Dammriß. Wieder traten die schweren Schlafstörungen auf. Sie schlief einige Nächte nicht, obwohl sie nach der langen Geburt total erschöpft war. Allmählich entwickelte sie die Wahnidee, das Kind sei nicht ihr Kind, und sie wollte es deshalb weder sehen noch stillen. Nach einigen Tagen ist sie dann, wie sie sagte, „zusammengebrochen" und wurde wegen Psychose in die Psychiatrie gebracht, wo sie drei Monate lang mit Neuroleptica „behandelt" wurde. Danach war sie deutlich gedämpft durch die Medikamente: „Mir geht es schlecht. Ich kann nicht schlafen. Ich kann nicht arbeiten, weil ich so schwach bin. Ich liege den ganzen Tag im Bett mit Gedanken, was nun werden soll. Ich glaube nicht mehr, daß es besser wird. Ich habe Angst, daß ich eine schwere Nervenkrankheit kriege".

Unter Berücksichtigung der Körpersymptome erhielt die Patientin Pulsatilla C 1000.

Ein Vierteljahr später war die Patientin ohne weitere Gabe des Mittels praktisch gesund. Die Psychopharmaka hat sie nach der Pulsatillagabe langsam auf eigene Faust abgesetzt.

Homöopathische Behandlung und Selbstmordtendenz

Für den Umgang mit selbstmordgefährdeten Patienten ist homöopathisches Wissen alleine selbstverständlich nicht ausreichend. Selbstmord und Selbstmordtendenz sind ein vielschichtiges Geschehen. Schon die völlig verschiedenartigen Bezeichnungen „Selbstmord", „Selbsttötung" und „Freitod" lassen erahnen, mit wie vielen unterschiedlichen Einstellungen dem Suizid in den verschiedenen Kulturkreisen, Zeitepochen, ja innerhalb unserer Zeit, begegnet wurde und wird. Die Sicht des Dichters ist eine andere als die des Arztes, des Soziologen, Psychologen, Familientherapeuten oder Theologen. In diesem Abschnitt soll verdeutlicht werden, wo Möglichkeiten und Grenzen einer homöopathischen Hilfe in diesen Fällen liegen.

SELBSTMORDNEIGUNG AUS PSYCHOANALYTISCHER UND FAMILIENTHERAPEUTISCHER SICHT

Aus breiten Untersuchungen sind folgende Ergebnisse bekannt: Viele selbstmordgefährdete Menschen haben in ihrer Lebensgeschichte Norm- und Wertvorstellungen übernommen, die Tod und Sterben zur natürlichsten Sache der Welt machen. Viele Selbstmordgefährdete weisen Selbstmorde oder Todesfälle in ihrer Familienvorgeschichte auf. Selbstmord erscheint ihnen als eine von mehreren normalen Möglichkeiten, ein Problem zu lösen.

Viele Selbstmordgefährdete haben auch eine spezifische Form liebloser Lebenserfahrungen hinter sich wie eine zerbrochene Ehe der Eltern oder das Gefühl, nicht erwünscht gewesen zu sein.

Das Selbstmordverhalten ist meist das Ergebnis einer Reihe innerer und äußerer Entwicklungen. Wichtig dabei sind:

1. eine langdauernde Problemgeschichte von der frühen Kindheit an,
2. eine Eskalation von Problemen, die über diejenigen hinausgehen, die das Individuum für gewöhnlich lösen kann,
3. das fortschreitende Versagen verfügbarer Anpassungstechniken, was zu immer stärkerer Isolierung des Patienten führt,
4. die Auflösung bedeutungsvoller sozialer Beziehungen in den Tagen und Wochen vor dem Selbstmordversuch,
5. ein innerer Prozeß, in dem der Patient den Selbstmord vor sich selbst rechtfertigt und der es ermöglicht, die Kluft zwischen Denken und Tat zu überbrücken.

Selbstmordneigung ist also insgesamt keine eigenständige Krankheit, sondern das Resultat einer krankhaften seelischen Entwicklung. Im Regelfall ist sie Ausdruck einer Störung des Teiles der „psychischen Organisation", der für die Aufrechterhaltung des Lebens und der realitätsgerechten Auseinandersetzung mit der Umwelt verantwortlich ist. Die Chance, daß dem Patienten geholfen werden kann, hängt also vom Ausmaß dieser Anpassungsstörung, von der Intensität der schädigenden Einflüsse und von stützenden Hilfen von außen ab. Eine Therapie kann an jedem dieser drei Faktoren ansetzen.

Im Akutfall sind vor allem psychotherapeutisch-stützende Maßnahmen erforderlich: Der Patient muß das Gefühl haben, daß er in seinem eigentlichen aktuellen Anliegen verstanden und ernst genommen wird. Das entspricht einer Umkehrung der lieblosen Lebenserfahrung. Die Gründe für die augenblickliche Selbstmordneigung müssen eingehend durchgesprochen werden, und es muß gemeinsam nach alternativen Bewältigungsmöglichkeiten gesucht werden, d. h. nach einer Erweiterung der Anpassungstechniken. Vor allem aber – und das ist letztlich das Entscheidende – benötigt der Selbstmordgefährdete eine „bedeutungsvolle soziale Beziehung". Das kann ein Angehöriger, ein Freund oder auch der Arzt sein. Diese Person sollte während des Gefährdungszeitraums immer über die Befindlichkeit des Patienten Bescheid wissen. Der Draht darf sozusagen nicht abreißen. Die Selbstmordproblematik sollte mit dem Patienten offen und vorurteilsfrei besprochen werden, mit der Einstellung der Bezugsperson, ihm zu einer klugen Urteilsbildung zu verhelfen.

Da die Selbstmordneigung normalerweise Ausdruck einer krankhaften seelischen Entwicklung ist, gilt es, diesen Defekt langfristig zu heilen. Dem Patienten muß eine Nachreifung ermöglicht werden. Der Hilferuf, der jeder gedachte oder versuchte Selbstmord ist, muß auch langfristig angenommen und dem Patienten die entsprechende Hilfe gegeben werden. Die meisten Selbstmordgefährdeten machen mehr als einen einzigen Versuch. Viele Patienten denken erneut an diese Lösungsmöglichkeit, wenn sie wieder ähnliche Probleme bekommen.

Komlizierter sind die Verhältnisse bei Psychosen oder manischen Depressionen, vor allem in der Umschlagphase. Hier läßt sich häufig ein vorübergehender Krankenhausaufenthalt nicht umgehen. Die Behandlungsprinzipien sind die gleichen.

SELBSTMORDNEIGUNG AUS HOMÖOPATHISCHER SICHT

Viele Arzneimittel (im Synthetischen Repertorium sind es über 100) haben in ihrem Mittelbild Selbstmordneigung. Bei manchen Mitteln werden bestimmte Selbstmordarten bevorzugt: bei Arsenicum z. B. Erhängen, bei Staphysagria Erschießen, bei Aurum und Belladonna Springen in die Tiefe. Viele Mittel haben auch bevorzugte Auslöser für den Selbstmord oder Selbstmordgedanken: Aurum etwa Schmerzen, Calcium Schwitzen oder Mercurius die Zeit der Periode bei Frauen. Selbstmordneigung ist hier ein Symptom, das erst Bedeutung in einem größeren Zusammenhang gewinnt, den man allerdings verstehen muß, will man homöopathisch helfen. Mit anderen Worten: Das

Gemütssymptom „Selbstmordneigung" muß in seinem Gesamtzusammenhang innerhalb der Persönlichkeit verstanden werden, sollen keine weitreichenden Fehlentscheidungen getroffen werden.

Die Möglichkeit eines Patienten, über seine Selbstmordphantasien oder -pläne zu sprechen, geht nicht parallel zu seiner tatsächlichen Gefährdung einher. Wird der Patient aber in der Sprechstunde direkt darauf angesprochen, d. h. fragt man ihn, ob er schon irgendwann einmal daran gedacht hat, sich das Leben zu nehmen, so erhält man immer eine Reaktion, die den Stellenwert der Problematik oder wenigstens den Umgang des Patienten mit diesem Thema enthüllt. Hat der Arzt nur den geringsten Zweifel an der „Harmlosigkeit" der Antwort, so gilt es, taktvoll und einfühlsam weiter zu fragen, denn hier enthüllt sich gewöhnlich ein tiefes Lebensproblem des Patienten. Die Frage nach dem größten Kummer im Leben gibt Hinweise auf die Möglichkeiten des Patienten, äußere Schicksalsschläge zu verarbeiten. Die Frage nach Selbstmordgedanken kann zeigen, wo für ihn scheinbar unlösbare Dinge liegen.

Bei der Wahl des homöopathischen Arzneimittels – soll es die Selbstmordneigung beeinflussen – kommt es darauf an, den Kern der Selbstmordneigung mit dem, was das Mittel an Gemütsveränderung (nicht nur Gemütssymptomen) hervorzurufen vermag, zur Deckung zu bringen. Und nicht nur die Gemütsveränderungen und ihre Intensität, auch die Allgemeinsymptome des Mittels und des Patienten müssen sich weitgehend decken, will man berechtigte Hoffnung auf homöopathische Heilung haben.

Nach Verabreichung des Arzneimittels ist es wichtig, daß der Homöopath Kontakt zu dem Patienten hält. Am besten ist es, wenn dieser ihn zunächst täglich in die Praxis bestellen kann. Ist dies nicht möglich, können Telefontermine vereinbart werden. Man muß die Mittelwirkung genau beobachten, um auf mögliche Erstverschlimmerungen schnell reagieren zu können.

Es ist in diesen Fällen nicht ausreichend, den Patient zu bitten, sich bei Verschlimmerung seines Zustandes wieder mit dem Arzt in Verbindung zu setzen. Denn viele Selbstmordgefährdete sind gerade nicht in der Lage, sich zu melden, wenn die entsprechenden Selbstmordgedanken wiederkommen. Ein gut gewähltes Mittel kann sehr viel an innerer Veränderung bewirken, und es kann für den Patienten sehr wichtig sein, über diese Veränderungen mit dem Arzt seines Vertrauens sprechen zu können.

FALLDARSTELLUNG

Bei dem nachfolgend beschriebenen Fallbeispiel liegt der Hauptakzent der Behandlung auf der analytischen Psychotherapie. Das homöopathische Mittel wurde zur Unterstützung der Analyse gegeben. Nach Verabreichung des Mittels kam es zu einer deutlichen Intensivierung der Analyse und zu einer auffälligen Harmonisierung der familiären Verhältnisse des Patienten. Auch später konnte keine Selbstmordneigung mehr festgestellt werden. Der Fall zeigt auch, wie schwer es oft ist, das passende homöopathische Mittel zu finden.

Beispiel ist ein 28jähriger Ingenieur, verheiratet, Vater von zwei Kindern, der den Homöopathen wegen Depressionen aufsuchte. Der Mann hatte das Gefühl, er könne nicht so weiterleben, er könnte den ganzen Tag schlafen und denke immer wieder ans Sterben. Er war auch schon einmal nachts auf die Autobahn gelaufen, um sich überfahren zu lassen, aber das Auto konnte ausweichen, und es war nichts weiter geschehen.

Er lebte in einer nach außen hin gut funktionierenden Ehe. Das war die eine Seite. Die andere Seite war, daß er manchmal sehr aggressiv sein konnte und Aggressionen bekam, von denen er nicht wußte, wie er sie wieder loswerden konnte. In solchen Phasen gab es Krach in der Familie. Er tyrannisierte Frau und Kinder wegen verschiedenster Kleinigkeiten.

Der Patient kam aus einem armen Elternhaus. Was er von seiner Mutter immer weider zu hören bekam, war: „Du magst niemanden und dich mag auch niemand". Als er 14 war, starb sein Vater, der zwar während seiner Alkoholexzesse unberechenbar gewesen war, bei dem er aber ab und zu das Gefühl gehabt hatte, er würde ihn ernst nehmen. Er war damals Ministrant in der Kirche und fand zunächst im Pfarrer seiner Gemeinde eine Art Vaterfigur. Das weitere Leben war dann eine Serie von Hoffnungen und Enttäuschungen – Enttäuschungen, wie sie in jedem Leben vorkommen, von diesem Patienten aber nicht mehr adäquat verarbeitet werden konnten. Er wurde gereizt, aggressiv, machte sich Vorwürfe, wurde depressiv und bemühte sich neben alledem, seine Arbeit möglichst perfekt zu machen.

Bei dieser Konstellation – Selbstmordphantasie, Sich-überfahren lassen wollen, tüchtiger Mensch, Gereiztheit, Depression, – dachte man bei der Behandlung zunächt an Aurum. Auch das einzige geklagte Körpersymptom, nämlich Herzstechen bei Überlastung, schien dazu zu passen. Leider brachte das Mittel aber keinerlei wahrnehmbare Veränderung, weder in bezug auf die Selbstmordgedanken, noch auf die seelische Entwicklung insgesamt.

Die Psychotherapie lief weiter. Der Patient erhielt noch einige andere Mittel im Laufe der Monate, wie Anacardium (die boshafte Aggressivität), Natrium Muriaticum (die tiefe Trauer um den unverarbeiteten Tod des Vaters), aber ohne jede wahrnehmbare Reaktion auf die Gaben.

Vieles veränderte sich, während die Analyse weiterging. Nur an einigen Punkten blieb der Patient sozusagen immer wieder hängen: an seiner tiefen Unsicherheit Menschen gegenüber und an seiner Unzufriedenheit, wenn irgend etwas in bezug auf die Arbeit nicht perfekt war. Nachdem er eines Tages erzählte, er habe immer Angst, wenn er abends mit dem Rad heimfuhr, er könnte überfallen werden, erhielt er vom Homöopath Arsenicum in einer hohen Potenz.

Der Erfolg war überwältigend . Innerhalb weniger Tage wurde es in der Familie ruhig und friedlich. Der Patient faßte sich ein Herz und löste mehrere anstehende Konflikte, und in der Beziehung zum Arzt fühlte er sich plötzlich gleichberechtigt. Er brauchte im Laufe der Zeit bis zur Beendigung der Analyse noch mehrere Gaben, und jedes Mal machte er einen Entwicklungssprung.

Warum half nun Arsenicum? Dieser Patient war ein Mensch, der schon von Kindheit an „anders" war, etwas verschlossener, auf sich bezogener als die Umgebung, aber mit den üblichen Sehnsüchten nach Liebe und Geborgenheit. Nach dem Tod des Vaters fand er zunächst einen gewissen Schutz beim Pfarrer, aber auch dieser konnte ihm nur ein ungenügender Ersatz für den Vater sein. So zog er sich mehr und mehr in sich zurück und wurde zunehmend perfektionistisch in seiner Arbeit. Die depressiven Zustände setzten ein, als auf seiner Arbeitsstelle ein Kollege einen Posten bekam, den er gerne gehabt hätte.

Den Kern der Störung bildete eine Art existentiell erlebte Unsicherheit und die verschiedenen Versuche, diese Unsicherheit zu kompensieren. Es war das immerwährende Suchen nach Halt, das zu Abhängigkeiten führte. Diese Abhängigkeiten wurden als bedrohlich erlebt, weil man den Trennungsmöglichkeiten des Partners zu sehr ausgeliefert ist. Dieser Konflikt war der eigentliche Hintergrund der familiären Streitereien. Gleichzeitig hatte er eine große und zwar nicht unberechtigte Angst, den Partner zu verlieren. Er versuchte, seine Unsicherheit und den erlebten Mangel an Liebe durch Perfektionismus bei der Arbeit und hohe Ansprüche in finanzieller Hinsicht zu kompensieren.

Tatsächlich liegen hier Aurum und Arsenicum sehr eng beieinander. Die Essenz beider Mittel zeigt eher verschlossene, fleißige und anspruchsvolle Menschen. Während aber bei Arsenicum der Akzent mehr auf der Unsicherheit mit Furcht vor dem Tod liegt, liegt er bei Aurum auf einer Art depressiven Enttäuschung mit Sehnsucht nach dem Tod. Häufig kündigt der Aurum-Patient den Selbstmord nicht an. Er hat große Schwierigkeiten, seine Gefühle auszudrücken, während der Arsenicumpatient in seinen Symptomen eher „aufdringlich" sein kann und sich um Hilfe bemüht.

Der beschriebene Patient wollte sich nicht aus einem tiefen Lebensüberdruß heraus töten, sondern aus Verzweiflung über seine eigene Zerrissenheit und sein Unvermögen, diese Zerrissenheit und seine Unsicherheiten durch seine bisherigen Bewältigungsversuche aufzulösen. Die Äußerung, er sei ja zu feige dazu, läßt die Todesangst von Arsenicum erahnen.

Homöopathie, Allopathie und Allergien

Homöopathie, Allopathie und Allergien

(griechisch homoios = ähnlich / pathos = Leiden)
(griechisch allos = anderes / pathos = Leiden)

In der breiten Öffentlichkeit wird der Begriff „Homöopathie" bisher oft noch mit Naturheilkunde oder mit pflanzlicher Medizin gleichgesetzt. Die Wirklichkeit sieht anders aus. Die Homöopathie basiert grundsätzlich auf einem festen Heilgesetz, dem Ähnlichkeitsgesetz. Die nächsten Seiten sollen das Ähnlichkeitsgesetz noch einmal näher beleuchten, denn es wird in Zukunft immer mehr an Bedeutung gewinnen und vieles wird von seinem Verstehen abhängen.

Infolge des Vertrauensschwunds in die herkömmliche Medizin haben gerade die alternativen Behandlungsmethoden, wie auch die Homöopathie, an Bedeutung gewonnen. Aber aus Verzweiflung und mangels genauer Kenntnisse werden diese Therapien oft wahllos ausprobiert, ohne daß der einzelne beurteilen kann, welche Alternativbehandlungen wirksam und welche sogar gefährlich sind. Die traditionelle Medizin und auch ihre Patienten kennen bisher weder klare umfassende Heilgesetze oder Prinzipien des Heilens. In der Geschichte der Medizin finden wir viele Errungenschaften und experimentelle Ergebnisse, doch nirgends allgemein gültige Gesetze darüber. George Vithoulkas schreibt in seinem Buch „Die wissenschaftliche Homöopathie": „Man tut der traditionellen Medizin sicherlich nicht Unrecht, wenn man behauptet, sie sei innerhalb der Naturwissenschaften wohl der einzige Zweig, der sich mehr auf Meinungen und Vermutungen als auf Gesetze und Prinzipien stützt". Trotz der Fortschritte, die inzwischen bei der Behandlung akuter Krankheiten gemacht wurden, haben die chronischen Krankheiten krisenhafte Ausmaße angenommen.

Die Geschichte der Medizin hat bereits viele Heilprinzipien hervorgebracht. Ein Beispiel ist die Humoralpathologie, deren Wurzeln in der griechischen Antike liegen. Sie wurde begründet durch Hippokrates (460 v. Chr.–377 v. Chr.). Er war der erste Arzt, der die abendländische medizinische Wissenschaft prägte. Der Hippokratische Eid sagt folgendes aus: „Ich werde meine ärztlichen Verordnungen zum Nutzen der Kranken geben, nach meiner Kraft und meinem Urteil. Was Verderben und Schaden bringt, will ich von ihnen fernhalten. Ich werde an niemanden ein tödlich wirkendes Gift abgeben, auch auf Verlangen nicht. In Lauterkeit und Reinheit will ich mein Leben verbringen und meine Kunst ausüben". Hippokrates erwähnte bereits ein Ähnlichkeitsgesetz, das lautete: „Durch ähnlich wirkende Einflüsse entsteht eine Krankheit, und durch ähnlich wirkende Mittel wird sie geheilt".

Die Humoralpathologie wurde von Galen (130–201 n. Chr.) weiterentwickelt, und sie prägte die Medizin in Theorie und Praxis über 2000 Jahre hinweg. Sein Entwurf der Humoralpathologie, auch Säftelehre genannt, galt bis ins 19. Jahrhundert als das wichtigste Konzept in der Geschichte der Medizin. Dieses Prinzip ist seit der Antike auf ausgleichende Gegenmaßnahmen ausgerichtet. Der Humoralpathogie folgend ist ein Ungleichgewicht der Körpersäfte für alle Krankheitszustände verantwortlich. Sie bot dem Arzt drei verschiedene Ansatzpunkte bei der Therapie: Die Regelung der Lebensweise, die medikamentöse Behandlung (als ausgleichende Maßnahme) und die Ableitung schädlicher Säfte (Aderlaß, Schröpfen und Einläufe usw.).

Dies war der Stand der Medizin, als Samuel Hahnemann sein Studium beendete. Er prägte den Begriff der Allopathie, eine Bezeichnung der Universitäts- oder Schulmedizin, die die Heilmethode kennzeichnet, die den Krankheitssymptomen entgegenwirkt. Das heißt, in der Schulmedizin werden Medikamente größtenteils dazu benutzt, um gegen eine Krankheit oder ihre Symptome anzukämpfen. So werden z. B. Schmerzen mit betäubenden, zu viel Magensäure mit magensäurehemmenden oder -bindenden und erhöhter Blutdruck mit blutdrucksenkenden Medikamenten behandelt.

Hahnemann kehrte dann 1796 diese Regel um. Seine Theorie lautete: „Ein Mittel, das am Gesunden bestimmte Erscheinungen hervorruft, kann für einen Kranken heilsam sein, der an denselben Erscheinungen leidet". Bis heute hat sich an der Richtigkeit dieses Naturgesetzes, des Ähnlichkeitsgesetzes, nichts geändert. In der zweiten Hälfte des 19. Jahrhunderts trat dann die Medizin in ihre eigentliche „moderne" Phase. Die Überzeugung setzte sich durch, daß die Medizin als Wissenschaft nur „Naturwissenschaft" sein könne. Die praktische Medizin sollte, analog der Technik, nur in der Anwendung sicherer wissenschaftlicher Erkenntnisse ausgeübt werden. Der Naturwissenschaft gelangen dann in den folgenden Jahrzehnten immer mehr Einsichten in die Funktionsweise der einzelnen Organe, aber die subjektiven Empfindungen des Kranken, wie Schmerz, Angst, Unruhe, Frost, Hitze und dergleichen, verloren ihre zentrale Bedeutung. An ihre Stelle trat die Messung der Temperatur, die chemische und mikroskopische Analyse von Blut und Urin, die Bestimmung der Pulsfrequenz mit der Uhr, die Erforschung der inneren Organe mit den sich weiter verfeinernden Techniken des Abhorchens, des Beklopfens und die Messung des Blutdrucks. Anfang des 19. Jahrhunderts galt noch der alte, erfahrene und menschenkluge Arzt als der beste Heilkundige. Nun wurde der jüngere, dem wissenschaftlichen Fortschritt verbundene, zum idealen Arzt. Es kam weniger auf seine Persönlichkeit als auf sein Wissen an. Der Kranke wurde zum Gegenstand.

In der Mitte der 1850er Jahre wurde von Rudolf Virchow die „Zellularpathologie" neu definiert. Dies war für die Entwicklung des naturwissenschaftlichen Standpunktes von besonderer Bedeutung. Jetzt wurde die Zelle als Sitz des Krankheitsgeschehens bestimmt. Damit wurde der Begriff der Krankheit an örtliche, materielle Veränderungen des Körpers geknüpft, somit an den nachweisbaren Befunden der Erkrankten oder später an den in Leichen auffindbaren pathologischen Befund. Kranke, die einen solchen „objektiven „Befund" nicht aufwiesen, wurden und werden oft als Simulanten bezeichnet. Die Bereiche der Medizin, die sich nicht auf objektive Befunde bei ihren Patienten stützen konnten, vor allem die Psychiatrie und auch die Homöopathie, hatten es bisher schwer, ihre wissenschaftliche Glaubwürdigkeit zu beweisen.

Noch vor dieser Zeit aber gelang es dem deutschen Arzt Samuel Hahnemann erstmals in der Geschichte der Medizin, die Gesetzmäßigkeiten aufzuzeigen, von denen Gesundheit und Krankheit abhängen, und diese auch klinisch nachzuweisen. Durch ihren ganzheitlichen Ansatz grenzt sich die Homöopathie deutlich von der naturwissenschaftlichen Medizin ab. Bekanntlich „ist das Ganze mehr als die Summe seiner Teile", entsprechend besteht der Mensch nicht nur aus Zellen oder der Summe seiner Organe, sondern ist ein ganzer Mensch. Statt dessen wurden die Theorien von Virchow und später auch die von Louis Pasteur, dem Begründer der Bakteriologie, in weiten Kreisen begeistert aufgenommen. Pasteurs Theorien und seine bakteriologischen Forschungen ließen jedermann glauben, endlich sei die Entstehungsursache der Krankheiten gefunden. Spätere Erkenntnisse auf dem Gebiet der Bakteriologie zeigten jedoch: Zur Entstehung einer Krankheit sind nicht nur Erreger, sondern auch eine konstitutionelle Empfänglichkeit notwendig. Aber die heutige Medizin fährt weiter fort, neue Erreger zu suchen und entwickelt neue, immer stärkere Medikamente zu deren Bekämpfung. Sie kann sich nicht von der Vorstellung lösen, man müsse vor allem Mikroben und sichtbare Krankheitsursachen erforschen. Dabei werden die Ergebnisse, vor allem im Hinblick auf die chronischen Krankheiten, immer enttäuschender. Das wiederum hat zur Folge, daß immer neue und stärkere Medikamente mit immer mehr Nebenwirkungen entwickelt werden.

In der alltäglichen medizinischen Versorgung der Bevölkerung geht es oftmals in erster Linie nur um die Linderung der Beschwerden. Nach greifbaren Krankheitsursachen wird meist nicht gesucht. Den meisten Patienten ist auch die sofortige Wirkung der Medikamente am wichtigsten. Die Mehrzahl der Arzneimittel, die bei chronischen Leiden verordnet werden, sind nicht dazu bestimmt, heilend zu wirken. Sie bekämpfen keinerlei Ursache, sondern entlasten lediglich vordergründig und gefährden den Patienten auch noch mit ihren Nebenwirkungen. Das allein zeigt bereits, daß der modernen Medizin ein grundlegendes Konzept der Krankheitsbekämpfung fehlt. In der Schulmedizin sind für die Behandlung von Patienten Diagnose und Krankheitsentstehung wichtig. Die Homöopathie dagegen lenkt ihre Aufmerksamkeit auf die objektiven und subjektiven Symptome des Patienten als „Sprache des Körpers" und sucht für diese Zustände ein Arzneimittel, welches in der Lage ist, ähnliche Symptome zu erzeugen. Die Schulmedizin behandelt alle Krankheiten mit derselben Diagnose auf die gleiche Weise, bzw. mit den gleichen Mitteln. In der Homöopathie kann es sein, daß Patienten mit derselben Diagnose unterschiedliche Arzneimittel bekommen müssen, weil jede Krankheit vom Patienten individuell erlebt wird und jeder Patient eine andere Geschichte mit in die Praxis bringt. Die vorangegangenen geschichtlichen Beispiele machen deutlich, daß sich die Allopathie, wie auch viele der naturheilkundlichen Behandlungsmethoden, nicht auf feste Heilgesetze stützen kann. Die allopathischen Medikamente werden ebenso wie die naturheilkundlichen (z.b. pflanzlichen) Medikamente rein organbezogen verordnet. Beide Therapien belasten auf Dauer den Patienten mit Nebenwirkungen. Auch pflanzliche Medikamente, in höherer Dosierung und über einen längeren Zeitraum eingenommen, verursachen Nebenwirkungen.

Eine lokale Krankheit gibt es nicht, man kann mit diesem Begriff allenfalls aufzeigen, daß ein bestimmter Teil des Organismus besonders stark befallen ist, aber kein Organ leidet unabhängig von den anderen. In der Schulmedizin aber bekommen Patienten, die an Asthma, Verstopfung und rheumatischen Beschwerden leiden, noch immer mindestens drei verschiedene Mittel, je eins für jede „Krankheit". Und jedes davon ist höchstwahrscheinlich auch noch eine Kombination von verschiedenen Substanzen. Die Nebenwirkungen sind vorhersehbar. Der

Homöopath hingegen verordnet nur ein Mittel, das den Menschen wieder grundsätzlich ins Gleichgewicht bringt und ihn damit von allen Beschwerden befreit. Sie verfügt über durchdachte und präzise Vorschriften zur Ausübung ihrer Heilkunst. Nur Homöopathen, die diese Regeln beherrschen, sind in der Lage, ihre Patienten erfolgreich und dauerhaft zu behandeln. Erst dann wirkt ein Mittel homöopathisch, wenn es nach dem Ähnlichkeitsgesetz verordnet wird, sogar der Behandlungsverlauf wird dann vorhersehbar. Bei guter homöopathischer Behandlung wird in regelmäßigen Abständen dieser Behandlungsverlauf auf seine korrekte Verlaufsrichtung hin überprüft.

Gesetze und Prinzipien des Heilens

Verlagert sich während der Behandlung eine Störung von weniger bedeutenden (z.B. Haut) auf wichtigere Organe (z.B. Bronchien), zeigt dies eine falsche Verlaufsrichtung und somit eine Verschlechterung der Gesundheit an. Eine Verschiebung in entgegengesetzte Richtung weist auf eine günstige Entwicklung und eine Besserung der Gesundheit hin. Woran kann aber ein Patient erkennen, daß er mit großer Wahrscheinlichkeit richtig homöopathisch behandelt wird? Auf Grund seiner langjährigen homöopathischen Erfahrungen stellte George Vithoulkas die Homöopathie als „wissenschaftliche Homöopathie" vor und definierte Heilgesetze und Prinzipien.

DIE DREI EBENEN DES MENSCHLICHEN SEINS NACH GEORGE VITHOULKAS

Die Homöpathen sehen den Menschen in verschiedenen Ebenen. Sie unterscheiden aufgrund langer Erfahrungen

1. die geistige Ebene
2. die emotionale Ebene
3. die körperliche Ebene einschließlich Sinneswahrnehmungen, Ernährung, Schlaf und Geschlechtsleben.

Die Ebenen existieren natürlich nicht unabhängig voneinander. Sie befinden sich vielmehr vollständig in Wechselwirkung, und nur eine Untersuchung aller drei Ebenen klärt, inwieweit ein Mensch gesund oder krank ist. Gerade dieses komplizierte Abwägen gleichzeitiger Symptome auf mehreren Ebenen muß ein Homöopath laufend durchführen können; nur so ist sicher festzustellen, ob die Heilung des Patienten Fortschritte macht.

Die geistige Ebene gilt als höchste und wichtigste Ebene, auf der der Mensch existiert. Sie umfaßt die bewußte Verarbeitung und Umsetzung innerer und äußerer Eindrücke. Auf dieser Ebene denkt der Mensch, er urteilt, vergleicht, berechnet, ordnet ein, entwickelt sich schöpferisch weiter, auf dieser Ebene kritisiert, entwirft, folgert, beschreibt und kommuniziert er. Sind diese Funktionen gestört, drückt sich die Störung in Symptomen geistigen Krankseins aus. Folgende Symptome werden als geistige Symptome eingeordnet: Konzentrationsschwäche, Vergeßlichkeit, Zerstreutheit, Stumpfsinn, Lethargie, Zwangsvorstellungen bis hin zur vollständigen Geistesverwirrung.

Der zweitwichtigste Bereich menschlichen Seins ist die emotionale Ebene. Sie umfaßt die Gefühlswelt mit all ihren Schattierungen. Die Skala der Gefühle umfaßt z.B. Liebe/Haß, Freude/Trauer, Gelassenheit/Ängstlichkeit, Vertrauen/Ärger, Mut/Feigheit, Furcht, Depression usw. Diese Ebene spielt somit im täglichen Leben eines jeden Menschen eine besonders große Rolle.

Die körperliche Ebene ist der Bereich des physischen Organismus, mit dem sich die Medizin seit jeher befaßt hat. Durch Anatomie, Physiologie, Pathologie, Biochemie usw. ist der Körper eingehend erforscht. Aber hier gibt es eine Besonderheit, die vielen Behandlern bisher noch nicht aufgefallen zu sein scheint. Der menschliche Körper in seiner Vollkommenheit und Ganzheit zeigt eine hierarchische Ordnung von Systemen und Organen. Dies wurde in der modernen Medizin bislang ignoriert, Hauptgrund dafür mag sein, daß dieser Umstand für den allopathischen Therapieansatz belanglos ist. Viele Fachärzte behandeln ihren Organbereich und achten wenig auf die Zusammenhänge zu den anderen Bereichen. Der Homöopath jedoch kann nicht daran vorbeigehen.

RANGFOLGE DER KÖRPERSYSTEME UND IHRER ORGANE NACH GEORGE VITHOULKAS

1. das Nervensystem mit Stamm-, Groß- und Kleinhirn, Rückenmark, den einzelnen Nerven, einschließlich aller Sinnesorgane
2. das Kreislaufsystem mit Herz, Gefäßen, Blut, Lymphsystem
3. das endokrine System mit all seinen Drüsen, wie z.b. Hypophyse, Schilddrüse, Nebennieren, Eierstöcken usw.
4. das Verdauungssystem mit Leber, Gallenblase, Bauchspeicheldrüse, dem gesamten Verdauungskanal und seinen begleitenden Drüsen
5. das Atmungssystem mit Lungen, Bronchien, Kehlkopf, Luftröhre und Nase
6. das Ausscheidungssystem mit Nieren, Harnleitern, Blase und Harnröhre
7. das Fortpflanzungssystem mit Hoden, Samenblasen, Prostata, Penis, Harnröhre beim Mann und mit Eierstöcken, Eileitern, Gebärmutter, Scheide und Vulva bei der Frau
8. das Knochensystem mit den verschiedenen Knochen, Gelenken und Bändern
9. das Muskelsystem mit der glatten und gestreiften Muskulatur
10. das Hautsystem. Es umfaßt die Haut mit ihren Anhangsgebilden: Drüsen, Haaren und Nägeln.

Wie sehen in dieser Aufstellung, daß die vier erstgenannten Systeme je ein lebensnotwendiges Organ enthalten: Zuerst das Stammhirn, dann das Herz, die Hypophyse und die Leber. Dieses eine Organ ist jeweils vorrangig innerhalb seines Systems, und seine Funktionen können von keinem anderen Organ übernommen werden. Es folgen in der Liste Systeme mit zwei gleich leistungsfähigen Organen, von denen jedes die Arbeit des anderen mitübernehmen kann: zwei Lungenflügel, zwei Nieren, zwei Fortpflanzungsorgane beim Mann und auch bei der Frau. Dann ist das Knochensystem genannt, dessen Hauptelement die Wirbelsäule mit ihren zahlreichen Wirbeln ist; mehrere von ihnen können beschädigt werden, ohne daß der Tod eintritt. Das gleiche gilt für das Muskel- und Hautsystem am Ende der Liste.

Zur Begründung dieser Hierarchie der Körpersysteme muß man fragen: Welches Ausmaß an Schaden kann einem Organ zugefügt werden, bevor das Leben des Betreffenden dadurch beeinträchtigt wird? Das Haut- oder das Muskelsystem müßte schon weitgehend betroffen sein, z.B. von einer Verbrennung, einem juckenden Ekzem oder, auf die Muskeln bezogen, von einer schweren Muskelerkrankung, um das Leben des Kranken ernsthaft zu gefährden. Geringerer, aber immer noch umfassender Schaden müßte dem Knochensystem zugefügt werden, ehe der Patient daran stirbt. Je weiter wir in der Hierarchie hinaufgelangen, desto geringer ist das Außmaß an Schädigung, welches das Hauptorgan des jeweiligen Systems verkraften kann, ohne das Leben des Organismus zu gefährden. Bei den lebenswichtigen Organen genügt eine minimale Verletzung, um gravierende Wirkungen hervorzurufen. Eine Blutunterversorgung am Herzen ist bedrohlicher für die Gesundheit als eine ebenso ausgedehnte Unterversorgung in Leber oder Niere, doch ist sie weniger bedrohlich als eine solche Erkrankung im Gehirn. Diese Rangfolge der Organe ist keine theoretische Spielerei, sie hilft vielmehr dem klassischen Homöopathen bei der Beurteilung, in welche Richtung das Ungleichgewicht im Menschen tendiert. Verlagert es sich innerhalb der Hierarchie nach oben – von den Nieren über die Lungen, über das Herz zum Gehirn, so ist klar, daß die Entwicklung negativ verläuft. Verschiebt es sich jedoch nach unten – vom Gehirn in Richtung Haut – so zeigt das eine Besserung der Gesundheit an. Gesellt sich im Krankheitsverlauf eines Patienten z.B. zu einem Ekzem auch noch Asthma, so erklärt ihm ein Schulmediziner das wahr-

329

scheinlich, in dem er sagt: „Asthma tritt häufig bei allergischen Patienten auf." Hat ein Patient Rheumatoide Arthritis und später einen Herzinfarkt, wird der Arzt auch dies als zufällig und unabhängig voneinander betrachten und beide Leiden getrennt behandeln oder ihn an einen Arzt eines anderen Fachgebietes verweisen. Das Schlimme dabei ist: Je wichtiger das betroffene Organ, desto stärkere Medikamente werden normalerweise gegen die Symptome verabreicht, wenn es überhaupt schon Medikamente dagegen gibt. Von allopathischer Seite hält man es für unmöglich, daß eine ernste Krankheit durch Symptomunterdrückung einer vorausgegangenen leichteren Erkrankung entstanden sein kann. Unabhängig davon, ob bei der Therapie künstliche oder sogenannte natürliche Mittel verwendet werden – wenn sich der Schwerpunkt der Erkrankung innerhalb der Hierarchie des Organismus in die falsche Richtung bewegt – müssen wir davon ausgehen, daß die Therapie dem Kranken schadet; wir sollten sie dann entweder einstellen oder ändern.

Constantin Hering (1790–1865) wurde ursprünglich beauftragt, Fakten und Beweise gegen die Homöopathie zu erbringen, um Hahnemann und dessen Entdeckungen zu widerlegen. Die Homöopathie überzeugte ihn aber mehr und mehr. Der Widersacher wandelte sich zu einem gewissenhaften Anhänger und glühenden Verfechter und Erforscher der Homöopathie. Er war es, der das Gesetz über das Verschwinden der Symptome formuliert hat, man nennt es deshalb das Heringsche Gesetz. Dieses lautet: „Bei einer echten Heilung verschwinden die Symptome fortschreitend von oben nach unten (von Kopf nach Fuß), von innen nach außen (von lebenswichtigen Organen bis hin auf die Haut) und in der umgekehrten Reihenfolge ihres Auftretens." Eine wirklich heilende Therapie läßt die Krankheit in Etappen wieder durch die früheren Entwicklungsstufen zurückgehen. Die Entwicklung chronischer Krankheiten ist zentripetal, d.h. von außen nach innen, von der Peripherie zum Zentrum. Alle chronischen Krankheiten zeigen sich zuerst auf der Oberfläche, und von da aus fressen sie sich zu den lebenswichtigen Zentren hinein. Daraus folgt, daß der Kranke sich im selben

Maße seiner Gesundheit nähert, wie seine Krankheit wieder zur Oberfläche zurückkehrt. Am Beispiel der Allergien wird dieser Aspekt noch deutlicher werden.

WORTDEFINITION „GESUNDHEIT" NACH GEORGE VITHOULKAS

Negativ ausgedrückt erkennen wir Gesundheit am Freisein von Leiden. Das sind:

1. auf geistiger Ebene
   die Wirkungen egoistischer Zielsetzungen, insbesondere die Unfähigkeit, schöpferisch tätig sein zu können
2. auf emotionaler Ebene
   ein Zustand der Freiheit von leidenschaftlicher Besessenheit, der sich ausdrückt in dynamischer innerer Ruhe und heiterer Gelassenheit, d.h. nicht gefühlskalt soll man werden oder sein Gefühlsleben verkümmern lassen, sondern ohne einseitige Fixierung offenbleiben für das volle Spektrum emotionaler Erlebnismöglichkeiten. Dies geht nur, wenn kein einzelner Gefühlsaspekt maßlos ausufert.
3. auf körperlicher Ebene
   Jeder Schmerz, jedes Unwohlsein, jede Schwäche mindern unvermeidlich die Freiheit, die jemand vor Auftreten seiner Symptome besaß. Deshalb ist das Kranksein für unseren Körper eine Versklavung. Somit leuchtet die Definition körperlicher Gesundheit ohne weiteres ein: Gesundheit des Körpers bedeutet Freisein von Unwohlsein und Schmerzen, uneingeschränktes körperliches Wohlbefinden. Der Maßstab ist letztlich die Kreativität des Menschen. In dem Maße, in dem seine Fähigkeiten zur Kreativität – seine schöpferische Entfaltung und Ausdrucksfähigkeit – eingeschränkt werden, können wir ihn als krank bezeichnen – vorausgesetzt, daß die äußeren, sozialen Bedingungen seiner Kreativität Spielraum gewähren. Ist der Polyarthritis-Patient durch seine schmerzhaften Gelenkversteifungen stärker behindert, schöpferisch tätig zu sein, als der Patient mit Depressionen, dann ist er kränker,

auch wenn der Schwerpunkt seines Leidens auf einer niedrigeren Ebene der Hierarchie liegt. Mit der Kreativität als Richtschnur können wir also immer den Gesundheitszustand eines Patienten zu einem gegebenen Zeitpunkt beurteilen.

DYNAMISCHE WECHSELWIRKUNGEN VON KRANKHEITEN NACH G. VITHOULKAS

In diesem Kapitel beschäftigen wir uns mit einigen der vorrangigen Einflüsse, die eine tiefgreifende und nachhaltige Veränderung der Gesundheit herbeiführen können. Nach homöopathischer Erfahrung gibt es vor allem drei tiefgreifende negative Einflüsse auf den Gesundheitszustand:

● schwer verlaufende akute Krankheiten
● unterdrückende Therapien
● Impfungen

Alle drei können bei einem schwachen Organismus und entsprechender Empfänglichkeit eine gesundheitliche Wende im Leben eines Menschen herbeiführen.

Akute Krankheiten

Heutzutage neigt jeder Mensch zu einer chronischen Krankheit. Diese Tendenz beeinflußt seine Gesundheit während seines ganzen Lebens. Der eine hat eine relativ starke, der andere eine schwache Konstitution. Bei Einwirkung eines besonders starken Reizes jedoch, verschiebt sich der Bereich der Erkrankung so weit, daß er größere Stufen hinauf- oder hinabwechselt. Akute Krankheiten sind einer der Hauptfaktoren, die die Gesundheit ungünstig beeinflussen können. Jeder erfahrene Therapeut kennt Patienten mit langjährigem Gelenkrheuma, das nach einer schweren Grippe auftrat, oder andere, die nach einer schweren Lungenentzündung chronische Bronchitis bekamen. Solche größeren gesundheitlichen Veränderungen entstehen nicht durch leichte Infekte, die auf einer vorübergehenden Empfänglichkeit des Patienten beruhen; wenn jedoch der Gesamtorganismus auf einer bestimmten Empfänglichkeitsstufe systematisch geschwächt wird, kann es zu einem solch tiefgreifenden Stufenwechsel kommen, daß der Betreffende nicht mehr ohne Hilfestellung auf die vorherige Stufe zurückkehren kann. Dies sind die Fälle, in denen die Homöopathie besonders eindrucksvolle Erfolge vorzuweisen hat. Macht ein Mensch häufiger schwere Krankheiten durch, wird sein Abwehrmechanismus im Laufe der Zeit fortschreitend „schichtweise" geschwächt. Diese Anfälligkeiten oder Veranlagungen werden in der Homöopathie „Miasmen" genannt. Sie sind für jeden Praktiker, der sich mit chronischen Krankheiten befaßt, von großer Bedeutung.

Unterdrückende Therapien

Die Homöopathen weisen immer wieder darauf hin, daß es gefährlich ist, Heilmittel aufgrund lokaler Symptome, d.h. ohne Berücksichtigung der Gesamtsymptomatik zu verschreiben. Vor allem in der traditionellen Medizin wurden therapeutische Methoden entwickelt, die einzelnen Symptomen und Syndromen entgegenwirken. Dabei können allopathische Medikamente selbst bereits ein solcher Schock für den Organismus sein, daß das Abwehrsystem in Aktion treten muß. Die dadurch entstehenden Symptome werden in der Allopathie „Nebenwirkungen" genannt. In diesem Sinne können medikamentöse Einflüsse selbst Krankheiten verursachen, die den gleichen Regeln gehorchen, die Hahnemann in seinen Paragraphen des Organon formuliert hat. Diese Krankheiten bezeichnet man auch als Arzneimittelkrankheiten. War dies bereits zu Hahnemanns Zeiten der Fall, trifft dies heutzutage noch weit mehr zu. Die pharmazeutische Industrie entwickelte in der Zwischenzeit noch weitaus wirksamere Chemikalien. Medikamente sind immer mehr oder weniger schädigend. Genau genommen kann jedes Medikament oder jede körperfremde Substanz Schaden anrichten, wenn der Betreffende dafür empfänglich ist. So gibt es Menschen, die durch sehr geringe Mengen von Penicillin, Aspirin, oder andere sogenannte unschädliche Medikamente einen allergischen Schock erleiden. Da allopathische Medikamente nie nach dem Ähnlichkeitsgesetz verordnet werden, belasten sie den Organismus mit einer zusätzlichen Arzneimittelkrankheit, gegen die er nun anzukämpfen hat. Hinzu kommt: Wenn ein Medikament in den Außenbezirken (z.B. Haut) seine Wirkung getan hat, d.h. die Symptome erfolgreich beseitigt hat, ist nun der Abwehrmechanismus gezwungen, ein neues Gleichgewicht auf einer zentraleren Ebene aufzubauen (z.B. Asthma). Durch ein stark wirkendes Medikament oder durch eine über längere Zeit durchgeführte Medikamenteneinnahme kann somit die Krankheitsempfänglichkeit auf eine ungünstigere Stufe springen, d.h. zu einer zentraleren Ebene des Organismus vordringen. Das Tragische hierbei ist, der Abwehrmechanismus kann dann aus eigener Kraft das ursprüngliche Gleichgewicht nicht mehr herstellen, und selbst bei der besten homöopathischen Behandlung dauert es manchmal Jahre, bevor die vorherige Stufe wieder erreicht ist – von einer Heilung der ursprünglichen chronischen Krankheit ganz zu schweigen.

Impfungen

Impfungen gelten häufig als Beispiel für die allopathische Anwendung des Ähnlichkeitsgesetzes. Oberflächlich betrachtet sieht das wohl so aus, denn Impfstoffe sind geringe Mengen eines Materials, das gesunde Menschen krank machen kann. Aber es gibt grundlegende Unterschiede. Mit Impfstoffen werden ganze Bevölkerungsteile ohne Rücksicht auf individuelle Unterschiede behandelt. Die ganz persönliche Empfindlichkeit, die ein Mensch für einen bestimmten Impfstoff hat, wird dabei nicht berücksichtigt. Aus diesem Grund steht daher das Konzept der Impfung sogar im Widerspruch zu den homöopathischen Prinzipien. Die Erfahrungen hervorragender Homöopathen haben überzeugend nachgewiesen, daß durch Impfungen nicht nur tiefgreifende Schäden entstehen können, sondern vor allem auch chronische Krankheiten gefördert werden. Die Impfung kann den Frequenzbereich des Organismus auf die gleiche

Weise verändern wie eine schwere akute Erkrankung oder allopathische Medikamente. Chronische Leiden, die sich auf eine Impfung zurückführen lassen, werden in der Homöopathie als Vaccinosis bezeichnet. Daß die Vaccinosis tatsächlich Folge der Impfung und kein bloßer Zufall ist, zeigt sich daran, daß solchen Menschen durch Verabreichung des potenzierten Impfstoffes oft sehr wirksam geholfen werden kann. Der Homöopath aber, der die Krankengeschichte seiner Patienten vollständig aufnimmt, kann viele solcher Fälle zitieren.

Allergien aus homöopathischer Sicht

Mit großer Besorgnis stellen die Mediziner fest, daß immer mehr Menschen unter Heuschnupfen, Asthma, Nesselsucht, Neurodermitis oder Kontaktekzemen leiden. Weltweit haben diese Allergien gravierend zugenommen. Was heißt Allergie? Den Begriff der Allergie gibt es erst seit Beginn dieses Jahrhunderts, er beinhaltet eine „Andersreaktion" des menschlichen Organismus auf körperfremde Substanzen. Die Betonung liegt auf „anders", denn die Fähigkeit des Organismus in der richtigen Weise zu reagieren, ist lebensnotwendig. Besitzt der Organismus diese Reaktionsfähigkeit nicht (Man nennt dies Anergie), dann kann der Mensch beispielsweise bei der kleinsten Infektion schwer erkranken oder gar sterben. Das gesunde Mittelmaß ist die „Normergie", die normale Reaktionsfähigkeit.

Voraussetzung für die Entstehung der allergischen Erkrankung ist das Vorhandensein von Allergenen. Diese können sein: Nahrungsmittel, Tierhaare, Hausstaub, Pollen, Medikamente, Schimmelpilze, pflanzliche Materialien, Chemikalien und vieles mehr. Ob jedoch eine Allergie entsteht, welcher Art sie ist und letztlich auch ihr Schweregrad hängt allein von der Bereitschaft jedes einzelnen Organismus ab, „anders" zu reagieren. Viele Menschen reagieren auf allergieauslösende Faktoren ohne Krankheitszeichen. Doch ist die Zahl jener, die „anders" reagieren, in stetem Ansteigen. Die häufigsten und in unserem Zusammenhang wichtigsten allergischen Reaktionen zeigen sich auf der Haut, bekannt als Ekzem oder Nesselsucht und auf den Schleimhäuten, als Erkrankungen der Luftwege, z.B. als Heuschnupfen, beim Kind vor allem in einer spastischen Bronchitis, bzw. Asthma und im Verdauungstrakt mit Durchfällen usw.

Obwohl es für die meisten von uns dafür wohl zu spät ist, gilt das Stillen als die vielleicht beste Allergievorbeugung. Flaschenkinder sind meist weitaus anfälliger für Allergien als Kinder, die gestillt worden sind. Die Muttermilch enthält wichtige Antikörper und andere immunologische Faktoren, die nicht nur dem Schutz des Säuglings dienen, sondern auch einen Einfluß auf die spätere Entwicklung des Immunsystems des Kindes haben.

Der Atem- und Verdauungstrakt reagiert am häufigsten mit allergischen Symptomen. Dies liegt daran, daß beide Systeme einen hohen Anteil von Mastzellen aufweisen. Diese Mastzellen enthalten Histamin und verschiedene andere chemischen Verbindungen, die freigesetzt werden, wenn der Mensch mit Allergenen konfrontiert wird. Histamin erweitert die kleinsten Blutgefäße, die dann die Blutzufuhr zur Peripherie des Körpers erhöhen als Abwehrreaktion gegen das eingedrungene Allergen. Histamin verengt auch die Bronchiolen (feinste Bronchialäste), mit deren Hilfe der Körper Husten erzeugt, um so die Allergene auszustoßen. Schließlich steigert Histamin auch die Magensaftsekretion, ein Versuch des Körpers, das Allergen zu verdauen. Trotz dieser verschiedenen Schutz- und Heilversuche des Körpers ist der Organismus oft nicht imstande, sich selbst zu heilen. Oft ist der Mensch so krank, daß es zu einer Überreaktion auf Substanzen kommt, mit denen ein Gesunder fertig wird, ohne daß irgendwelche Symptome auftreten.

Ursachen für die Ausbreitung von Allergien:

1. Umweltfaktoren spielen eine große Rolle:
    Viele Reizstoffe in der Luft, Wasser, in Wohnungen, Nahrung

und Kleidung wirken auf den menschlichen Organismus ein und sind somit an der Ausbreitung der Allergien beteiligt.

2. Zunahme der Irnpfungen:
   Bis zum 15. Lebensmonat erhält der Säugling/Kleinkind bis zu 23 Impfungen (wenn man den Impfempfehlungen der Gesundheitsämter folgt). Jede Impfung bedeutet für den Organismus eine Belastung mit Fremdeiweiß und somit eine Irritation des Immunsystems.

3. Zunahme der unterdrückenden Therapien:
   Der menschliche Organismus bekommt keine Chance mehr, natürlich auf eine Infektion zu reagieren. Die Symptome als „Sprache des Körpers" werden unterdrückt und die Krankheit kann sich verlagern. Vor allem die Zunahme der Cortison-Behandlungen sorgen für eine Unterdrückung und Verschiebung der Erkrankung auf eine höhere Ebene. In der homöopathischen Praxis gibt es auch häufig Fälle, in denen ein Kind bis zu fünfmal und mehr pro Jahr antibiotisch behandelt wurde. Daß dies nicht ohne Auswirkungen auf das Immunsystem bleibt, ist bereits jedem Laien klar.

4. Auch der vermehrte Konsum von industriell gefertigten und somit denaturierten Nahrungsmitteln mit einer großen Bandbreite an chemischen Zusätzen, der große Zuckergehalt in vielen Nahrungsmitteln und vieles andere mehr, sind bei der Entstehung von Allergien beteiligt.

5. Natürlich müssen auch Veränderungen in der Familienstruktur, wie Kleinfamilien, Berufstätigkeit beider Eltern, Scheidungsituationen und eventuelle Verlustängste, bei der Ursachenfindung von Allergien mit berücksichtigt werden.

Wie sieht nun die allopathische Therapie bei Allergien aus?

In erster Linie wird eine weitgehende Vermeidung der allergieauslösenden Substanzen empfohlen. Akute Anfälle werden mit Antihistaminika oder cortisonhaltigen Präparaten gelindert. Aber die Schulmedizin bietet keine Medikamente an, um Allergien auszuheilen. Sie kann keine dauerhaften Lösungen aufzeigen, da die Symptome nur unterdrückt, überdeckt oder verlagert werden. Nach dem Weglassen der allopathischen Medikamente tritt die Allergie entweder um so stärker wieder auf, oder sie hat sich auf eine höhere Ebene verlagert.

ALLOPATHISCHE MEDIKAMENTE UND IHRE WIRKUNGEN BEI ALLERGIEN

Antihistaminika

Antihistaminika sollen die Ausschüttung von Histamin als Reaktion auf die Allergene verhindern oder schwächen. Sie haben antiallergische, gefäßabdichtende und juckreizstillende Wirkung. Dies zeigt sehr deutlich, daß nur die Symptome des Problems und nicht die zugrundeliegende Störung behandelt wird. Statt dessen unterdrücken Antihistaminika nur die Reaktion des Körpers auf die Allergene. Wenn die Arzneimittel den Patienten müde machen oder andere Nebenwirkungen haben, verordnen Allopathen im allgemeinen cortisonhaltige Medikamente.

Corticosteroidhaltige Medikamente

Diese haben eine stark entzündungshemmende und abschwellende Wirkung, d.h. daß sie die Schwellungen der Haut und Schleimhaut zurückgehenlassen, dabei kann es dann aber eine darauffolgende Gegenreaktion geben, bei der die Schwellung dann noch stärker als zuvor auftritt. Das heißt also, daß auch diese Medikamente lediglich die Anstrengungen des Körpers unterdrücken, mit bestimmten Streßfaktoren fertig zu werden, und sie schaffen schließlich aufgrund ihrer Nebenwirkungen noch ernstere Probleme als jene, die sie scheinbar lösen. Cortisonpräparate sollten lediglich in lebensbedrohlichen Situationen zum Einsatz kommen.

Hyposensibilisierung bzw. Desensibilisierungsbehandlung

Hier werden Allergene in ansteigender Dosierung in den Körper eingespritzt, d.h. der Körper wird auf eine ihm fremde Art und

Weise mit diesen Allergenen konfrontiert und langsam gegen dieses Allergen unempfindlich gemacht. Diese Art der Behandlung ist aus homöopathischer Sicht zwar am wenigsten anfechtbar, hierbei werden die Symptome zwar nicht direkt unterdrückt und es werden keine starken Medikamente verabreicht, jedoch wird bei dieser Therapie auch nicht die Allergiebereitschaft verändert, sondern langjährige Erfahrungen haben gezeigt, daß die Patienten im günstigsten Fall nach einer „erfolgreich" eingesetzten Hyposensibilisierungsbehandung auf andere Allergene allergisch werden. Das heißt, im Allergenspektrum findet nur eine Verschiebung statt. Obwohl die Hypo/Desensibilisierungsbehandlung im Hinblick auf Bienengifte und andere Insektengifte im allgemeinen gelingt, sind wissenschaftliche Studien über ihre Wirksamkeit gegen Pollen, Schimmelpilze, Hausstaub und Tierhaare meist wenig aussagekräftig oder fehlen ganz. Auch ist inzwischen die Hypo/Desensibilisierungsbehandlung bereits in einigen medizinischen Kreisen in Verruf geraten. Bei dieser Art der Therapie gab es bereits Todesfälle durch allergische Schocks. Auch die Herstellungsweise dieser Injektionslösungen ist inzwischen umstritten. Sie sehen also, daß die Allopathie/Schulmedizin keine Heilung von Allergien anbieten kann, sondern bestenfalls nur eine Linderung oder gar eine Symptomunterdrückung, denn die Ursache für die Allergiebereitschaft wird in keinster Weise verändert. Deshalb ist echte Heilung auf diesem Weg nicht möglich.

DIE HOMÖOPATHISCHE BEHANDLUNG VON ALLERGIEN

Die Homöopathie geht ganz anders mit dem Thema Allergien um. Auch hier gelten natürlich ihre festen Prinzipien und Heilgesetze. Außer der Homöopathie gibt es keine Therapierichtung mit festen Heilgesetzen, anhand derer man die Reaktionen der verabreichten Arznei kontrollieren kann. Die Homöopathie erhebt für sich den Anspruch der Individualtherapie, da immer der ganze Mensch behandelt wird und nicht nur einzelne Organe oder Erkrankungen. Bei verschiedenen Patienten, die Heuschnupfensymptome aufweisen, hat doch jeder seine ganz spezielle Art zu reagieren. Bei dem einen sind vorwiegend die Augen betroffen, beim Zweiten die Nase, der Dritte leidet hauptsächlich unter Juckreiz, der Vierte vielleicht unter brennenden Tränen. Bei einem besteht eine Verschlechterung durch Kälte, beim anderen ein ausgeprägtes Frischluftverlangen. Gemeinsam haben sie meist nur eines: die Diagnose Heuschnupfen. Alles andere ist bei jedem Patienten individuell verschieden. Und gerade die merkwürdigen und eigenartigen Symptome sind es, die für den Homöopathen von besonderem Interesse sind, denn diese sind individuell unterschiedlich. Zu den wichtigsten Symptomen zählen die sogenannten „Modalitäten": Was bessert den Heuschnupfen? Was verschlechtert ihn? Seit wann bestehen die Beschwerden? Was war der Auslöser? Was war vorher?

Hat der Homöopath alle individuellen und allgemeinen Symptome abgefragt und aufgeschrieben, kann die Suche nach dem richtigen Heilmittel losgehen. Die Homöopathie hat den Anspruch, dauerhaft zu heilen, d.h. die Symptome dürfen nicht nur für Tage oder Wochen vergehen. Ziel ist es, den Patienten ohne ständige Arzneimitteleinnahme auf eine stabilere Gesundheitsebene zu bringen. Ein Patient ist z.B. allergisch auf Gräserpollen, Hausstaubmilben und diverse Nahrungsmittel und reagiert mit asthmatischen Anfällen. Die Therapie in der Allopathie schaut folgendermaßen aus: Der Patient soll weitgehend seine Allergene vermeiden. Der Heuschnupfen wird eventuell mit antihistaminischen Nasensprays behandelt. Für sein Asthma bekommt er ein oder mehrere Dosier-Sprays, teils antihistaminhaltig, teils cortisonhaltig o.ä. Die Homöopathie geht davon aus, daß die Allergene nicht die Ursache der Allergie sind – denn sonst müßte jeder darauf allergisch reagieren – sondern nur der Auslöser. Der Patient hat eine innere Bereitschaft, auf diese Substanzen überschießend zu reagieren, und deshalb muß diese Bereitschaft verändert werden. Ziel ist es, ohne ständige Arzneieinnahme diese gestörte innere Bereitschaft umzustimmen und den Patienten so zu stabilisieren, daß er auf Blütenpollen nicht mehr allergisch reagiert. Die Schulmedizin verheißt in diesem Fall: „Der Patient ist krank, weil er eine Allergie hat." Die Homöopathie dagegen: „Der Patient hat eine Allergie, weil er krank ist!" Bei der homöopathischen Behandlung von Allergien müssen wir zwischen der akuten und der chronischen Erkrankung unterscheiden. Manchmal kann es nötig werden, daß wir die Allergie akut behandeln müssen. Das akute Mittel kann zwar für den momentanen akuten Zustand im Hinblick auf die allergischen Symptome Abhilfe schaffen, verhindert jedoch im allgemeinen nicht das zukünftige Auftreten.

Chronische homöopathische Behandlung

Da wir Heilung erreichen wollen, müssen wir uns bemühen, Mittel zur Behandlung des zugrundeliegenden chronischen Krankheitszustandes zu finden, der ja die Ursache für die immer wiederkehrenden allergischen Symptome darstellt. Das heißt, die Ursache für die Allergie liegt im Organismus selbst. Deshalb suchen wir in der Homöopathie das passende chronische Mittel für den Gesamtzustand des Menschen – das Mittel, das alle Symptome des Menschen auf allen seinen Ebenen abdeckt. Das gute und richtige konstitutionelle Mittel für den chronisch zugrundeliegenden Zustand schafft es nach und nach, die Häufigkeit der Anfälle zu verringern und die Intensität der Allergiesymptome zu reduzieren und schließlich dauerhaft zu heilen. Daß dies nicht von heute auf morgen geht, muß jedem klar sein. Schauen wir uns das Bisherige anhand der unterschiedlichen allergischen Erkrankungen an.

HEUSCHNUPFEN

Die akute homöopathische Behandlung von Heuschnupfen sieht folgendermaßen aus: Wenn der Patient zum ersten Mal in seiner Heuschnupfenzeit zu einem Homöopathen kommt und der Homöopath sich noch kein Gesamtbild verschaffen konnte, ist häufig ein akutes Mittel notwendig. Zwei homöopathische Mittel für den akuten Heuschnupfen sollen aufzeigen, wie wichtig es ist, gerade die individuellen Symptome des einzelnen Patienten zu beachten:

Allium cepa = die Küchenzwiebel

Wer hat nicht schon die Wirkungen einer frisch geschnittenen Zwiebel auf sein Wohlbefinden beobachten können. Wie allgemein bekannt, laufen beim Zerschneiden einer Zwiebel Nase und Augen. Genauer hingeschaut verursacht Allium cepa folgende Symptome: Die Nasenabsonderung brennt und reizt die Nasenlöcher und die Oberlippe. Gleichzeitig röten sich die Augen, und sie fangen zu brennen an, wobei die Tränen selbst weder Augenlider noch Wangen reizen. Die Betroffenen niesen häufig und es geht ihnen besser an der frischen Luft. Sie fühlen sich schlechter abends und in geschlossenen, warmen Räumen.

Zusammengefaßt: Allium cepa verursacht brennende Nasenabsonderung und milde Augenabsonderung.

Euphrasia = der Augentrost

Im Gegensatz zur Küchenzwiebel haben Menschen mit akuten Allergiesymptomen, die Euphrasia brauchen, eine nicht wundmachende, wäßrige Nasenabsonderung und einen starken, brennenden Tränenfluß, der dazu auch noch die Umgebung der Augen reizt. Der Patient, der Euphrasia braucht, fühlt sich schlechter an der frischen Luft, am Morgen und im Liegen. Der Husten tritt möglicherweise nur tagsüber auf und er wird besser durch Hinlegen, durch Essen oder nachts, obwohl die Nasensymptome sich im Liegen verschlechtern.

Wir sehen also, jedes Mittel weist ganz individuelle Symptome auf, die den individuellen Symptomen des Patienten gegenübergestellt werden müssen, um ihm helfen zu können.

Die chronische Behandlung bei Heuschnupfen sollte vor oder nach der Pollensaison erfolgen. Sie dauert bis zu drei Jahren, wobei der Patient von Jahr zu Jahr eine Besserung seiner Akutsituation beobachten wird. In vielen Fällen aber ist der Patient bereits im ersten Jahr beschwerdefrei. Es kommt immer darauf an, wie lange die Beschwerden schon bestehen und ob bereits und wieviele unterdrückende Therapien in der Vergangenheit stattgefunden haben. Wichtig ist hier wie bei allen chronischen Behandlungen die Berücksichtigung des Gesamtzustandes des Patienten. Das Beispiel von Frau F. macht deutlich, wie eine erfolgreiche homöopathische Behandlung aussehen kann:

Frau F., eine Mutter von drei Kindern, kam wegen Heuschnupfen und allergischem Asthma in die Sprechstunde. Ihre Beschwerden begannen nach der Geburt ihres ersten Kindes vor acht Jahren. Anfangs hatte sie nur einen Heuschnupfen und wurde in einer anderen Praxis mit homöopathischen Komplexmitteln behandelt. (Komplexmittel werden nur organbezogen verordnet und beinhalten meist mehrere potenzierte Substanzen, ausgewählt für ein bestimmtes Organsystem, deren gegenseitige Wirkungen nicht abzusehen sind). Das Asthma bestand seit drei Jahren. Auch beschrieb die Patientin allergische Reaktionen auf Äpfel, Nüsse und Kirschen. Sie bekam daraufhin einen Juckreiz im Gaumen und das Gefühl, der Hals ginge zu. Der Heuschnupfen begann in den Frühlingsmonaten in den Augen mit Juckreiz, Röte und Tränenfluß, bei der Nase erst mit Fließschnupfen, gefolgt von Verstopfungsgefühl, anschließend fing sie zu husten an. Stimmungsmäßig ging es ständig auf und ab, in wöchentlichem Wechsel. Wenn sie schlecht drauf war, hatte sie keine Lust zu arbeiten, war müde und abgespannt, die Kinder gingen ihr auf die Nerven. Sorge: Was wäre mit den Kindern, wenn ihr etwas passieren würde; sie hatte das Gefühl, den Arbeitsalltag nicht bewältigen zu können. Besserung dieser Zustände erfuhr sie durch richtiges körperliches Verausgaben. Die Leute dachten von ihr, es würde sie nichts so schnell aus der Ruhe bringen. Für sie typisch war ihre Inkonsequenz, vor allem ihren Kindern gegenüber. Sie versuchte, es allen Recht zu machen, konnte schlecht nein sagen; erst kamen die anderen, zuletzt sie selbst. Die Patientin hielt sich selbst für perfektionistisch, und ihr Harmoniebedürfnis war sehr ausgeprägt. In jeder Hinsicht ging es ihr besser am Meer. In ihrer Jugend war sie eine leidenschaftliche Tänzerin. Phasenweise kamen ihr Gedanken an Krankheiten, vor allem an Krebs. Anhand dieses Gesamtbildes und auch den Symptomen und bestimmten Körpermerkmalen ihrer Kinder wurde das homöopathische Mittel gewählt. Die Patientin war in der nächsten Pollenflugzeit bereits beschwerdefrei. Auch die Nahrungsmittelallergien, d.h. das Gaumenjucken, das jahreszeitenunabhängig war, blieben verschwunden. Die Patientin erzählte, daß es ihr nun leichter möglich war, ihre eigenen Bedürfnisse und Wünsche zu äußern und durchzusetzen. Ihr gelang es zum ersten Mal, sich mit den Lehrern ihrer Kinder kritisch auseinanderzusetzen. Um die Harmonie in ihrer Umgebung nicht zu gefährden, hatte sie ihre eigenen Bedürfnisse immer hinten angestellt. Die Krebsangst trat ebenfalls nicht mehr auf, und die Patientin wurde auch auf der emotionalen Ebene ausgeglichener und stabiler.

ASTHMA BRONCHIALE

Unter Asthma bronchiale versteht man eine anfallartige Atemnot durch Übererregbarkeit der Bronchien (Bronchospasmus), die meist von vermehrter, häufig zähflüssiger Schleimbildung begleitet wird. Neuerkrankungen sowie Todesfälle durch Asthma bronchiale nehmen weltweit zahlenmäßig zu. Ein Asthma bronchiale wird meist durch die Einatmung von allergischen Noxen (allergisches Asthma) ausgelöst. Besonders beim Erwachsenen kommt auch das infektallergische Asthma oder endogene Asthma vor. Hier werden die Anfälle durch bakterielle oder virale Erreger ausgelöst. Hinter deren Entstehen werden auch psychische Faktoren vermutet.

Aber auch die vererbte Belastung von seiten der Eltern, Großeltern oder durch weiter zurückliegende Generationen spielt bei dem Entstehen von Asthma eine große Rolle. Ferner kommt auch eine erworbene Belastung dazu, z.b. durch häufige chronische Infekte der Bronchien. Aus homöopathischer Sicht spielen auch unterdrückende Therapien in der Vorgeschichte des Patienten eine Rolle. Zum Beispiel kann durch eine langjährige Salbenbehandlung eines Ekzems in der Vergangenheit in späteren Jahren dann ein Asthma folgen. Selbstverständlich begünstigen auch spezielle Belastungssituationen, wie Kummer, anhaltende Sorgen oder ein schlechtes familiäres oder berufliches Umfeld, das Auftreten von Asthma bei einer vorbelasteten Konstitution.

Was geschieht beim Asthma? Es kommt zu einer Verengung der Bronchien infolge von Verkrampfung der feinen Muskelfasern in den Bronchialwänden. Durch Verschleimung entsteht Husten, Auswurf und Atemnot. Das Ausatmen der Luft aus den Lungenbläschen ist behindert. Diese Symptome werden in der Regel begleitet mit einer meßbaren Verschlechterung der Lungenfunktion.

Die allopathische Asthmabehandlung

Um die Bronchien wieder zu erweitern, werden meist spezielle Asthmasprays verordnet, je nach Schwere der Problematik mit antihistaminischen oder cortisonhaltigen Medikamenten. In ganz schweren Fällen muß der Patient auch zeitweise Cortison in Tablettenform einnehmen. Diese Mittel sind dann aber auch wahre Lebensretter und häufig imstande, die lebensbedrohlichen Asthmasymptome wirksam zu reduzieren. Trotz ihrer unbestrittenen Werte ist eine Heilung von Asthma mit diesen Medikamenten jedoch nicht möglich, und die Nebenwirkungen der Langzeittherapie sind so schwer, daß sogar die „American Academy of Allergy" ihren Einsatz nur in lebensbedrohlichen Situationen billigt. Inhalationsgeräte sind bei ihrem sachgemäßen Gebrauch in den weniger bedrohlichen Situationen oft von großem Nutzen und rufen meist weniger Nebenwirkungen hervor als andere Formen der Medikation. Der herkömmliche Medikamenteneinsatz bei Asthma wird so lange fortbestehen, bis es zu einem neuen Verständnis von Allergien und von Krankheiten im allgemeinen kommt. Die Homöopathie bietet hier eine echte Alternative.

Die Homöopathie und Asthma

Die Homöopathie geht auch bei der Behandlung von Asthma davon aus, daß seine Symptome die Anstrengungen des Körpers sind, das innere Gleichgewicht des Systems wieder herzustellen. Anstatt diese Symptome zu unterdrücken, verordnet der Homöopath eine potenzierte Gabe einer individuell ausgewählten Substanz, die imstande ist, ähnliche Symptome hervorzurufen, wie jene, an denen der betreffende Patient gerade leidet. Im akuten Zustand kann es wie beim Heuschnupfen nötig sein, daß der Patient eventuell ein anderes homöopathisches Mittel braucht, als es der chronische Zustand erfordert, je nachdem wie hochwertig individuelle Symptome des Patienten zu erkennen sind. Bei lebensbedrohlichen Zuständen sollte selbstverständlich auch vom Cortison Gebrauch gemacht werden. Bei der chronischen, konstitutionellen Behandlung arbeitet die Homöopathie natürlich auch nicht mit speziellen Asthmamitteln, sondern mit dem einen Mittel, für den gesamten Menschen, für seine Symptome auf allen Ebenen des Seins, d.h. für die geistige, emotionale und letztendlich auch körperliche Ebene mit den individuellen Asthmasymptomen. Der Erfolg der homöopathischen Behandlung hängt auch hier von der Vorgeschichte des Menschen, der Familienanamnese, der Häufigkeit und Dauer von starken Medikamenten in der Vergangenheit ab. Wenn der Patient allerdings bereits 20 Jahre mit Cortison behandelt wurde, bestehen natürlich geringere Heilungschancen, da keine dem Patienten eigentümliche Symptome mehr erkennbar sind. Wenn das Asthma korrekt homöopathisch behandelt wird und vor dem Asthma ein Hautausschlag bestand (wann auch immer), werden die alten Beschwerden, dem Naturgesetz folgend, wieder auftreten. Dieser Hautausschlag hält dann erfahrungsgemäß einige Zeit an, darf aber dann auf keinen Fall irgendwie behandelt oder unterdrückt werden. Die Heilung erfolgt hier genau wie in allen Fällen nach dem Heringschen Gesetz, d.h. von innen nach außen, von oben nach unten, von den lebenswichtigen Organen weg, hin zu den weniger lebenswichtigen, von jetzt nach früher. Man kann deutlich erkennen, die Homöopathie hat viel anzubieten bei Allergien. Aber es ist ganz wichtig, daß die Verschreibung des homöopathischen Mittels nicht an der Allergie, dem Heuschnupfen oder dem Asthma ansetzt. Wir brauchen immer das Mittel für den gesamten Menschen, für Geist, Seele und Körper mit seiner Allergie, so daß die Lebenskraft von innen heraus beginnen kann, die Dinge aufzuarbeiten. Das ist harte Arbeit – die Homöopathie bewirkt keine Wunder. Es erfordert aber von den Menschen, die heute eine homöopathische Behandlung beginnen wollen, eine ganze Menge Geduld und Mut. Nur wer Geduld hat, wird belohnt. Eine Behandlung von Allergien dauert lange, manchmal einige Jahre. Das richtige homöopathische Mittel ist auch oft am Anfang der Behandlung noch nicht zu erkennen, wir müssen uns oft durcharbeiten. Manchmal reicht auch ein einziges Mittel auf Dauer nicht aus, denn auch erbliche Belastungen müssen aufgearbeitet werden. In vielen Fällen aber werden die Menschen dann belohnt für ihre Mühe. Das Beispiel einer jetzt 6jährigen kleinen Patientin, Maria R., macht deutlich, wie einfach eine homöopathische Behandlung sein kann, wenn noch keine langen unterdrückenden Therapien stattgefunden haben:

Einige Wochen vor Behandlungsbeginn wurde durch einen Lungenfacharzt die Diagnose Asthma bronchiale gestellt. Maria leidete schon seit frühester Kindheit unter immer wiederkehrenden Bronchitiden. Die ersten Beschwerden traten auf, nachdem sie im Alter von zwei Monaten zugefüttert werden mußte, da die Muttermilch nicht ausreichte. Maria hatte regelmäßig die Milch wieder erbrochen und die jeweiligen Sorten nur 1–2 Wochen vertragen. Trotz Heilnahrung begannen dann im Alter von vier Monaten Durchfälle. Langsam nach und nach entwickelten sich auf der Haut trockene Stellen bis hin zu daumennagelgroßen, rauhen Ekzemen auf Waden, Pobacken, Unterarmen und Handrücken. Diese wurden dann mit Fettsalben behandelt. Das Ekzem breitete sich trotzdem weiter aus. Es juckte in den Kniekehlen und Armbeugen, verschlechtert wurde dieses Ekzem durch akute Infekte. Auch bei Trennung von der häuslichen Umgebung, wie z.B. im Urlaub, bekam sie neue Schübe. Dann traten auch gleichzeitig Durchfälle auf. Maria leidet auch heute noch schnell unter Heimweh. Der Hausarzt diagnostizierte irgendwann Neurodermitis, erteilte Ernährungsratschläge und verordnete unter anderem Cortisonsalben, die allerdings nur äußerst selten eingesetzt wurden. Sofort nach Beginn dieser Salbenbehandlung begann Maria zu husten, eine spastische Bronchitis folgte. Auffallend war, bei allen Hustenattacken erbrach Maria gleichzeitig die Nahrung und würgte Schleim. Eine Woche vor Behandlungsbeginn hatte sie dann den ersten Asthmaanfall. Es begann abends mit Erbrechen, Husten und Schnupfen. Sie wollte schon nicht alleine zu Bett. Maria japste nach Luft, würgte und erbrach Schleim. Der Lungenfacharzt, der sie daraufhin behandelte, verordnete ihr ein Asthmaspray zur Dauerbehandlung, ein cortisonhaltiges Inhalationsmittel und Cortison-Zäpfchen für den Notfall. Daraufhin kam Maria in homöopathische Behandlung. Maria war ein offenes charmantes kleines Mädchen mit rötlichen Haaren, durchscheinender zarter Haut und auffallend vielen Sommersprossen. Die Mutter schilderte ihre Tochter als sehr fürsorglich und mitfühlend anderen Menschen gegenüber. Heftig reagiert sie nur, wenn ihr etwas nicht paßte. Sie hatte Angst vor Einbrechern, die Mutter mußte immer die Türen verriegeln, und sie ängstigte sich nachts im Dunkeln. Ihre Zukunftswünsche waren damals schon klar: Sie wollte sich um bedürftige, alte Menschen kümmern. Maria hatte auffallend gerne Körperkontakt, schmuste gerne und wanderte häufig nachts zu ihrer Mutter ins Bett. Außer den typisch kindlichen Nahrungsmittelverlangen aß Maria gerne Fisch und Salziges. Nach dieser Anamnese und der daraufhin durchgeführten Ausarbeitung des Falles entschied man sich für das homöopathische Mittel Phosphorus, da Maria offensichtlich auf allen Ebenen typische Phosphorsymptome aufwies, und selbst ihr Aussehen paßte bilderbuchmäßig. Weil die allopatischen Medikamente nicht abrupt abgesetzt werden sollten, wurde das Mittel in einer Q-Potenz verordnet. Sie nahm es täglich in ansteigender Potenzierung ein. Parallel wurde ihr Gesundheitszustand durch den behandelnden Lungenfacharzt regelmäßig überprüft. So konnte das Cortison in Absprache mit ihm langsam reduziert werden, und innerhalb kürzester Zeit brauchte Maria keinerlei allopathische Medikamente mehr. Das homöopathische Mittel wurde weitergegeben. Unter der homöopathischen Behandlung kam der Hautausschlag wieder deutlich zum Vorschein. Akute grippale Infekte mit Husten gingen ohne Behandlungen komplikationslos vorüber. Maria entwickelte einen regen Appetit. Die Lungenfunktionswerte waren bereits wieder im Normbereich, als die Mutter von sich aus nach fünf Monaten Behandlungsdauer das Mittel absetzte, weil es Maria einfach gut ging. Zwischendurch informierte die Mutter immer wieder in regelmäßigen Abständen über das Wohlergehen ihrer Tochter. Maria wurde nach einem Jahr erneut vermehrt anhänglicher und empfindlicher. Ebenso bekam sie wieder für einen Tag einen würgenden Husten, ähnlich dem vor einem Jahr. Da immer noch das Gesamtbild von Phosphor zu erkennen war, nur die Beschwerden waren nicht mehr ganz so ausgeprägt, wiederholte man das Mittel in einer C-Potenz. Seither geht es der Patientin wieder auf allen Ebenen gut.

NEURODERMITIS

Es sind gerade die besonders sensiblen Menschen, die unter dieser Erkrankung leiden. Sie haben überempfindliche Haut und Schleimhäute und neigen infolgedessen zu Allergien. Ein solch sensibler Mensch erkrankt deshalb eher als andere an einer Neurodermitis, an Heuschnupfen oder einem Bronchialasthma. Viele tägliche Umweltfaktoren sind an dem Fortbestehen dieser Erkrankung beteiligt. Für den homöopathischen Behandler ist es deshalb auch nicht verwunderlich, daß gerade solch ein „empfindlicher" Mensch auch „überempfindlich" auf Impfungen reagiert, die er bereits ab dem Alter von drei Monaten, in einigen Fällen sogar gleich nach der Geburt (TBC-Impfung) erhält. Diese Impfungen sind in vielen Fällen dann für das „Eskalieren" dieser angeborenen Empfänglichkeit verantwortlich. Erfahrene Homöopathen können dies bestätigen. Die Neurodermitis gilt schulmedizinisch-naturwissenschaftlich als schwere, angeborene, unheilbare Krankheit. Der Krankheitsprozeß verläuft chronisch. Die Allopathie und die pharmazeutische Industrie kennt kein Mittel für deren Heilung. Die schulmedizinischen Behandlungsmethoden basieren darauf, das Leiden zu lindern, durch äußerliche Anwendung in Form von Salben, Bädern und Medikamenten, die juckreizlindernd und entzündungshemmend wirken. Vermeidet man auslösende Faktoren, wie z.b. psychische Spannungen, Allergene, oder andere störenden Reize, so klingt die Neurodermitis ab. Es wird jedoch immer wieder zu neuen Schüben kommen. Heilbar wird sie erst, wenn es gelingt, die Lebensskraft des Organismus soweit zu stabilisieren, daß sich dieser übersensible Mensch in einen selbstsicheren, ausgeglichenen verwandelt. Einige Neurodermitiker verlieren im Verlauf ihres Lebens, z.B. in der Pubertät, das Leiden. Der Neurodermitiker gerät durch Probleme des täglichen Lebens so unter Spannung, daß er ein Organ, seine Haut, zu Hilfe nehmen muß, um diese innere Spannung zu bewältigen. Die Neurodermitis ist keine Erkrankung, deren Ursache in der Haut selbst begründet ist. Ursache liegt in der gestörten Lebenskraft des einzelnen. Auslösende Faktoren vieler Neurodermitisschübe sind oft in einer Nahrungsmittelallergie zu suchen. Es handelt sich meist um Nahrungsmittel, die täglich gegessen werden. Auch sieht es so aus, als sollten diese Nahrungsmittel schnell herauszufinden sein, aber dies täuscht. Hier spielt eine maskierte Allergie oft eine große Rolle.

MASKIERTE ALLERGIEN

Große Mengen des Allergens rufen Krankheitssymptome hervor, ein Neurodermitisschub wird ausgelöst. Diese Krankheitssymptome werden von niedrigen Dosen desselben Allergens, die sich vom Vortag noch im Körper befinden, augenblicklich gelöscht. Aktivierung und Löschung stehen nicht ständig im Gleichgewicht. Deshalb hat der Neurodermitiker einmal mehr oder weniger Beschwerden, je nachdem, was überwiegt, Aktivierung oder Löschvorgang. Dieser Vorgang der „maskierten Allergie" täuscht den Erkrankten und seine Angehörigen bezüglich dieser nahrungsmittelbedingten Schübe. Eine bestimmte, allergenfreie Diät über einen längeren Zeitraum begrenzt oft diese Schübe auf ein Mindestmaß. Auch eine säurereiche Ernährung wirkt sich ungünstig auf die Neurodermitis aus. Deshalb erhält der Neurodermitiker eine vorwiegend vegetarische Ernährung, die den Körper basisch verändert. Eine Heilung muß aber eine ursächliche sein, deshalb setzt die Homöopathie ganz anders an. Auch gesunde Menschen reagieren auf die täglichen Reize von außen mit Angst, Erwartungsspannung, Schweißausbrüchen, Durchfällen etc., je nachdem, welche Konstitutionen sie für den Homöopathen aufweisen. Im Gegensatz zu den verhältnismäßig „gesunden" Patienten gerät der Neurodermitiker ständig durch den normalen Alltag unter Spannung. Diese Spannung entlädt sich über seine Haut in Form von Juckreizattacken. Ziel der homöopathischen Behandlung ist es, die Ursachen dieser Spannung herauszufiltern. Der Erkrankte oder bei einem kleinen Kind die Angehörigen sehen sich vielen ungewöhnlichen Fragen ausgesetzt, wenn sie sich zum erstenmal in eine homöopathische Behandlung begeben: Wann hat die Erkrankung begonnen? Wie war die Schwangerschaft der Mutter? Welchen psychischen Konflikten war die Mutter eventuell schon vor oder während der Schwangerschaft ausgesetzt? Was war bei oder gleich nach der Geburt? Verlief die Geburt normal oder wurde durch Kaiserschnitt entbunden? Fand eine Trennung zwischen der Mutter und dem Kind statt? Konnte die Mutter stillen? Welche Beziehung hat die Mutter zu ihrem Kind? In welcher persönlichen oder familiären Situation befindet sich der Erkrankte? Wie ist die Geschwisterstellung? Gab oder gibt es irgendwo eine Kummersituation, die nicht verarbeitet wurde? Irgendein Trauma? Welche Erkrankungen oder Vorbelastungen bestehen von Seiten der Familie des Patienten, seiner Großeltern usw.? Dies und vieles mehr zu klären, ist Aufgabe und Umsetzung bei einer homöopathischen Behandlung. Der Homöopath muß sich lange jedes Urteils enthalten, erst dann darf er es formen, wenn alle Zeugen ihre Geschichte erzählt haben und alles klar vor ihm liegt. Dann beginnt er, den Fall als Ganzes zu studieren. Das nennt man Untersuchung ohne Vorurteile, und dazu ist viel gesunder Menschenverstand erforderlich, viel Wissen um Umwelteinflüsse und Kenntnis des menschlichen Herzens. Die Absicht des Homöopathen dabei ist, die Krankheit des Patienten zu Papier zu bringen, um nachher dann in aller Ruhe in der Arzneimittellehre das Ebenbild zu finden. Das funktioniert nur, wenn man auch diese detaillierten Arzneimittelbilder kennt. Der Homöopath muß vorurteilslos beginnen, den Fall von hinten aufzurollen. Der Fall eines zweijährigen Jungen mit Neurodermitis zeigt eine erfolgreiche homöopathische Behandlung:

Andreas kam als Zweijähriger in Behandlung. Seit Geburt hatte er Milchschorf, der sich über das Gesicht ausbreitete. Die Haut war hauptsächlich im Brustbereich betroffen, aber auch Gesicht, Kopfhaut, Hände und Beine zeigten Rötungen und Kratzstellen, schlimm war es hinter den Ohren, die Ohrläppchen waren blutig eingerissen. Eine Woche vor Behandlungsbeginn waren die Finger des kleinen Patienten blutig eingerissen, auch bekam er in letzter Zeit zunehmend Quaddeln am ganzen Körper. Die Mutter beobachtete eine Verschlechterung des Hautbildes nach dem Genuß von Erdbeeren oder zuckerhaltigen Produkten. In der Vergangenheit wurden viele Behandlungsmethoden ausprobiert: so z.B. die Bioresonanztherapie, Salbenbehandlungen mit Cortison, Darmpilzbehandlung (hier erfuhr die Haut eine gute, aber nicht anhaltende Besserung). Am besten ging es dem kleinen Patienten aber bei Aufenthalten am Meer. Der Junge war blond, kräftig, von einer intensiven Ausstrahlung, er bezauberte seine ganze Umgebung. Dies wurde von den Eltern bestätigt. Die Mutter bezeichnete ihren kleinen Sohn als hypersensibles Kind, das viel lacht, nach außen hin aber auch „hart im Nehmen" ist. Er hatte in der Familie das Sagen. Er schrie oft wenn ihm etwas nicht paßte, aber er ließ sich auch leicht wieder beruhigen. Als Baby wollte er viel herumgetragen werden. Über den Zeitpunkt der Zärtlichkeit, die ihm seine Eltern entgegenbringen dürfen, wollte er aber strikt selbst bestimmen. Ihm ging es nicht gut, wenn er festgehalten wurde. Wenn er seinen Kopf durchsetzen wollte, schrie er und schlug auch schon mal gegen seine Eltern. Er hatte insgesamt einen sehr starken Willen. Auffallend war, wie oft er sich später verletzte, beim Laufen stolperte oder taumelte. Auch fiel eine große Ähnlichkeit mit seinem Vater auf. Er hatte eine ebenso große intensive Ausstrahlung auf seine Umgebung wie sein Kind. Der Vater beschrieb seine eigene Persönlichkeit so: „Ich war immer ein Hansdampf in allen Gassen". Auch bezeichnete er sich als sehr temperamentvoll und war früher immer unterwegs.

Insgesamt erschien die Familiensituation recht harmonisch. Bei den Nahrungsmittelverlangen fiel auf, daß der kleine Patient ein großes Verlangen nach gewürzten und salzigen Speisen hatte, auch die Salatsoße trank er gerne. Er mochte gerne Orangen und Orangensaft und liebte fettes Essen und Sahne. Abends wurde er nie müde, wollte immer lange aufbleiben, war morgens aber gleich fit. Im Schlaf lag er häufig in der Knie-Ellenbogen-Lage. Nach Erstellung des Gesamtbildes entschied man sich – nicht zuletzt auch wegen der große Ähnlichkeit zwischen Vater und Sohn – für das chronische Mittel. Auf die Fortsetzung der Salbenbehandlung wurde gleich verzichtet. Die Eltern wurden auf die Gefahr der Unterdrückung durch diese Salben hingewiesen und über den weiteren Behandlungsverlauf und über die zu erwartenden Erstverschlimmerungen aufgeklärt. Gleichzeitig erfolgte eine Ernährungsberatung, jedoch sah man in diesem Fall keine Notwendigkeit einer strengen Diät. Im Verlauf der nächsten Wochen kam der Hautausschlag noch einmal kräftig hervor, das Kind wurde nicht mehr vom Kratzen abgehalten, und es wurden keine Salben mehr verabreicht. Im weiteren Verlauf heilte die Haut – dem Heringschen Gesetz folgend – von oben nach unten ab. Das Kind aß alles, auf was es Lust hatte, ohne daß es zu einem neuen Schub kam. Das Kind und seine

Haut blieben weiterhin, trotz stattfindender Zahnung, anhaltend stabil. Ein fieberhafter Infekt, der nach einigen Monaten auftrat, wurde mit dem gleichen Mittel in niedriger Potenzierung behandelt. Dies half dem Jungen über diese Erkrankung hinweg. Die Haut ist bis heute stabil geblieben. Der kleine Junge machte in der Folgezeit einen großen Entwicklungsschub, er sprach besser, wurde insgesamt lieber und schmusiger.

Die richtige homöopathische Behandlung besteht nicht nur aus der Aneinanderreihung von Symptomen auf allen Ebenen. Oft erkennt der erfahrene Homöopath das „richtige Mittel" nur aufgrund eines „roten Fadens", der sich aus langen Gesprächen oder auch nur durch kleinste Äußerungen des Patienten erkennen läßt. Es ist eben eine individuelle Behandlung.

Verschreibung homöopathischer Mittel mittels Pendel, Horoskop, Kinesiologie u.ä.

Immer mehr häufen sich die Berichte über unhomöopathische Verordnungen. Patienten bekommen homöopathische Mittel (manchmal mehrere gleichzeitig) aufgrund von erstellten Horoskopen, da werden Mittel des öfteren ausgependelt, durch Elektroakupunktur ausgetestet und mittels Kinesiologie verordnet. Dies hat mit Homöopathie nichts mehr zu tun. Das angemessene Meßinstrument für menschliche Vorgänge – allein diese interessieren in der Homöopathie – ist der Mensch selbst! Wir müssen allerdings die Chance nutzen, uns als Instrument zu schulen. Homöopathische Anamnese und Mittelfindung bedarf einer großen geistigen Leistung und Anstrengung, entscheidend ist dabei auch die „Bewußtwerdung" und die Kunst der Beobachtung. Dies alles bedeutet für einen Homöopathen einen langen Weg, der nicht umgangen werden kann. Ein Homöopath lernt sein Leben lang. Ständiges Training im Umsetzen der Homöopathie kann man nicht durch Pendeln, Horoskopverordnungen o.ä. ersetzen. Beim Versuch, diese „intuitiven" Instrumente einzusetzen, bleiben Mensch und Natur und

Heilgesetze auf der Strecke. Dies dürfte jedem klar sein, der angefangen hat, homöopathisch zu denken und der gelernt hat, den Menschen letztendlich als Ganzes zu sehen. Qualifizierte Homöopathie-Fachschulen vermitteln und trainieren diese Heilkunst. Samuel Hahnemann hinterließ seinen Nachfolgern folgenden Leitsatz: „Macht's nach, aber macht's genau nach"!

Homöopathie und Bioresonanztherapie

Allergiker und ihre Angehörigen haben oft schon einen langen Weg hinter sich, bevor sie in einer homöopathischen Praxis ankommen. Sie haben bereits viele Heilverfahren ausprobiert, die ihnen vielleicht für kurze Zeit Linderung brachten.
Seit einiger Zeit wird viel geworben für ein energetisches Heilverfahren, die Bioresonanz-Therapie.

Der deutsche Arzt Dr. F. Morell machte sich sein Wissen über die Biophysik zunutze und entwickelte bereits 1977 diese neue Therapieform. Daraus entstand dann im Jahre 1987 die Bioresonanz-Therapie, ein Verfahren der biologischen Ganzheitsmedizin. Ein Gerät wurde entwickelt, das die pathologischen Schwingungen, die im menschlichen Körper, z.B. durch unausgeheilte Krankheiten, Giftbelastungen, Viren, Erbbelastungen usw. entstehen, auslöschen soll. Durch diesen Vorgang können Störfelder im Körper eliminiert und die Selbstheilungskräfte gestärkt werden, so daß der Körper sofort mit Entgiftungs- und Heilprozessen beginnen kann. Die Bioresonanz-Therapie ist zwar an kein bestimmtes Krankheitsbild gebunden, wird aber besonders in der Allergie-Behandlung empfohlen. Wie steht die Homöopathie aber zu dieser Therapieform? Für viele Homöopathen ist Bioresonanz nichts anderes als Allopathie, nur auf weit feineren Ebenen, als die sonst üblichen allopathischen Behandlungen. Der Grundgedanke ist, durch Hautwiderstandsmessungen an geeigneten Punkten bestimmte körpereigene Frequenzen zu ermitteln und anschließend umgekehrt zurückzuspielen; pathologische Frequenzen so zu löschen. Dies hört sich nicht schlecht an, aber wer beachtet die Heilgesetze und beobachtet den weiteren Heilungsverlauf auf seine richtige Richtung? Allergie weg und was dann? Maschinen sind nur Hilfsmittel. Sie können zwar durchaus sinnvolle Aufgaben erfüllen, aber mit dem geistig-seelischen Menschen haben sie nichts zu tun. Wo immer Heilung und Gesundheit zu einer überwiegend technischen Frage wird, bleibt der Mensch auf der Strecke. Leider aber nimmt die High-Tech-Medizin auch in Alternativpraxen (egal ob Arzt oder Heilpraktiker) einen immer größeren Raum ein. Behandeln bedeutet aber auch, den Patienten in seiner Individualität anzunehmen, sich in ihn hineinzuversetzen, ihn ein Stück seines Weges zu begleiten.

Lexikon der Fachausdrücke

Lexikon der Fachausdrücke aus Homöopathie und Allopathie

Abszeß	Eiteransammlung in einer allseitig umschlossenen Höhle des Gewebes, die durch einen krankhaften Vorgang entstanden ist
Adipositas	Fettleibigkeit
Ähnlichkeitsgesetz	Im homöopathischen Sinne besagt es, daß eine Erkrankung mit einem Medikament behandelt wird, das in seiner Urform bei einem gesunden Menschen die Symptome hervorrufen würde, die es behandeln soll.
Akupressur	eine Abwandlung der chinesischen Akupunktur, die jedoch durch Fingerdruck erfolgt und damit zur Muskelentspannung führt und den ungehinderten Energiefluß im Körper ermöglichen soll
Akupunktur	Behandlung ähnlich der Akupressur, nur wird hier mit Nadeln gearbeitet, die an bestimmten Stellen des Körpers eingesteckt werden
Allopathie	Ausdruck für eine Heilmethode, die der Homöopathie entgegengesetzt ist (Schulmedizin) und von Hahnemann geprägt wurde
Alopezie	bzw. Alopecia – Haarausfall
Amenorrhoe	ausbleibende Monatsblutung

Amnesie	Gedächtnislücke, die sich auf eine bestimmte Zeit und bestimmte Ereignisse bezieht
Anämie	Anaemia – eine Verminderung des Blutfarbstoffes und/oder des Erythrozythengehaltes im Blut
Anamnese	Vorgeschichte des Erkrankten; sie ist besonders in der Homöopathie von großer Wichtigkeit.
Angina	entzündliche Veränderung und Schwellung der Rachengegend, die mit starken Halzschmerzen, Fieber, Mattigkeit und Heiserkeit einhergeht
Angina pectoris	Engegefühl in der Brust, das seine Ursache in Verengungen oder Spasmen der Herzkranzgefäße hat
Angina tonsillaris	Mandelentzündung
Anorexie	Anorexia – Appetitlosigkeit
Apathie	Teilnahmslosigkeit, geistige Abwesenheit, der Patient ist nicht ansprechbar
Aphten	kleine, meist weißlich-gelbe Erhebungen auf der Mundschleimhaut, die von einem roten Hof umgeben sind
Apoplexia cerebri	Schlaganfall
Appendizitis	Appendicitis – Entzündung des Wurmfortsatzes, Blinddarmentzündung
Aromatherapie	Ätherische Öle werden bei dieser Therapie äußerlich oder innerlich in den Körper

aufgenommen und sollen dadurch auf bestimmte Körperfunktionen Einfluß nehmen, vor allem aber seine eigenen Abwehrkräfte stimulieren.

Arteriosklerose   Veränderung der Arterien durch Verkalkung, wodurch es zu Elastizitätsverlust, Verhärtung und Lumeneinengung einer Arterie kommt

Asthma   Behinderung der Atmung, die anfallsartig auftritt

Aszites   Ascites – eine Ansammlung von Flüssigkeit im Bauchraum

Autogenes Training   Methode der Entspannung durch eine Art Selbsthypnose

Ayurveda   aus Indien stammende alte Heilkunst; „ayur" bedeutet Leben, „veda" heißt Wissen; bei der Behandlung richtet sich der Therapeut nach allen Aspekten des Lebens

Bachblüten-Therapie   Therapie, die vom englischen Arzt Dr. Edward Bach entwickelt wurde; sie verwendet Blütenessenzen wildwachsender Pflanzen, die unter Berücksichtigung des psychischen Zustandes eines Menschen verabreicht werden

Blutdruck   Druck, der in den Arterien herrscht und vom Schlagvolumen des Herzens und der Elastizität der Blutgefäße samt seiner feinsten Verästelungen abhängig ist

Bronchitis   Entzündung der Bronchialschleimhaut, Bronchialkatarrh

Causa	Ursache
Contusio	Quetschung
Cornea	Hornhaut des Auges
Degeneration	Ersetzung von funktionsfähigem Gewebe durch minderwertiges Gewebe
Delirium	krankhafte Veränderung des Bewußtseins, die zu Halluzinationen, Wahnvorstellungen, Verwirrtheit und ähnlichem führt
Depression	im psychischen Bereich eine Veränderung des Gemütszustandes im Sinne von Traurigkeit bis hin zu einer lebensverneinenden Stimmung
Dermatitis	entzündliche Hautveränderung, die meist durch äußere Einwirkung entstanden ist und auf den Ort der Entstehung begrenzt bleibt
Diarrhoe	Diarrhoea – Durchfall, der meist dünnflüssig ist und übel riecht
Diuretika	Substanzen, die zu erhöhter Urin-Ausscheidung führen
Duodenum	oberer Abschnitt des Dünndarms, Zwölffingerdarm (ist etwa so lang wie Zwölffingerdarm)
Dyspnoe	jede Form der Atembehinderung bzw. -störung
Ekzem	Veränderung der Haut, die meist mit Juckreiz, Rötung und Nässen einher-

geht; das Ekzem tritt eher schubweise auf und breitet sich flächenhaft aus

Endokarditis	Entzündung der Herzinnenwand
Endometritis	Entzündung der Gebärmutterschleimhaut
Enteritis	Entzündung der Dünndarmschleimhaut
Enuresis	Bettnässen
Epistaxis	Nasenbluten
Famulus	medizinischer Praktikant
Fibrose	krankhafte Vermehrung des Bindegewebes
Fistel	physiologisch normalerweise nicht vorhandene, schlauchförmige Verbindung meist zwischen einer Körperhöhle und der Oberfläche der Haut
Flatulenz	Zustand, bei dem der Magen und/oder der Darm viele Gase enthalten, der Patient leidet unter starken Blähungen.
Fluor genitalis	Ausfluß aus den weiblichen Genitalien bzw. Fluor vaginalis – aus der Scheide und Fluor cervicalis – aus dem Gebärmutterhals
Foetor	schlechter, übler Mundgeruch
Fraktur	Knochenbruch
Furunkel	Entzündung eines Haarbalges und seiner Talgdrüse

Gangrän

Man nennt das Gangrän auch Brand, wobei es sich um abgestorbenes Gewebe handelt, das durch Einwirkung von außen verändert wird; es kommt durch die Zersetzung des Blutfarbstoffes zu einer farblichen Veränderung des betroffenen Gewebes; es gibt ein sogenanntes trockenes und ein feuchtes Gangrän.

Gastritis

Magenschleimhautentzündung

Gastroduodenitis

Magen-Zwölffingerdarmentzündung

Geriatrie

Lehre von den Alterserkrankungen

Geschwulst

im eigentlichen Sinne eine Neu- bzw. Gewebszubildung, die nicht zum normalen Wachstum des Körpers gehört

Gingivitis

Entzündung des Zahnfleisches

Glaukom

der sogenannte „Grüne Star", der mit einer Erhöhung des inneren Augendruckes einhergeht und dadurch eine Schädigung des Sehnervs und der Netzhaut hervorruft

Globuli

Im Sinne der Homöopathie handelt es sich um sogenannte Streukügelchen, kleine stecknadelkopfgroße, weiße Kügelchen.

Gonorrhoe

Tripper, eine Geschlechtskrankheit

Gynäkomastie

eine- bzw. beidseitige, übermäßige abnormale Anbildung der männlichen Brust

habituell	häufig, gewohnheitsmäßig auftretend
Hahnemann	Samuel Hahnemann gilt als der eigentliche Begründer der Homöopathie, obwohl seine Art und Weise, eine Krankheit zu behandeln, in Abwandlungen schon vor ihm existierten; er lebte von 1755 bis 1843.
Hämaturie	Vorkommen von Blut im Urin
Hämorrhoiden	Erweiterung eines Blutgefäßes, in dem sich Blut ansammelt
Harnträufeln	ständiger, tropfenweiser, unkontrollierbarer Harnabsatz
Hepatitis	Leberentzündung
Hepatopathie	Leberleiden
Hierarchisierung	Ordnung nach Wichtigkeit
Homöopathie	Heilmethode, die im Gegensatz zur Allopathie den Menschen in seiner Gesamtheit behandelt; sie forscht nach den Ursachen einer Erkrankung und behandelt diese mit „potenzierten" Arzneimitteln, die der Individualität des zu behandelnden Menschen angepaßt sein müssen
Hydrotherapie	Heilbehandlung, die mit Quellwasser durchgeführt wird; es kann getrunken werden oder in Form von feuchten Wickeln oder Bädern äußerlich angewandt werden (Kneipp-Kuren)
Hyperämie	Blutreichtum, Blutüberfüllung eines Organs

Hyperalgesie	sehr starke, übermäßige Schmerzempfindlichkeit
Hyperkeratosis	Verdickung der Hornschicht der Haut
hyperkinetisch	übermäßig, krankhaft bewegungsbedürftig
Hyperthyreose	erhöhte Aktivität der Schilddrüse
Hypertonie	Bluthochdruck
Hypotonie	niedriger Blutdruck
Hypoxie	Sauerstoffmangel in den Geweben und Organen des Körpers
Impfreaktionen	Reaktionen des Körpers, z. B. in Form einer Allergie nach einer Impfung
Irisdiagnose	Methode der Diagnosestellung in der Naturheilkunde, die an Veränderungen bzw. markanten Punkten in der Iris des Auges Rückschlüsse auf die Erkrankung und Schwäche eines Organes zieht
Ikterus	Gelbsucht
Impetigo	Eiterflechte
Indikation	die Notwendigkeitsanzeige, einen Eingriff vorzunehmen; Anwendungsbereich
Indolenz	Schmerzlosigkeit, Gleichgültigkeit
Irritation	eine Reizung
kachektisch	ausgezehrt, in einem schlechten Zustand

Karbunkel	Ansammlung von dicht gedrängt stehenden Furunkeln
Karzinom	Carcinom – eine bösartige Geschwulst, Krebs
Keratitis	Hornhautentzündung des Auges
Klimakterium	Wechseljahre der Frau
Kollaps	Man muß hier den Kreislaufkollaps und den Lungenkollaps unterscheiden; beim ersten handelt es sich um eine Form des Zusammenbruchs der Blutkreislauffunktion, wodurch es letztendlich zur mangelnden Gehirndurchblutung kommen kann (Schock), zum anderen um ein Zusammenfallen der Lungen, wodurch es, je nach Ausmaß des Kollaps, zur massiven Atembehinderung bzw. zu einem Atemstillstand kommt.
Kolpitis	Colpitis – Scheidenschleimhautentzündung
Kommotion	Commotio – Erschütterung bzw. Commotio cerebri – Gehirnerschütterung
Konjunktivitis	Conjunctivitis – eine Entzündung der Augenbindehaut
Konstitutionsmittel	Im homöopathischen Sinne ist es ein Arzneimittel, das der Verfassung des Patienten entspricht, d.h. seine angeborenen Eigenschaften und seine Art, in bestimmter Weise zu reagieren, berücksichtigt.
Kontusion	Quetschung

Lipom	gutartige Fettgeschwulst
Lumbago	Hexenschuß
Marasmus	Kräfteverfall
Mastitis	Entzündung der Brustdrüse
Malaria	Erkrankung die durch einen Erreger hervorgerufen wird, der als Zwischenwirt die Anopheles-Mücke benutzt und die bei deren Stich auf den Menschen übergeht; man nennt die Malaria auch Wechselfieber, da es im Laufe der Erkrankung immer wieder zu einem wechselnden Auftreten von Fieber und fieberfreien Tagen kommt.
Melancholie	Schwermut, depressive Stimmung
Meteorismus	Gasansammlungen im Darmlumen oder in der Bauchhöhle
Modalitäten	Begleitumstände, die die Beschwerden lindern oder verstärken
Myalgie	Muskelschmerz
Mykosen	es handelt sich um Erkrankungen, die durch eine Pilzinfektion hervorgerufen werden
Myokarditis	eine Entzündung des Herzmuskels, die nicht selten aus einer nicht behandelten Infektionskrankheit entsteht
Myom	Myoma – eine gutartige Geschwulst, die aus Muskelgewebe entsteht

Nachtschweiß	besonders auffälliges übermäßiges Schwitzen in der Nacht, welches sehr häufig bei einer Erkrankung an Tuberkulose oder auch psychischen Problemen auftreten kann
Nausea	Übelkeit
Nekrose	einzelne Gewebeteile oder auch Organe sind abgestorben, werden aber von funktionsfähigem Gewebe umgeben
Nephritis	Es handelt sich ganz allgemein um eine Nierenentzündung, wobei unterschieden wird, an welchem Ort in der Niere die Entzündung zu finden ist, z. B. Glomerulonephritis etc.
Nephropathie	allgemeiner Ausdruck für Nierenerkrankungen
Neuralgie	Schmerzen im Verlauf eines Nerven oder am Innervationsgebiet eines Nervs, ohne eine sichtbare Veränderung des betroffenen Gebietes
Neuropathie	Nervenleiden
Nüchternschmerz	Magenschmerz, der auftritt, wenn er leer ist, d.h. wenn er keine Verdauungsarbeit leistet
Obstipation	Verstopfung, erschwerter Stuhlgang
Ödeme	Oedema – eine Ansammlung einer wäßrigen Flüssigkeit in den Gewebsspalten
Ösophagus	Speiseröhre

Orchitis	Hodenentzündung
Otitis	Ohrenentzündung
Otitis media acuta	akute Mittelohrentzündung
Paralyse	vollständige Lähmung der Muskulatur
Parese	unvollständige Lämung der Muskulatur, bei der einige Bewegungen noch ausgeführt werden können
Parodontose	Paradentose – nicht entzündliche Veränderungen an der Zahnwurzel und seiner Umgebung, die dazu führt, daß der Zahn locker wird
Perikarditis	Entzündung des Herzbeutels
Periostitis	Knochenhautentzündung
Pertussis	Keuchhusten
Pharyngo-Laryngitis	Entzündung des Rachen und des Kehlkopfes
physisch	körperlich
Phytotherapie	Behandlungsmethode mit pflanzlichen Substanzen
Pleuritis	Brustfellentzündung
Pneumonie	Lungenentzündung
Polyarthritis	Entzündung mehrerer Gelenke
Polychreste	homöopathische Heilmittel mit einem breiten Wirkspektrum

Potenz	im homöopathischen Sinne ein Vorgang, bei dem eine Substanz durch Verdünnung und anschließendem Schütteln oder Reiben ein bestimmtes Wirkpotential erhält
Präkanzerose	Krankheit, die zum Krebs führen kann, Vorkrebserkrankung
Prolaps	Vorfall; ein Organ, das sich im Körper befindet, wird nach außen verlagert und damit sichtbar; je nachdem um welches Organ es sich handelt spricht man z. B. vom Prolaps uteri = Gebärmuttervorfall oder Prolaps ani = Vorfall der Afterschleimhaut.
Prostata	sogenannte Vorsteherdrüse, die den Anfang der männliche Harnröhre umgibt
psychisch	seelisch
psychotisch	geisteskrank
Pylorusspasmus	krampfartiger Verschluß des Magenausganges
Reflux	Rückfluß; eine Speiseröhrenentzündung (Ösophagitis) wird meist durch einen Rückfluß von Magensaft verursacht; dies wiederum hat seine Ursache fast immer in einem Herzproblem.
Rekonvaleszens	Genesung
rezidivierend	immer wiederkehrend
Rhagaden	Hauteinrisse, meist am Übergang von der Haut zur Schleimhaut

Rhinitis

Schnupfen, eine akute oder chronische Entzündung der Nasenschleimhaut

Roemheld-Syndrom

Bei diesem Krankheitsbild, das nach seinem Entdecker benannt ist, treten infolge starker Blähungen, die das Zwerchfell nach oben drücken, Herzbeschwerden auf.

Sepsis

Ganz allgemein handelt es sich um ein Infektionsgeschehen, das durch das Eindringen von Bakterien verursacht wird; durch Schwächung des Körpers können sich die Bakterien über die Blutbahn im Körper ausbreiten und somit den Körper „vergiften".

Shiatsu

japanische Naturheilmethode, die durch Massage den Energiefluß im Körper in geregelte Bahnen lenkt

Sinusitis

Sinuitis – Nasennebenhöhlenentzündung

Sklerose

pathologische Veränderung eines Organs in Form einer Verhärtung

Skoliose

Deformation der Wirbelsäule in Form einer seitlichen Verbiegung bei gleichzeitiger Drehung der Wirbelkörper

Stomatitis

Entzündung der Mundschleimhaut

Symbioselenkung

Es handelt sich um eine Wiederherstellung der natürlichen, ausgewogenen Bakterienbesiedelung unseres Darmes, die z.B. durch übermäßigen Alkoholkonsum, falsche Ernährung, aber auch nach einer Antibiotika-Therapie zerstört worden ist.

Tachycardie	zu schneller Herzschlag; eine Steigerung der Herzfrequenz
traumatisch	Von einer traumatischen Wirkung spricht man, wenn eine Veränderung eines Organs, Gewebes etc. durch eine Verletzung, Gewalteinwirkung entstanden ist.
Trigeminus-Neuralgie	Schmerzen entlang des Nervus trigeminus, besonders seiner Aufzweigungen, die bestimmte Gebiete des Gesichts versorgen; die Schmerzen treten plötzlich und heftig auf.
Toxikologie	Lehre von den verschiedenen Giften und ihrer Wirkung
Ulcus ventriculi	Magengeschwür
Ulkus	Ulcus – Geschwür
Urämie	Man bezeichnet die Urämie auch als Harnvergiftung; sie ist ein Ausdruck, ein Symptom meist einer Nierenerkrankung.
Ureter	Harnleiter
Urethra	Harnröhre
Urogenitaltrakt	Damit sind alle Harn- und Geschlechtsorgane gemeint.
Varizen	Krampfadern
Vegetative Dystonie	Funktionsstörung an Organen, vor allem des Blutkreislaufs, die durch eine Fehlsteuerung des vegetativen Nervensystems hervorgerufen werden

Vegetatives Nervensystem	Einheit aller Nerven, die unsere Lebensfunktionen regeln, wie z.b. die Atmung, die Verdauung, den Stoffwechsel etc.; sie unterliegen nicht unserem Willen, können also nicht mit dem Verstand gesteuert werden
Vertigo	Gleichgewichtsstörungen; Schwindel
Vomitus	Erbrechen
Zellulartherapie	sogenannte Frischzellentherapie, bei der dem Patienten aufbereitete tierische oder menschliche Gewebe- bzw. Organteile injiziert werden; diese Art der Heilung gilt als umstritten.
Zyanose	Cyanosis – auf Grund eines Sauerstoffmangels im Blut kommt es zu einer blau-rötlichen Verfärbung des mangelhaft versorgten Gewebes, Organs
Zystitis	Cystitis – Blasenentzündung

Register